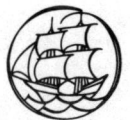

Moshé Feldenkrais
Bewußtheit durch Bewegung
Der aufrechte Gang

Ins Deutsche übertragen
und mit einem Nachwort versehen
von Franz Wurm

Insel Verlag

Erste Auflage dieser Ausgabe 1995
Insel Verlag Frankfurt am Main und Leipzig 1995
© der hebräischen Originalausgabe
Moshé Feldenkrais, Tel Aviv 1967
© der deutschen Übersetzung
Insel Verlag Frankfurt am Main 1968
Alle Rechte vorbehalten
Hinweise zu dieser Ausgabe am Schluß des Bandes
Druck: Fuldaer Verlagsanstalt, Fulda
Printed in Germany

Inhalt

*Neunte Lektion: Beziehungen im Raum als Mittel zu
koordinierter Handlung*   192

Der Leser kann mit den Lektionen, die den zweiten Teil dieses Buchs ausmachen, auch beginnen, bevor er den ersten Teil gelesen hat. Es sei ihm hier trotzdem empfohlen, am Anfang anzufangen oder mindestens zwischen den Lektionen den ersten Teil im Nebenher zu lesen: er wird dann das Was, Wie und Wozu der Lektionen und seines jeglichen Tuns besser verstehen und die Lektionen wirksamer ausführen können.

Einführung

Wir handeln dem Bild nach, das wir uns von uns machen. Ich esse, gehe, spreche, denke, beobachte, liebe nach der Art, wie ich mich empfinde. Dieses Ich-Bild, das einer sich von sich macht, ist teils ererbt, teils anerzogen; zu einem dritten Teil kommt es durch Selbsterziehung zustande.

Der ererbte Teil ist im wesentlichen festgelegt. Die biologischen Eigentümlichkeiten des einzelnen Menschen: Gestalt und Aufnahmevermögen seines Nervensystems, sein Skelett, seine Muskulatur, seine Gewebe, Drüsen, Haut, Sinne – sie alle sind als sein physisches Erbteil festgelegt, lange bevor von seiner Identität überhaupt die Rede sein kann. Ihr Bild wird sich entwickeln, indem er wächst. Das Bild, das er sich von sich macht, dieses Ich-Bild, entwickelt sich aus seinen Handlungen und Reaktionen im Lauf der gewöhnlichen Erfahrungen eines Menschenlebens.

Erziehung bestimmt die Sprache, die einer sprechen wird, und dadurch auch spezifische Formen der Begriffe, des Denkens, des Reagierens, die innerhalb einer bestimmten Gesellschaft allen gemeinsam sind. Sie werden von den Begriffen und Reaktionen von Menschen, die in eine andere Umgebung geboren worden sind, verschieden sein, sind also nicht Merkmale des Menschen als einer Gattung, sondern kennzeichnen einzelne Gruppen oder einzelne Menschen.

Erziehung wird weitgehend die Richtung auch unserer Selbsterziehung bestimmen, die der aktivste Teil unseres Trainings ist und der wir uns häufiger bedienen als unseres biologischen Erbes. Sie zeigt sich nicht nur in der Art, wie wir Erziehung, die uns von außen her zuteil wird, an- und aufnehmen, sondern auch in unserer Stoffwahl: wir nehmen auf, was zu lernen wir fähig sind, und verweigern, was wir uns nicht anverwandeln können. Erziehung und Selbsterziehung wechseln ab, gehen auch mit Unterbrechungen vor sich, überschneiden sich manchmal. In den ersten Lebenswochen eines Neugeborenen besteht Erziehung hauptsächlich in der Wirkung der Umgebung, während Selbsterziehung kaum vorhanden ist und sich lediglich in der Ablehnung von allem – oder dem Widerstand gegen alles – zeigt, was ihm organisch unannehmbar, d. h. den ererbten Zügen seines Organismus fremd ist.

Der Anteil der Selbsterziehung nimmt zu, indem der Organismus wächst und stabiler wird. Das Kind entwickelt allmählich und immer deutlicher individuelle Züge. In zunehmendem Maße wählt oder verwirft es Gegenstände und Handlungen, je nach seiner Eigenart. Seine Bereitschaft, sich abrichten zu lassen, nimmt ab. So entsteht das funktionelle Bild, das wir uns von uns machen, zwischen zwei Polen: dem der Erziehung, die sich von außen her unserer bemächtigt, und dem unserer individuellen Neigungen. Sie beide setzen die Richtung für unser gesamtes gewohnheitsmäßiges Verhalten und Tun.

Von den drei Faktoren, die bei der Entstehung des Bildes wirksam sind, das wir uns von uns machen, liegt einzig die Selbsterziehung einigermaßen in unserer Hand. Unser physisches Erbe wird uns zugeteilt; Erziehung wird uns aufgezwungen; und sogar die Selbsterziehung ist, in unseren ersten Jahren, nicht gar so selbst: sie wird bestimmt vom Kräfteverhältnis zwischen Erziehung und ererbter Eigenart, d. h. von der Beharrlichkeit und Strenge der erzieherischen Einflüsse einerseits und andererseits von ererbten Merkmalen und dem wirksamen Funktionieren des Nervensystems. Durch sein physisches Erbe ist jeder einzelne einmalig: an Körperbau, Aussehen und in seinen Handlungen von allen anderen verschieden. Erziehung formt jeden von uns zum Glied einer bestimmten menschlichen Gesellschaft und möchte uns Glieder einander möglichst anähneln: Die Gesellschaft diktiert uns die Art unserer Kleidung und gleicht uns dadurch im Aussehen einander an; sie bringt uns eine Sprache bei, und das macht, daß wir uns ausdrücken wie jedermann, der auch nicht unseresgleichen ist; sie pflanzt uns

Maßstäbe, Wertungen, Verhaltensschemata ein und besorgt dadurch, daß auch unsere Selbsterziehung in der von ihr gewünschten Richtung geschehe, ja, daß wir selber sogar wünschen, so zu werden wie jedermann scheint. Die moralischen Wertungen, die sie uns einflößt, sind die Uniform des Gehorsams, in der die individuellen Unterschiede auch der Selbsterziehung zu verschwimmen mindestens beginnen.

Daher wird auch die Selbsterziehung, welche die ererbten Eigentümlichkeiten des einzelnen sonst in all sein Tun übertrüge und die beim Formen der Individualität die eigentlich bildende Kraft ist, weitgehend dahin geneigt worden sein, unser Verhalten dem aller anderen anzugleichen. Der Hauptnachteil und -fehler der Erziehung, wie sie heute geübt wird, stammt daher, daß sie auf uralten Erziehungsformen gründet; diesen aber war ihre Angleichungs-, ihre Nivellierungstendenz weder bewußt noch klar. Der Nachteil hat zwar seinen Vorteil: soweit nämlich Erziehung keinen bestimmteren Zweck verfolgt als den, Leute heranzubilden, welche sich der Gesellschaft leicht einfügen sollen, gelingt es ihr nicht immer, die Selbsterziehung ganz zu unterdrükken; aber obwohl ihr dies auch in den fortgeschrittenen Ländern nicht gelingt, in denen die Erziehungsmethoden ständig vervollkommnet werden, nimmt doch die Ähnlichkeit im Aussehen, in den Ansichten und Zielen immer mehr zu. Die Verbreitung der Massenmedien sowie das politische Streben nach Gleichheit tragen das ihre dazu bei, die individuellen Unterschiede noch mehr zu verwischen.

Professor B. P. Skinner, der bekannte amerikanische Psychologe, kann auf Grund seiner Kenntnisse moderner Erziehungstechniken die Methoden beschreiben, durch die »Individuen« erzeugt werden können, die »zufrieden, leistungsfähig, gebildet, glücklich und schöpferisch« wären. Das ist freilich der Zweck auch von Erziehung, mag er schon sonst nicht so ausgesprochen sein. Was die Wirksamkeit dieser Methoden betrifft, so darf man von ihr mit Prof. Skinner, aber lieber unruhig, überzeugt sein. Kein Zweifel: wir werden mit der Zeit Menschen-»Einheiten« entwickeln können, die gebildet, leistungsfähig, zufrieden, glücklich und organisiert sein werden. Wir brauchten unsere Kenntnisse der biologischen Vererbung wahrscheinlich nur gründlich auszuwerten, um auch gleich mehrere verschiedene Typen solcher »Einheiten« produzieren zu können, und zwar je nach dem Bedarf, den eine bestimmte Gesellschaft gerade haben mag. Diese Utopie ist in Reichweite. Sie ist die logische Folge der gegenwärtigen Situation. Gelingt es, Uniformität der Erbanlagen herbeizuführen und durch entsprechende Erziehung jede Möglichkeit von Selbsterziehung auszuschalten, so kann sie noch in unseren Tagen verwirklicht werden.

Vielen ist die Gesellschaft wichtiger als die einzelnen Menschen, aus denen sie besteht. In den meisten fortgeschrittenen Ländern ist man bemüht, die Gesellschaft zu verbessern, und die Unterschiede liegen nur in den Methoden, derer man sich zu diesem Zweck bedient. Es scheint, daß die Führer allgemein übereinstimmen darin, daß vor allem die gesellschaftlichen Prozesse der Arbeit, der Produktion und der Schaffung gleicher Möglichkeiten für alle zu verbessern, zu vervollkommnen seien. Jede Gesellschaft sorgt dafür, daß die Erziehung ihres Nachwuchses und das Wissen, das er sich erwirbt, in ihm Eigenschaften entwickeln, welche zu einer Gesellschaft führen, die so uniform wie möglich ist und die ohne große Störungen funktionieren kann.

Mag sein, daß diese Tendenz der gesellschaftlichen Entwicklung tatsächlich der Richtung der Evolution der Gattung Mensch entspräche. Wenn dem so ist, dann sollte natürlich jedermann sich ihr einfügen und ihr Ziel mit all der Kraft anstreben, deren er fähig ist.

Aber kehren wir diese Betrachtungsweise einmal um: wenden wir uns dem Menschen zu als dem einzelnen der Teile, aus denen die Gesellschaft sich zusammensetzt. So gesehen, ist eine Gesellschaft nicht einfach die Summe der Leute, aus denen sie besteht; und sie bekommt, vom Standpunkt des einzelnen aus, einen ganz anderen Sinn. Ihm ist sie zunächst einmal das Feld, auf dem er vorwärtskommen, »sich bewähren« muß, um als ein wertvolles – und das heißt *für ihn*: nützliches – Mitglied aufgenommen zu werden; denn er selbst mißt seinen Wert nach seiner Stellung in der Gesellschaft. Sie bedeutet ihm ferner das Feld, auf dem er nach seiner Eigenart handeln kann; denn es ist wichtig für ihn, daß er Gelegenheit habe, sich nach seinen eigenen, und das heißt: nach seinen organischen Neigungen zu entwikkeln, und daß er sich ausdrücken könne als der, der er ist. Denn seine organischen Eigentümlichkeiten sind ihm biologisch vererbt, und daß er ihnen Ausdruck verschaffen könne, ist unerläßlich, wenn sein ganzer Organismus optimal funktionieren soll. Da der heutige Zug zur Vereinheitlichung innerhalb unserer Gesellschaft auf vielen Gebieten zu Konflikten mit der Art einzelner führt, kann Anpassung an die Gesellschaft erreicht werden, indem die organischen Bedürfnisse des einzelnen unterdrückt werden, oder dadurch, daß einer sich mit den Bedürfnissen – und das heißt auch: den Wertsetzungen – der Gesellschaft auf eine Weise identifiziert, die er gar nicht als aufgezwungen empfindet. Das kann ihn dahin bringen, daß er sich als entwertet und unnütz empfindet, wann immer er sich anders verhält als konform mit den Werten, welche die Gesellschaft aufgestellt hat.

Erziehung, wie die Gesellschaft sie bietet, wirkt nach beiden Richtungen zugleich. Durch Strafen und Entzug ihrer Unterstützung unterdrückt sie jede Neigung, die nicht »zur Regel« gehört, und versieht gleichzeitig den einzelnen mit Wertungen, die ihn zwingen, spontane Bedürfnisse und Wünsche zu überwinden und von sich zu tun. Infolgedessen leben die meisten erwachsenen Menschen hinter einer Maske. Diese Maske ist das Gesicht, das einer vor anderen haben möchte wie vor sich selbst. Damit sie die organische Eigenart des einzelnen nicht verraten, werden eigene Zielsetzungen und spontane Bedürfnisse und Wünsche einer scharfen inneren Kritik unterworfen. Solche Zielsetzungen und Wünsche erzeugen Gewissensbisse und Angst, und darum bemüht sich der einzelne, das Bedürfnis zu unterdrücken, das sie verwirklichen möchte. Die Kompensation, die ihm »sein« Leben trotz dieser Opfer lebbar macht, ist die Anerkennung, welche ihm die Gesellschaft je nach seiner Stellung in ihr und nach seinen Leistungen zollt. Der Hunger, von seinen Mitmenschen immer wieder bestätigt zu werden, ist so groß, daß die meisten ein – aber nicht *ihr* – ganzes Leben damit zubringen, ihre Masken zu verstärken. Nur Erfolg hat Erfolg; und der einzelne braucht Erfolg um Erfolg, um auf diesem Wege überhaupt aushalten zu können.

Der Erfolg muß sichtbar sein, d. h. er muß Sprosse um Sprosse der gesellschaftlichen Leiter hinaufführen. Mißlingt einem dies, so werden für ihn nicht nur die Lebensbedingungen schwieriger: es wird auch sein Wert in seinen eigenen Augen so sehr abnehmen, daß seine geistige und körperliche Gesundheit in Gefahr gerät. Wie bemittelt er auch sein mag, er kann sich keinen Urlaub erlauben; erlaubt sich ihn oft selbst dann nicht, wenn er sich ihn nimmt. Er kann seine Tätigkeiten und was ihn zu ihnen treibt nicht mehr entbehren: er braucht sie, um seine Maske, dieses Gesicht zu wahren; sonst gäbe er sich die Blöße, die er ist. Diese Tätigkeiten und was ihn zu ihnen treibt entspringen keinem organischen Grundbedürfnis. Daher ist die Befriedigung, die solche Handlungen – und seien sie noch so vollkommen – verschaffen, selbst dann nicht organisch, wenn Erfolg um Erfolg sie entlohnt: sie ist äußerlich, regt nicht an, belebt nicht, sondern bleibt eine Medaille auf der Hand des Hinkenden, der einzig ihretwegen sich für einen Meister unter Läufern hält.

Über Lebensjahrzehnte hinweg redet sich einer ein, die Anerkennung seines Erfolges durch die Gesellschaft müßte seinem Organismus eine Befriedigung sein, ja, daß sie ihn in der Tat befriedige. Er sagt sich's langsam und lange. Oft

24

genug lebt er sich so sehr in seine Maske hinein, daß er sie vollends für sich hält, organische Triebe überhaupt nicht mehr empfinden kann, unfähig wird, organische Befriedigung zu spüren. Störungen im Familien- und Geschlechtsleben sind die Folge dieses Zustands. Seit jeher latent oder sogar vorhanden, waren sie vom gesellschaftlichen Erfolg ins Nebensächliche gerückt und abgeschoben worden. Tatsächlich spielen ein dem Organismus gemäßes Leben – und »organisch« heißt hier: dem menschlichen Organismus gemäß, es heißt hier durchweg nicht mehr als das, und weniger keinesfalls –, tatsächlich also spielt das individuelle organische Leben und die Befriedigung, die starke organische Impulse fordern, bei dieser Maskierung und für ihren gesellschaftlichen Wert, d. h. Erfolg, kaum eine Rolle: Einer stellt seine Maske vor sich und hält sich fest am Eindruck, den sie statt seiner macht. Dahinter nämlich leben die meisten tätig zu ihrer leidlichen Zufriedenheit und können sich daher, die einen leichter, die anderen schwerer, über das Gefühl der Leere hinwegsetzen, das sie überkommen mag, wenn sie einmal innehalten, um in sich hineinzuhorchen oder um sich den Spiegel unter die Maske zu schieben und sich dort darin anzuschauen.

Nicht jeder bringt es zu Ehren in Dingen, welche die Gesellschaft genügend schätzt, um ihm den Erfolg seiner Maskerade zu seiner Befriedigung zu bestätigen, so daß er sie leben könnte an Stelle seines Lebens. Mancher, der es in seiner Jugend zu keinem Beruf oder Gewerbe gebracht hat, das ihm als Laufbahn sein Maskenleben hätte tragbar machen können, behauptet, faul zu sein und daß er weder Charakter genug noch die Ausdauer habe, um irgend etwas jemals zu erlernen. Er versucht sich in allerlei, wechselt nach Lust und Unlust von Stelle zu Stelle und hält sich trotzdem für geeignet zu jeder Arbeit, die sich gerade bieten mag. Diese Bestätigung seiner Fähigkeiten genügt, um seine organischen Bedürfnisse so weit zu befriedigen, daß Wechsel um Wechsel, Versuch um Versuch ihm auch weiterhin der

Mühe wert scheinen. Er mag nicht weniger begabt als andere sein, ist es vielleicht mehr, aber er hat sich daran gewöhnt, seine organischen Bedürfnisse zu vernachlässigen, und keine Tätigkeit entlockt ihm ein echtes Interesse mehr. Durch Zufall mag er auf etwas stoßen, bei dem er länger bleibt und worin er's sogar zu einiger Fertigkeit bringen mag; es bleibt ein Zufall, der ihn dazu gebracht und ihm dadurch in der Gesellschaft eine Stellung gegeben hat, die, seiner Ansicht nach, ihm seinen Wert bestätigt (oder überhaupt erst verleiht). Zugleich wird sein unsicheres Selbstgefühl ihn dazu treiben, Erfolg auch auf anderen Gebieten zu suchen, am ehesten in geschlechtlicher Promiskuität. Diese Promiskuität, die zu dem ständigen Berufswechsel eine Parallele ist, wird angefacht von dem gleichen Mechanismus eines Glaubens an irgendeine besondere Begabung. Sie scheint ihm seinen Wert zu heben und verschafft ihm wenigstens eine beschränkte organische Befriedigung, jedenfalls genug, daß sich's ihm lohne, es wieder und weiter zu probieren.

Die Selbsterziehung – von der wir gesehen haben, daß sie nicht ganz selbständig ist – verursacht zusammen mit dem biologischen Erbteil und mit der Erziehung, wie die Gesellschaft sie liefert, auch noch andere strukturelle und funktionelle Konflikte. So leiden viele an irgendwelchen Störungen oder Unzulänglichkeiten der Verdauung, der Ausscheidung, der Atmung, des Knochenbaus. Zeitweise Besserung der einen oder der anderen dieser Funktionen wird Besserungen auch in den übrigen nach sich ziehen und für eine Weile die Vitalität allgemein erhöhen. Darauf folgt dann eine Periode herabgeminderter Gesundheit und gedrückter Stimmung. Wir haben gesehen, daß von den drei Faktoren, die das allgemeine Verhalten eines Menschen bestimmen, einzig die Selbsterziehung seinem eigenen Wollen in spürbarem Maße gehorcht. Die Frage ist also: bis zu welchem Grad und vor allem auf welche Weise kann einer sich selber helfen. Viele suchen – in schweren Fällen ohnehin das beste – den Fachmann, den Spezialisten auf. Wie aber, wenn einer

26

nichts merkt? wenn einer sich nicht merkt und, wie dies meistens der Fall ist, an sich derartiges gar nicht merken möchte? daher nichts spürt; daher nicht einsieht, daß er Hilfe braucht? und wenn, wahrscheinlich genug, der Fachmann ihm ohnehin nicht viel helfen kann?

Bleibt die Selbsthilfe, diese freilich für jedermann. Sie mag mühsam, auch schwierig sein, aber sie ist für jeden, der sich Änderung und Besserung noch wünschen kann, praktisch möglich und durchführbar. Damit der Lernprozeß, das heißt: der Vorgang, durch den sich einer zu anderen, neuen Reaktionsweisen bringt –, damit dieser Prozeß nicht zu schwierig werde, gilt es, vorerst ein paar Dinge klar zu verstehen. Es ist auch wünschenswert, daß eine Besserung schon nach den ersten Lernschritten deutlich zu spüren sei.

Eine Voraussetzung dafür ist: sich klar zu sein darüber, daß der Lernprozeß nicht ebenmäßig und daß er in Schritten vor sich geht; und daß es dabei nicht immer nur aufwärts, sondern auf und ab gehen wird. Das gilt ja schon für so einfache Aufgaben wie das Auswendiglernen eines Gedichts: einer mag es heute lernen und morgen kaum mehr erinnern; ein paar Tage später es plötzlich lückenlos wissen, ohne inzwischen weitergelernt zu haben; und selbst wenn er's einige Monate lang ganz aus dem Sinn tut, wird ein kurzes Wiederholen es ihm wieder vollständig zurückrufen. Natürlich wird das Wiedererlernen schneller und vollständiger sein, wenn die Pausen nicht lang gewesen sind. Rückfälle ins Ausgangsstadium brauchen einen daher nicht zu entmutigen: indem der Lernprozeß fortschreitet, werden sie immer seltener, stellt das gebesserte Verhalten sich immer leichter wieder ein.

Ferner sei er sich klar, daß, indem Änderungen vorgehen in seinem Selbst, neue Schwierigkeiten auftauchen werden, die bislang unbemerkt geblieben waren: die wurden bisher aus dem Bewußtsein verbannt, sei's aus Furcht, sei's Schmerzes wegen, und erst indem das Selbstvertrauen zunimmt, wird es möglich, sie zu erkennen.

Die meisten Menschen versuchen ab und zu, an sich zu korrigieren und sich Besserung beizubringen, oft allerdings, ohne daß sie sich innewürden, was los ist und wie ihnen geschieht. Im Durchschnitt genommen, ist einer zufrieden mit dem, was er leistet und erreicht, und meint, er brauche nichts darüber hinaus, außer vielleicht ein wenig Turnen oder Sport, um dies und das zu beheben, das er an sich bemerkt hat. An seine Adresse geht alles bisher hier Gesagte: an ihn, der da meint, nicht er sei gemeint und betroffen; an den gewöhnlichen Menschen, der glaubt, gerade ihn gehe das gar nichts an.

Indem ein Mensch versucht sich richtigzustellen, werden in ihm verschiedene Entwicklungsstufen sichtbar. Und indem er Sprosse um Sprosse auf der Leiter menschlicher Entwicklung erklimmt, werden die Korrektive immer mehr zu verfeinern sein. Ich habe in diesem Buch die ersten Schritte bis ins Detail beschrieben. Danach sollte mancher Leser imstande sein, aus eigenem weiterzugehen.

Erster Teil

I. Das Ich-Bild

1. Dynamik des eigenen Tuns

Ein jeder bewegt sich, empfindet, denkt, spricht auf die ganz ihm eigentümliche Weise, dem Bild entsprechend, das er sich im Lauf seines Lebens von sich gebildet hat. Um Art und Weise seines Tuns zu ändern, muß er das Bild von sich ändern, das er in sich trägt. Das bedeutet natürlich nicht das bloße Ersetzen einer Aktion durch eine andere, sondern eine Änderung in der Dynamik seiner Reaktionen. Der Begriff der »Dynamik« ist dabei im Sinn der Mechanik zu verstehen: als Lehre von der Bewegung der Körper unter dem Einfluß von Kräften und im Verhältnis zur Schwerkraft; und dazu gehört jeder Vorgang schlechthin. Es wird sich später zeigen, wie weit dieser Begriff uns hier führt. – Eine solche Änderung in der Dynamik unseres Tuns ist gleichbedeutend mit einer Änderung in unserem Ich-Bild, einer Änderung in der Art unserer Beweggründe und mit der Mobilisierung aller betroffenen Teile unseres Körpers.

Diese Änderungen zeitigen die Unterschiede vom einen zum andern, die man beobachten kann, wenn zwei das gleiche tun: zweier Handschrift, Aussprache usw. mögen einander ähneln; sie werden niemals die gleichen sein.

2. Die vier Bestandteile des Tuns

Das Ich-Bild besteht aus vier Teilen, die an jedem Tun beteiligt sind: Bewegung, Sinnesempfindung, Gefühl und Denken. Sie sind die Bestandteile auch jeder Handlung. Jedes dieser Teile quantitativer und qualitativer Anteil an einer bestimmten Handlung ist ebenso verschieden wie die Menschen, welche diese Handlung ausführen mögen, aber jeder dieser Teile wird an jeder Handlung mehr oder weniger beteiligt sein:

Um nachzudenken, muß einer wach sein und wissen, daß

31

er wach ist und nicht träumt; das heißt, er muß seine körperliche Stellung oder Lage im Verhältnis zum Schwerefeld empfinden und erkennen können. Das bedeutet aber, daß am Denken auch Bewegung, Sinnesempfindung und Gefühl beteiligt sind.

Um Ärger oder Freude fühlen zu können, muß einer in einer bestimmten Haltung sein und in irgendeiner Beziehung stehen zu einem anderen Lebewesen oder Gegenstand. Das heißt, zum Gefühl gehört hier auch, daß er sich bewegt, daß seine Sinne empfinden und daß er denkt.

Damit einer sehe, höre, berühre oder Berührung merke, überhaupt mit und durch seine Sinne etwas empfinde und wahrnehme, muß sein Interesse, seine Aufmerksamkeit geweckt werden, muß er bemerken oder erkennen, muß etwas geschehen und an ihn kommen, das ihn angeht und bewegt. Zur Sinnesempfindung gehört hier auch, daß er sich bewegt, daß er fühlt und denkt.

Um sich zu bewegen, braucht er, bewußt oder unbewußt, mindestens einen seiner Sinne, und indem er ihn gebraucht, wird er notwendig auch fühlen und denken.

Schrumpft eines dieser Elemente des Tuns so weit, daß es kaum mehr vorhanden ist, dann kann das Leben selbst gefährdet sein. Es ist schwierig, ohne jegliche Bewegung auch nur kurz am Leben zu bleiben. Ein Lebewesen, das aller seiner Sinne beraubt ist, lebt nicht mehr. Kein Lebenstrieb ohne Gefühl: es ist das Gefühl des Erstickens, das uns atmen macht. Und ohne ein Minimum wenigstens reflektorischen Denkens würde nicht einmal ein Käfer alt.

3. Änderung erstarrt zu Gewohnheit

In Wirklichkeit bleibt das Ich-Bild nicht ein Leben lang stehen: es ändert sich von Handlung zu Handlung; aber mit der Zeit wird das so Geänderte zur Gewohnheit, d. h. die Handlungen nehmen einen starren, schematisch immer gleichen Charakter an.

Früh im Leben, wenn das Bild sich formt, ändert es sich oft und rasch, und neue Handlungsweisen, die dem Kind noch am Vortag unerreichbar waren, werden rasch erlernt. Ein Kind fängt z. B. zu sehen an wenige Wochen nach seiner Geburt. Eines Tages wird es anfangen zu gehen, zu sprechen, zu stehen. Seine ihm eigentümlichen Erfahrungen und sein biologisches Erbe verbinden sich allmählich und zeitigen seine ihm eigene Art des Gehens, des Stehens, des Sprechens, des Fühlens, des Zuhörens und all der Tätigkeiten, die den Stoff eines Menschenlebens ausmachen. Von weitem betrachtet, scheint solch ein Leben jedem andern sehr ähnlich; sieht man genau hin, sind sie von Grund auf verschieden. Darum werden wir hier solche Wörter, Begriffe, Vorstellungen gebrauchen müssen, wie sie für jedermann in annähernd gleichem Maße zutreffen.

4. Ansatz

Und darum werden wir uns hier darauf beschränken, nur den motorischen, d. h. den Teil des Ich-Bildes zu untersuchen, der mit Bewegung zusammenhängt. Die drei anderen Bestandteile: Sinnesempfindung, Gefühl und Denken sind, wie wir gesehen haben, mit Bewegung verbunden, und so werden sich die Rollen, welche sie bei der Entstehung des Ich-Bildes spielen, gleichzeitig mit derjenigen der Bewegung herausstellen.

Wenn man bestimmte Zellen im motorischen Teil der Gehirnrinde reizt, so werden sie einen bestimmten Muskel aktivieren. Wir wissen heute, daß die Entsprechung zwischen den Zellen der Gehirnrinde und den Muskeln, die sie aktivieren, weder absolut noch ausschließlich ist. Trotzdem ist die Annahme, daß zumindest bei gewissen elementaren oder Grundbewegungen bestimmte Muskeln von bestimmten Zellen aktiviert werden, durch Versuche so weit gerechtfertigt, daß sie keinen Widerspruch zu fürchten braucht.

5. Individuelles und gesellschaftliches Handeln

Ein Neugeborenes ist zu so gut wie keiner der Handlungen fähig, die es später als erwachsener Mensch in der Gesellschaft ausführen wird. Fast alles aber, was der Erwachsene als ein einzelner Körper tun kann, kann auch das Neugeborene tun: es kann atmen, essen, verdauen, ausscheiden, und sein Körper kann alle biologischen und physiologischen Prozesse organisieren außer dem Geschlechtsakt – der jedoch beim Erwachsenen als eine gesellschaftliche Handlung angesehen werden mag, denn er findet zwischen zwei Menschen statt. Anfangs jedoch bleibt die Geschlechtstätigkeit auf den einzelnen selbst beschränkt. Man nimmt häufig an, die Sexualität des Erwachsenen entwickle sich aus der ichbezogenen Sexualität des Kindes. Von diesem Standpunkt aus kann man Unzulänglichkeiten auf dem Gebiet der Sexualität daher erklären, daß einer sich von der Selbst-Sexualität zur gesellschaftlichen nicht völlig entwickelt habe oder aus dieser in jene zurückgefallen sei.

6. Kontakt mit der Außenwelt

Der Säugling kommt in Kontakt mit der Außenwelt vor allem durch Lippen und Mund: mittels ihrer erkennt er seine Mutter. Seine Hände benützt er zum Tappen und Tasten und um seinem Mund und seinen Lippen bei der Arbeit zu helfen, und so erkennt er durch seinen Tastsinn, was er bereits durch Mund und Lippen erkannt hatte. Von da aus wird er allmählich auch andere Teile seines Körpers entdecken und ihre Beziehungen zueinander, und durch diese wiederum zu seinen ersten Vorstellungen von Entfernung und räumlichem Inhalt kommen. Die Entdeckung der Zeit nimmt ihren Anfang mit der Koordinierung des Atmens mit dem Schlucken: auch diese verbunden mit Bewegungen der Lippen, des Mundes, der Backen, der Nasenlöcher und deren aller Umgebung.

34

7. Das Ich-Bild auf der motorischen Region
der Gehirnrinde

Wenn wir auf der Oberfläche der motorischen Region der
Gehirnrinde eines einen Monat alten Kindes die Zellen farbig bezeichneten, von denen aus die Muskeln aktiviert werden, welche seinem sich entwickelnden Willen gehorchen,
so würde dabei eine Form herauskommen, die der Körper-
gestalt des Kindes ähnlich wäre. Sie würde aber nur die Fel-
der darstellen, die bereits zum willkürlichen Handeln gehören, und nicht die anatomische Gestalt der Körperteile. So
würden Mund und Lippen den größeren Teil der farbig an-
gezeichneten Fläche einnehmen; die Muskulatur hingegen,
die der Schwerkraft entgegenwirkt, d. h. die Muskeln, welche die Gelenke öffnen und dadurch den Körper aufrichten,
sind noch nicht dem Willen unterstellt; auch die Muskeln
der Hände fangen nur gerade erst an, auf den Willen des
Kindes gelegentlich anzusprechen. Wir würden also ein
funktionelles Bild erhalten, auf dem der Körper des Kindes
durch vier dünne Striche – die Arme und Beine – angedeutet
wäre, die durch einen weiteren kurzen und dünnen Strich –
den Rumpf – miteinander verbunden wären, während Mund
und Lippen den größeren Teil des Bildes einnehmen würden.

8. Jede neue Funktion verändert das Bild

Wenn wir die Zellen farbig bezeichneten, welche die willkürlichen, d. h. dem Wollen gehorchenden Muskeln in einem Kind aktivieren, das schon gehen und schreiben gelernt
hat, erhielten wir ein ganz anderes funktionelles Bild. Auch
hier würden Lippen und Mund den größeren Teil der Fläche
einnehmen, denn zum vorigen Bild ist inzwischen die Funktion des Sprechens hinzugekommen, an der Zunge, Mund
und Lippen beteiligt sind. Außer diesem würde aber jetzt
ein zweiter großer Farbfleck auftauchen, und zwar in jenem
Feld, dessen Zellen die Daumen aktivieren. Die Fläche der

Zellen, die den rechten Daumen aktivieren, wird meistens merklich größer sein als die des linken Daumens. Der Daumen ist an nahezu jeder Handbewegung beteiligt, besonders am Schreiben. Die farbig bezeichnete Fläche, die ihn darstellt, wird auch größer sein als die für die anderen Finger.

9. Eines jeden Muskelbild in der motorischen Region seiner Gehirnrinde ist einmalig

Wenn wir ein solches Bild alle paar Jahre einzeichnen würden, sähe es jedesmal anders aus, und seine Entwicklung würde für jeden einzelnen durchaus eigentümlich und damit von der jedes anderen deutlich verschieden sein. Bei einem, der nicht schreiben lernt, werden die Farbflecken, welche die Daumen darstellen, klein bleiben, da Zellen, die sonst in das Bild geraten wären, unbenützt bleiben. Bei einem, der gelernt hat, ein Musikinstrument zu spielen, wird die Bildfläche für den Ringfinger größer sein als bei einem, der es nicht gelernt hat. Wer mehrere Sprachen oder singen kann, wird große Flächen aufweisen bei den Zellen, welche die Muskulatur der Atmung, des Mundes, der Zunge usw. aktivieren.

10. Nur das Muskelbild beruht auf Beobachtung

Die Physiologen haben im Laufe zahlreicher Experimente entdeckt, daß zumindest bei elementaren oder Grundbewegungen die betreffenden Zellen der motorischen Region der Gehirnrinde sich in der Tat zu einer Gestalt verbinden, die derjenigen des Körpers ähnlich ist, und sie nennen diese Gestalt den *homunculus*. Mindestens was die Grundbewegungen betrifft, beruht daher der Begriff des »Ich-Bildes« auf konkreten Ergebnissen. Für Sinnesempfindung, Gefühl und Denken liegen keine entsprechenden experimentellen Beweise vor.

36

11. Unser Ich-Bild ist kleiner, als es sein könnte

Unser Ich-Bild ist viel kleiner, als es sein könnte. Es besteht nur aus den Zellengruppen, die einer tatsächlich benützt hat oder benützt. Vielleicht sind die verschiedenen Kombinationen und Konfigurationen von Zellen wichtiger als ihre Zahl. Wer mehrere Sprachen kann, wird sowohl mehr Zellen als auch eine größere Anzahl verschiedener Zellenkombinationen benützen. Wo immer es in einer Gemeinschaft eine Minderheit gibt, die eine eigene Sprache spricht, werden die Kinder zwei oder noch mehr Sprachen sprechen. Ihr Ich-Bild wird dem möglichen Maximalumfang ein bißchen näher sein als das von Menschen, die keine außer ihrer Muttersprache gelernt haben.

Das gleiche gilt für die meisten anderen Gebiete menschlicher Tätigkeit. Unser Ich-Bild bleibt im allgemeinen hinter seinen, hinter unseren Möglichkeiten zurück. Bedenkt man, daß es Menschen gibt, die zwischen dreißig und siebzig Sprachen beherrschen, so kann man folgern, daß schon auf diesem Gebiet allein unser Ich-Bild nur etwa 5 % dessen erreicht, was es erreichen könnte. Systematische Beobachtung und Behandlung mehrerer Tausender von Menschen aus nahezu allen Ländern und Kulturen der Welt hat mir gezeigt, daß diese Zahl ungefähr dem Bruchteil unserer Leistungsmöglichkeit, unseres Potentials entspricht, den wir praktisch gebrauchen.

12. Kehrseite des Erreichens eines unmittelbaren Ziels

Daß wir lernen, Ziele zu erreichen, hat seine negative Kehrseite: Wir hören für gewöhnlich zu lernen auf, sobald wir genügend Fertigkeit erworben haben, um unseren unmittelbaren Zweck zu erreichen. Wir verbessern z. B. unser Sprechen nur so lange, bis wir uns verständlich machen können. Einer, der so klar sprechen möchte wie ein Schauspieler, wird finden, daß er zwei, drei Jahre lang Sprechunterricht nehmen muß, um der Grenze seines Potentials in dieser

Hinsicht auch nur in die Nähe zu kommen. Ein verwickelter Prozeß beschränkt seine Fähigkeiten und gewöhnt ihn daran, mit bloßen 5% seines Potentials aus- und durchzukommen. Er merkt nicht einmal, daß er damit seiner Entwicklung in die Speichen greift, daß sie verkümmert und er hinter sich selbst zurück- und steckenbleibt. Diese Situation wird noch kompliziert durch die Abhängigkeit seines Wachstums und seiner Entwicklung von der Kultur und der Ökonomie der Gesellschaft, in der er aufwächst, und vice versa.

13. Erziehung ist vielfach verbunden mit dem, was vorherrscht

Keiner kennt den Zweck des Lebens, und Erziehung, wie sie von einer Generation der nächsten zuteil wird, setzt nur die Denkgewohnheiten der vorhergehenden Generation fort. Bis auf unsere Tage war das Leben für Menschen elend und hart, denn die Natur hält es nicht gut mit Geschöpfen, die sich ihrer selbst nicht bewußt sind, und weil das Leben so vieler Millionen, wie sie in den letzten Jahrhunderten die Erde bevölkert haben, große soziale Schwierigkeiten geschaffen hat. Unter solchen gespannten Verhältnissen wird Erziehung nur so weit verbessert, wie dies nötig und möglich ist, um eine neue Generation aufzuziehen, welche die alte bei ungefähr gleichen Verhältnissen ersetzen soll.

14. Daß einer sich nur minimal entwickle, entspricht den Bedürfnissen der Gesellschaft

Der biologische Grundtrieb eines jeden Organismus: sich auszuwachsen und sich völlig zu entwickeln, hat sich bei uns vor allem in sozialen und wirtschaftlichen Revolutionen ausgedrückt. Diese haben jeweils für eine Mehrzahl die Lebensbedingungen verbessert und es mehr Menschen ermöglicht, ein Minimum an Entwicklung zu erreichen. Unter diesen Umständen wurde der möglichen Entwicklung des einzelnen bald nach der Pubertät ein vorzeitiges Ende gesetzt, denn die Bedürfnisse der Gesellschaft waren solcher Art, daß die Jungen selbst in diesem niederen Entwicklungsstadium ihr nützliche Glieder sein konnten. In der Tat beschränkt sich das Lernen nach der Pubertät auf das Erwerben praktischer und fachlicher Kenntnisse, während die eigentliche, d. h. die nicht spezialisierte Weiterentwicklung nur zufällig und in Ausnahmefällen fortgesetzt wird. Als Ausnahmefall und als außerordentlich gilt, wer sein Ich-Bild weiter verbessert, um dessen Maximalumfang oder Potential, das einem jeden innewohnt, näherzukommen.

15. Der Teufelskreis: Beschränktheit befriedigt

Aus dem Gesagten geht hervor, daß die meisten sich zum Gebrauch nur eines winzigen Bruchteils ihrer potentiellen Fähigkeiten bringen. Natürlich sind die angeborenen Fähigkeiten nicht in allen Menschen gleich. Aber die wenigen, die mehr als diese meisten erreichen, tun dies nicht, weil ihr Potential größer wäre, sondern weil sie einen größeren Teil ihres Potentials gebrauchen lernen, das höchstwahrscheinlich selbst nur von durchschnittlicher Größe ist. Wie kommt dieser Circulus vitiosus zustande, der einem seine Fähigkeiten beschneidet und es ihm dennoch erlaubt, daß er, obwohl er sich auf einen winzigen Bruchteil seiner Möglichkeiten eingeschränkt hat, mit sich doch einigermaßen zufrieden ist? Es ist merkwürdig genug.

16. Physiologische Prozesse, welche die Entwicklung hemmen

In seinen ersten Lebensjahren tut es der Mensch allen anderen Lebewesen gleich: er mobilisiert jede seiner Kräfte, eine nach der andern, und gebraucht jede seiner Funktionen, sobald sie genügend entwickelt ist. Die Zellen, die seinen Kör-

39

per bilden, drängt es – wie jede lebende Zelle – zu wachsen und ihre spezifischen Funktionen zu erfüllen. Das gilt ebenso für die Zellen des Nervensystems: jede seiner Zellen lebt ihr eigenes Zellenleben und beteiligt sich zugleich an der Erfüllung der organischen Funktion, welche die ihre und für die sie da ist. Trotzdem bleiben im ganzen Organismus viele Zellen untätig. Man kann das auf zwei verschiedene Prozesse zurückführen: im ersten mag der Organismus mit Tätigkeiten beschäftigt sein, die, je nach den Erfordernissen der Tätigkeit, die Hemmung gewisser Zellen und die Mobilisierung anderer verlangen. Ist der Körper fast andauernd mit solchen Tätigkeiten beschäftigt, so wird eine Anzahl Zellen fast immer gehemmt sein.

Im zweiten Fall mag die eine oder die andere Funktion überhaupt nicht zur Reife gelangen. Sei's, daß sie ihm wertlos scheine, sei's, daß seine Triebe ihn in eine andere Richtung lenken: der Organismus mag nicht die Zeit finden, diese Funktion auszuüben. Beides kommt häufig vor, und um vom Standpunkt der Gesellschaft aus ein nützlich funktionierendes Glied zu sein, braucht ein Organismus – denn so ist unsere Gesellschaft beschaffen – seine Fähigkeiten gar nicht voll zu entwickeln.

17. Wie einer sich einschätzt, hängt vom Wert ab, den er für die Gesellschaft hat

Über dem – im großen und ganzen positiven – Bestreben, das Leben der Gesellschaft zu verbessern, werden in unserer Zeit die einzelnen Menschen, aus denen die Gesellschaft besteht, vergessen, vernachlässigt, übergangen. Der Fehler liegt nicht in den Bestrebungen, sondern im einzelnen selbst: er neigt dazu, sein Ich-Bild mit dem Wert gleichzusetzen, den er für die Gesellschaft hat. Wie einer sich einschätzt, ob richtig oder falsch, hängt zu Recht oder zu Unrecht für ihn ab von dem Wert, den er als Glied der Gesellschaft zu haben glaubt. Mag er sich auch von seinen

Erziehern und Beschützern befreit haben, so läßt er sich doch nicht anders werden als nach dem Muster, das ihm von Anfang an vorgehalten und eingeprägt worden, und er wird sich erst recht nicht bemühen, der andere zu werden, der er ist. Darum nimmt in einer Gesellschaft die Ähnlichkeit im Verhalten, im Aussehen, in den Ansichten derer, aus denen sie sich zusammensetzt, immer mehr zu. Obwohl die ererbte Eigenart, die ihn von allen anderen unterscheidet, in jedem einzelnen offenkundig ist, sehen nur wenige, wenn sie sich einschätzen, von ihrem sozialen Wert ab, d. h. von dem Wert, den die Gesellschaft einem zuschreibt: – wie einer, der mit Schrauben nageln will, zieht er seine biologische Eigenart gar nicht in Betracht, sondern versucht sie glattzudrücken, indem er sich seinen eigentlichen Bedürfnissen entfremdet, um sich desto besser in den Platz einfügen zu können, den er jetzt ebensosehr füllen möchte, wie er sich ihn auch gewaltsam aufzwingt. Denn wem dies nicht gelingt, dessen Wert wird ihm selbst so sehr gesunken scheinen, daß es seinen Unternehmungen fortan an Mark und Nachdruck fehlen wird.

Diese Erwägungen sind nötig, um die vereitelnde Gewalt des Einflusses ermessen zu können, den die Einstellung des einzelnen zu sich selbst dann ausübt, wenn er sein Wachstum wiederaufnehmen und fortsetzen möchte, d. h. wenn er danach trachtet, die ihm eigentümlichen Fähigkeiten zu ihrer vollen Reife zu entwickeln.

18. Beurteilt man ein Kind nach seiner Leistung, so beraubt man es seiner Spontaneität

Während seiner ersten Jahre wird ein Kind meistens nicht nach dem eingeschätzt, was es leistet und erreicht, sondern um seiner selbst willen. Wo dies in einer Familie geschieht, werden sich die Kinder je nach ihren eigenen Fähigkeiten entwickeln. In Familien, wo die Kinder vor allem nach ihren Leistungen beurteilt werden, werden sie ihre Spontaneität frühzeitig verlieren. Sie werden erwachsen ohne eigentliche Jugend. Solche Erwachsene werden von Zeit zu Zeit eine unbewußte Sehnsucht nach der verpaßten Jugend fühlen, den Wunsch also, jene Teile in sich zu finden, denen auszureifen nicht vergönnt wurde.

19. Selbstbesserung ist verbunden mit der Erkenntnis des eigenen Werts

Es gilt zu verstehen: wer sein Ich-Bild so verbessern will, daß er selber es dann für besser halten wird, muß vorerst sich als Einzelmenschen schätzen lernen, und zwar selbst dann, wenn in seinen Augen seine Mängel als Glied der Gesellschaft seine Vorzüge überwiegen.

Von verkrüppelt Geborenen oder als Kinder Verkrüppelten läßt sich lernen, wie einer sich, selbst bei so offensichtlichen Mängeln, sehen kann. Wem unter ihnen es gelingt, sich so weit als Menschen seiner Eigenart zu sehen, daß seine Selbstachtung seinen tatsächlichen Fähigkeiten entspricht, der entwickelt sich organisch oft weiter – und vermag daher oft mehr – als normal Gesunde es jemals tun. Wer andererseits sich wegen seines Gebrechens für minderwertig hält und es durch bloße Willenskraft zu überwinden sucht, wird leicht zu einem harten, verbitterten Erwachsenen werden, der sich an seinen Mitmenschen rächt, obwohl diese unschuldig und meistens auch gar nicht in der Lage sind, ihm zum Besseren zu helfen.

20. Fortschritt ist keine Lehre, sondern eine Tätigkeit

Zu Beginn der Selbstbesserung ist Erkenntnis des eigenen Wertes wichtig; um aber Besserung wirklich zu erreichen, muß einer von seinem Eigenwert absehen. Wer es nicht dahin bringt, daß sein Eigenwert aufhört, seine Haupttriebkraft zu sein, der wird keine Besserung erzielen, die ihn befriedigt. Indem einer wächst und sich verbessert, wird ihm

sein Tun und was er tut immer mehr zum Mittelpunkt seines
Lebens, während der Täter – er selbst – ihm immer weniger
wichtig wird.

21. Die Schwierigkeit, eine ältere Handlungsweise
zu ändern

Obwohl in Wirklichkeit das Ergebnis seiner Lebenserfah-
rung, scheint einem sein Ich-Bild nicht erworben, sondern
angeboren und naturgegeben. Sein Aussehen, seine
Stimme, seine Denkungsart, sein Habitus, sein Verhältnis zu
Raum und Zeit, dies und anderes kommt ihm ganz so vor,
als sei es mit ihm auf die Welt gekommen, kommt ihm so
vor, obwohl jeder wesentliche Zug am Verhältnis eines
Menschen zum anderen (und zur Gesellschaft im allgemeinen) das Ergebnis langer und vielfältiger Übung ist. Gehen,
sprechen, lesen, in einer Photographie drei Dimensionen
erkennen: das alles lernt einer im Laufe vieler Jahre; und
wie er jedes erlernt, hängt ab vom Zufall und von Ort und
Zeit seiner Geburt. Eine zweite Sprache lernt er nicht mehr
so leicht wie die erste. Die Syntax seiner ersten Sprache wird
seinen Satzbau in jeder Sprache beeinflussen, die er später
dazulernt. Jede Handlungsweise, die er sich einmal völlig zu
eigen gemacht hat, wird Art und Weise seiner späteren
Handlungen mitbestimmen.

So stößt einer auf Schwierigkeiten, wenn er eines Tages
z. B. anders sitzen lernt, als er's nach dem Brauch seines
Landes gewöhnt war. Seine Art zu sitzen hat er frühzeitig
erlernt; sie ist nicht ererbt, sondern hängt vom Zufall ab und
von den Umständen seiner Geburt. Die Schwierigkeit, Kör-
per-, Gefühls- und Denkgewohnheiten zu ändern, ist daher
vor allem die Schwierigkeit, jene Verhaltensweisen zu ändern, die sich am frühesten gebildet haben – und die im
übrigen mit der Erbmasse nur schwach verbunden sind. Die
Schwierigkeit beim Umlernen liegt also darin, daß Verhaltensweisen geändert werden sollen, die alt und daher schon

eingefahren sind, und sie liegt nicht in der neuen Gewohnheit, die zu erlernen ist. Daß die älteren Verhaltensweisen durch bloßen Zufall entstanden sein mögen, hebt die Schwierigkeit nicht auf.

22. Viele Teile des Körpers werden nicht wahrgenommen

Das heißt nicht, daß hier einfach eine Handlung durch eine andere ersetzt werden soll. Es gilt vielmehr, die Art zu ändern, wie sie ausgeführt wird, und damit ihre ganze Dynamik, so zwar, daß die neue Handlungsweise in jeder Hinsicht mindestens ebensogut wie die alte ist. Wenn einer sich flach auf den Rücken legt und systematisch versucht, seinen ganzen Körper zu spüren oder gleichsam auf ihn zu hören, d. h. wenn er seine Aufmerksamkeit jedem Teil und Glied seines Körpers einem nach dem andern zuwendet, so wird er feststellen, daß sich die einen leicht erspüren lassen, während andere sozusagen stumm oder dumpf und außerhalb seiner Wahrnehmung bleiben. So ist es z. B. leicht, die Fingerspitzen oder die Lippen zu spüren, aber schon viel schwieriger, sich seines Hinterkopfs – im Nacken, zwischen den Ohren – innezuwerden. Der Grad der Schwierigkeit ist natürlich von Mensch zu Mensch verschieden: er hängt von der Form seines Ich-Bildes ab. Im allgemeinen aber ist der selten, dessen Wahrnehmung jede Stelle seines Körpers gleichermaßen zugänglich ist. Die Körperteile, die er am deutlichsten gewahrt, sind auch die, deren er sich in seinem Alltag am meisten bedient; während die stummen oder dumpfen Teile nur indirekt eine Rolle in seinem Leben spielen und, wenn er handelt, in seinem Ich-Bild kaum vorhanden sind.

Einer, der überhaupt nicht singen kann, wird diese Funktion auch in seinem Ich-Bild nicht fühlen können, außer indem er sie nachdenkt, d. h. denkend rekonstruiert. Er gewahrt keine wesentliche Verbindung seiner Mundhöhle mit seinen Ohren, noch mit seiner Atmung, wie dies der Sänger

tut. Einer, der nicht springen kann, hat keine Wahrnehmung
derjenigen Körperteile, die am Springen beteiligt und die
einem, der springen kann, deutlich gegenwärtig sind.

23. Ein vollständiges Ich-Bild ist ein Ideal
und dementsprechend selten

Um ein vollständiges Ich-Bild zu haben, müßte sich einer
der gesamten Oberfläche seines Körpers innesein: vorne,
hinten, an den Seiten, zwischen den Beinen, usw., und aller
Gelenke in seinem Skelett obendrein. Das ist ein Idealzu-
stand und dementsprechend selten. Ein jeder kann sich
selbst vergewissern, daß alles, was er tut, den Grenzen seines
Ich-Bildes entspricht und daß dieses Bild nur ein schmaler
Ausschnitt aus dem Idealbild ist. Ebenso leicht kann er feststellen, daß die Beziehungen zwischen verschiedenen Teilen
seines Ich-Bildes sich von Stellung zu Stellung und von
Handlung zu Handlung ändern. Durch ihre Vertrautheit erschweren gewohnte Umstände zwar, daß man's merkt, aber
es genügt, daß einer sich seinen Körper in einer Stellung
vorstellt, die zu einer ihm ungewohnten Bewegung gehört,
so wird er schon merken, daß sich ihm bei verschiedenen
Bewegungen z. B. seine Beine in Länge, Dicke usw. zu verändern scheinen.

24. Verschiedene Glieder schätzen die gleiche Größe
verschieden ein

Wenn einer die Augen schließt und so z. B. die Breite seines
Mundes zuerst mit Daumen und Zeigefinger der rechten
Hand, danach mit den Zeigefingern beider Hände vor sich
zu zeigen versucht, so werden die beiden Angaben voneinander verschieden sein. Und nicht nur wird keine von beiden
der wirklichen Breite seines Mundes entsprechen: sie werden wahrscheinlich beide um ein Mehrfaches zu klein sein

45

oder zu groß. Oder wenn einer, auch hier mit geschlossenen Augen, die Dicke seiner Brust zu schätzen versucht, indem er vor sich seine Hände erst waagerecht und dann senkrecht entsprechend weit auseinanderhält, so wird er damit wahrscheinlich zwei ganz verschiedene Größen angeben, deren keine dem wirklichen Maß auch nur nahekommen mag.

Schließen Sie Ihre Augen und strecken Sie Ihre Arme gerade vor sich, den einen vom andern ungefähr um Ihre Schulterbreite entfernt. Versuchen Sie nun, sich den Punkt vorzustellen, an dem der Lichtstrahl, der von Ihrem rechten Zeigefinger zu Ihrem linken Auge geht, den Lichtstrahl schneidet, der von Ihrem linken Zeigefinger zu Ihrem rechten Auge geht. Versuchen Sie jetzt, diesen Schnittpunkt mit Daumen und Zeigefinger der rechten Hand gleichsam festzuhalten. Es ist recht unwahrscheinlich, daß Ihnen der Punkt, wenn Sie die Augen wieder öffnen, am richtigen Ort scheinen wird. Die wenigsten haben ein genügend vollständiges Ich-Bild, um auf diese Weise den Punkt richtig bestimmen zu können. Wiederholt man den Versuch mit Daumen und Zeigefinger der linken Hand, so wird man den gleichen Punkt wahrscheinlich an einem völlig anderen Ort greifen.

25. Der Durchschnitt bleibt weit hinter seinen Möglichkeiten zurück

An Bewegungen, die einer nicht gewöhnt ist, läßt sich leicht zeigen, daß sein Ich-Bild bei weitem nicht so vollständig und so genau ist, wie er meint. Dieses Bild bekommt seine Gestalt von Handlungen her, die einem geläufig sind. An jeder solchen Handlung sind einige der Sinne beteiligt; diese berichtigen einander und passen dadurch je nach Vermögen die Handlung der Wirklichkeit an. So ist das Bild, das einer vom Raum vor ihm hat, genauer als das vom Raum hinter ihm oder von dem oberhalb seines Kopfes. Es ist auch genauer für die geläufigeren Stellungen und Lagen, wie z. B. für das gewöhnliche Sitzen oder Stehen.

Man stelle sich bei geschlossenen Augen eine Stellung, Haltung oder Handlung vor (wie z. B. die, welche wir unter § 24 beschrieben haben), öffne die Augen und vergleiche seine Vorstellung mit der Wirklichkeit. Beträgt der Unterschied nicht mehr als 20 bis 30%, so ist die Annäherung durchschnittlich; von befriedigender Genauigkeit kann nicht die Rede sein.

26. Der einzelne handelt nach seinem subjektiven Bild

Die Differenz zwischen Bild und Wirklichkeit beträgt oft 300% und noch mehr. Hält einer seinen Brustkorb gewohnheitsmäßig so, als hätte er übermäßig ausgeatmet, so daß seine Brust sowohl flacher ist, als sie sein sollte, und zu flach, um zweckmäßig funktionieren zu können; und fordert man ihn auf, bei geschlossenen Augen die Tiefe seines Brustkorbes mit seinen Händen zu zeigen, so wird er ein Mehrfaches des wirklichen Maßes angeben. Das bedeutet: ihm fühlt sich die übermäßige Flachheit seiner Brust als richtig an, und er würde jede Ausweitung seines Brustkorbs als eine demonstrativ übertriebene Anstrengung empfinden, seine Lungen auszudehnen. Mit anderen Worten: die normale Weite seines Brustkorbs empfindet er so, wie ein andrer den seinen empfinden würde, wenn er ganz tief eingeatmet hätte.

Wie einer seinen Kopf hält, Schultern und Bauch; seine Stimme und sein Ausdruck; seine Art zu stehen, seine Körperhaltung und sein Auftreten: dies alles beruht auf dem Bild, das er sich von sich macht. Dieses Ich-Bild kann verkleinerte oder aufgeblasene Wirklichkeit sein, der Maske angepaßt, nach der einer von seinesgleichen beurteilt werden möchte. Er selbst kann – aber nur mit Anstrengung – erkennen, was an seinem Äußeren vorgetäuscht, was davon echt und er selbst ist. Aber nicht jeder kann ohne weiteres sich selbst erkennen, und die Erfahrung andrer kann ihm dabei eine wertvolle Hilfe sein.

27. Systematische Korrektur des Bildes nützt mehr als die Korrektur einzelner Handlungen

Was wir bisher über das Ich-Bild gesagt haben, zeigt, daß der Weg über die systematische Korrektur des Bildes kürzer und gründlicher sein wird als der über die Korrektur einzelner Handlungen und einzelner Fehler in Verhaltensweisen. Zudem gilt: je kleiner die Fehler, desto größer ihre Zahl. Stellt man sich zunächst ein mehr oder weniger vollständiges Ausgangsbild vor, so wird man die Dynamik der Handlungen allgemein verbessern können; denn es gilt zu beobachten, wie die Teile in ihrem Verhältnis zum Ganzen funktionieren, und nicht jedes Teil für sich. Die Korrektur einzelner Handlungen gleicht dem Korrigieren des Spiels auf einem verstimmten Instrument. Richtig lernt und spielt sich's leichter auf einem gestimmten Instrument als auf einem verstimmten. Verbessert man die allgemeine Dynamik des Bildes, so entspricht das dem Stimmen des Instruments.

II. Entwicklungsstadien

1. Die erste Stufe: »Der natürliche Weg«

Für jede menschliche Tätigkeit, für jedes Handwerk, Gewerbe oder jeden Beruf lassen sich drei Entwicklungsstufen erkennen. Kinder sprechen, gehen, raufen, tanzen, und dann ruhen sie sich aus. Auch der prähistorische Mensch sprach, ging, rannte, raufte, tanzte und ruhte sich aus. Zuerst wurde dies alles »natürlich« getan, d. h. so wie Tiere das tun, was für ihr Leben nötig ist. Obwohl auch uns diese Tätigkeiten natürlich sind, sind sie doch keineswegs einfach. Selbst die einfachste menschliche Tätigkeit ist ebensosehr ein Rätsel wie das, daß die Taube über große Entfernungen hinweg zurückfindet, oder wie bei der Biene der Bau ihres Stocks.

2. Die »natürlichen« Tätigkeiten sind gemeinsames Erbe

Alle diese »natürlichen« Tätigkeiten gehen in jedem auf ungefähr die gleiche Weise vor sich – wie sie es auch bei Tauben oder Bienen tun.

Man findet überall Stämme oder auf Inseln isolierte Familien, die auf die »natürliche« Weise sprechen, laufen, springen, kämpfen, Kleider tragen, schwimmen, tanzen, nähen, Wolle weben, Häute gerben, Körbe flechten usw. gelernt haben; nur daß mancherorts die »natürlichen« Tätigkeiten sich entwickelt und verzweigt haben, während sie anderswo seit Urzeiten gleichgeblieben sind.

3. Die zweite Stufe ist individuell

An den Orten und zu jenen Zeiten, da eine Entwicklung geschah, wird man immer ein individuelles Stadium bemerken. Das heißt: dieser und jener fand, daß er diese Tätigkeiten »von Natur aus« auf eine besondere, ihm eigentümliche Weise tat. Einer hatte seine persönliche Art gefunden, sich

49

auszudrücken; ein anderer seine Art zu laufen oder zu weben oder zu flechten oder sonst etwas auf eine Art und Weise zu tun, die von der »natürlichen« verschieden war. Bewies solch eine Eigenart wesentliche, d. h. lebenswichtige Vorteile, so wurde sie von den anderen übernommen. So haben die Australier den Bumerang erfunden und zu werfen gelernt, die Gebirgsvölker das Jodeln, die Japaner das Judo, die Südseeinsulaner das Kraulschwimmen. – Das ist die zweite Stufe.

4. Die dritte Stufe: Methode und Beruf

Wenn ein bestimmter Vorgang auf vielerlei verschiedene Weise ausgeführt werden kann, so kann es geschehen, daß eines Tages einer das Wesentliche im Vorgang selbst erblicken wird, ganz abgesehen von der Weise, wie irgendeiner ihn ausführen mag. Er wird in den verschiedenen (individuellen) Verfahrensweisen etwas Gemeinsames entdecken und durch dieses den Vorgang als solchen definieren. In diesem, dem dritten Stadium wird der Vorgang nicht mehr »natürlich«, sondern nach einer spezifischen Methode ausgeführt, die aus Wissen hervorgegangen ist. Betrachtet man die Geschichte der verschiedenen Berufe, die in der zivilisierten Welt ausgeübt werden, so wird man bei fast jedem diese drei Stufen wiederfinden. Beiläufig: In der Frühzeit haben Menschen (wie noch immer unsere Kinder) »natürlich« gemalt. Leonardo da Vinci hat elementare Grundsätze der Perspektive angewendet. Erst im neunzehnten Jahrhundert hat Monge sie umfassend definiert. Seither werden sie an jeder Kunstschule als Fach gelehrt.

5. Die erlernte Methode verdrängt die »natürlichen« Praktiken

Es läßt sich also beobachten, wie an die Stelle der »natürlichen« Praktiken allmählich die erlernten Methoden, die

»Berufsverfahren«, treten und daß die Gesellschaft dem einzelnen gewöhnlich das Recht verweigert, sich der »natürlichen« Methode zu bedienen, vielmehr ihn zwingt, die von ihr sanktionierte Methode zu erlernen, bevor sie ihm Arbeit gewährt.

Die Geburt eines Kindes z. B. war einmal ein natürlicher Vorgang, und jede Frau wußte, wie einer anderen dabei zu helfen sei. Aber von der Zeit an, da es Hebammen und anerkannte Methoden der Geburtshilfe gab, und erst recht, seit es diplomierte Hebammen gibt, sind die anderen Frauen nicht mehr berechtigt – und oft gar nicht mehr fähig –, bei einer Geburt beizustehen.

Wir sehen heute, wie der Entwicklungsprozeß sich fortsetzt, der an die Stelle individueller und oft intuitiver Verfahrensweisen bewußt konstruierte Methoden und Systeme setzt, und wie Tätigkeiten, die einmal »natürlich« ausgeübt wurden, zu Berufen für Spezialisten werden. Noch vor hundert Jahren durfte mit Geisteskranken auf die »natürliche« Weise verfahren werden. Einen Haushalt zu führen wird immer mehr zum Beruf; eine Wohnung zu möblieren zur Aufgabe des Innenarchitekten. Das gleiche geschieht auf unzähligen anderen Gebieten, darunter Kriegführung, Schauspielkunst, Singen, Mathematik, Planen, Denken usw. Sie alle waren vor Zeiten »natürliche« Tätigkeiten und sind, durch individuelle Verbesserungen weitergeführt, zu Systemen geworden, zu Methoden und Berufen.

6. Je einfacher eine Tätigkeit ist, desto mehr verzögert sich ihre Entwicklung

Beobachtung und Forschung zeigen, daß eine Tätigkeit um so später das dritte, das Stadium ihrer Systematisierung erreicht, je einfacher, gewöhnlicher und »natürlich« verbreiteter sie ist. Fürs Teppichweben, fürs Philosophieren, für Mathematik, Geometrie usw. wurden schon vor Tausenden von Jahren Methoden entwickelt und als solche anerkannt.

Das Gehen, das Stehen und andere fundamentale Tätigkeiten gelangen erst heute in das dritte, systematische Stadium.

Hinsichtlich einiger seiner Tätigkeiten macht im Laufe seines Lebens ein jeder alle drei Stadien durch; hinsichtlich anderer nur eines oder die ersten zwei. Jeder ist in ein bestimmtes Zeitalter hineingeboren und wächst in eine Gesellschaft hinein, in der er verschiedene Tätigkeiten in verschiedenen Entwicklungsstadien vorfindet: einige im ersten, andere im zweiten, wiederum andere im dritten.

7. Schwierigkeit, die Stadien zu definieren

Jeder paßt sich in seine Zeit. Manche Tätigkeiten wird er »natürlich« ausführen, und das wird die Grenze seiner Leistungen wie auch derjenigen der Gesellschaft sein. Für andere Tätigkeiten wird man von ihm erwarten, daß er die zweite Stufe erreicht, für viele die dritte. Der Vorgang selbst ist verschwommen; das erschwert die Anpassung. In vielem ist es schwer zu sagen, ob der natürliche Weg der beste sei oder ob einer gleich damit beginnen solle, das methodische Stadium zu lernen.

Viele können weder singen noch tanzen. Sie erklären: sie haben es nie gelernt. Aber viele singen und tanzen »von Natur aus« und sind überzeugt, daß kein geschulter Sänger oder Tänzer mehr könne als sie, er sei denn von Natur aus mehr »begabt«. Viele verstehen sich nicht aufs Trommeln, aufs Diskuswerfen, auf Hoch- und Weitsprung, aufs Atmen, aufs Flötenspiel, aufs Zeichnen, Rätselraten und viele andere »natürliche« Tätigkeiten, die früher nie anders als auf dem natürlichen Weg erlernt wurden. Nur, heute wagt's einer kaum, sich derlei selber beizubringen, da es ja dafür anerkannte Methoden gibt.

Solch einem scheint die Macht des Systems so groß, daß selbst das wenige, das er von solchen Dingen in seiner Kindheit gelernt hat, aus seinem Ich-Bild allmählich ausgeschieden wird: er kann dafür keine Aufmerksamkeit erübrigen und ist vor allem beschäftigt mit Tätigkeiten, die er systematisch und bewußt erlernt hat. Solche Menschen nützen zwar der Gesellschaft wie sie ist, aber es fehlt ihnen an Spontaneität, und auf Gebieten außerhalb ihres beruflichen tun sie sich mit dem Leben schwer.

Das bringt uns zurück dazu, daß wir, wenn uns ein Leben möglich werden soll, das mit unseren natürlichen Anlagen und Fähigkeiten in Einklang steht, unser Ich-Bild überprüfen und verbessern müssen, statt ihm zu gehorchen, das vom Zufall und so ziemlich ohne unser Wissen geprägt worden ist.

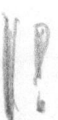

8. Schwierigkeit des Vorteils

Die dritte Stufe, das systematische Stadium des Tuns, hat ihre Tücken. Zum Beispiel: was allgemein als »Gebiet für Spezialisten« gilt, wird von vielen für unzugänglich gehalten von vornherein. Sie versuchen nicht einmal, es zu betreten; sie versuchen nicht einmal, die ersten beiden Stufen zu erreichen, obwohl diese jedermann erreichbar sind. Trotzdem ist diese Stufe sehr wichtig. Durch systematisches Tun können wir Verhaltens- und Handelnsweisen finden, die unseren inneren und uns eigentümlichen Bedürfnissen entsprechen und die wir auf dem »natürlichen« Weg vielleicht nicht finden würden, weil Umstände und äußere Einflüsse uns in Bahnen gelenkt haben mögen, in denen weiterzukommen unmöglich ist.

Systematik und Bewußtheit sollten einem jeden ein Mittel sein, sämtliche Gebiete menschlicher Tätigkeit prüfend zu überblicken und sich den Platz zu finden, der seiner Art entspricht und auf dem er frei atmen und handeln kann.

III. Wo anfangen, und dessen Warum

1. Methoden, den Menschen zu korrigieren

Wie einer könnte besser sein, durch andrer Hilfe oder aus eigenem: der Mensch fragt sich's, seit er Geschichte hat. Den loszuwerden, der er geworden war; von sich erlöst zu werden; den Verschütteten ins Leben zu bergen, für den er sich hielt – und wie immer sonst all die zahllosen Formeln dafür heißen mögen: System um System entstand auf der Suche nach Antworten, nach dem Weg. Die verschiedenen Religionen und Heilslehren haben verschiedene Wege vorgeschlagen, um den Menschen zu sich selbst zu berichtigen. Die verschiedenen Systeme der Analyse möchten ihn vom Zwang befreien, der mit seinem Verhalten fest verwachsen ist. Die esoterischen, d. h. jene »verinnerlichten« Systeme, wie es sie in Tibet, Japan gibt und die zu allen Zeiten der Geschichte geübt worden sind, haben u. a. das Denken auch der Juden beeinflußt: Kabbala, Chassidismus, die Anhänger des Mussar (Moralisten) standen mehr als zunächst scheinen mag unter dem Einfluß von Raja Yoga und Zen. Ähnliche Querverbindungen ließen sich auch für das Christentum und für die neueren, die sozialen Heilslehren nachweisen.

Suggestion, Einzel- und Massenhypnose werden heute nach einer ganzen Reihe verschiedener Methoden verwendet. Mindestens fünfzig solcher Methoden sind bekannt und werden in verschiedenen Teilen der Welt gebraucht. Jede gilt ihren Anhängern als »die Methode«, als die einzig wahre.

2. Zustände, in denen einer korrigiert werden kann

Man unterscheidet am Lebenden in der Regel zwei Zustände: den des Wachens und den des Schlafens. Wir werden noch einen dritten unterscheiden: den der Bewußtheit. In diesem Zustand weiß einer deutlich, was er im Wachen tut

– so wie er im Wachen manchmal weiß, was er schlafend geträumt hat. So mag z. B. einer mit vierzig sich dessen bewußt werden, daß eines seiner Beine kürzer ist als das andre; er wird sich dessen bewußt erst nach Rückenschmerzen, Röntgenaufnahmen und einer Diagnose durch den Arzt; er wird sich erst dann dessen bewußt, weil der Zustand des Wachens dem des Schlafens ähnlicher zu sein pflegt als dem der Bewußtheit.

Warum ich diesen Zustand »Bewußtheit« nenne? Bewußtsein ist die Eigenschaft dessen, der bewußt ist. »Bewußtsein« aber meint oft nur den Zustand des Wachseins. Man ist »bei Bewußtsein«, wenn man weder tot noch ohnmächtig ist, weder schläft noch träumt. Demnach wäre einer sich bewußt, der bewußt bei Bewußtsein wäre; der sein Bewußtsein wahrnimmt, gewahrt; der sich seiner selbst inne wird und ungefähr dies sei hier vorderhand mit Bewußtheit gemeint.

Der Schlaf galt immer als besonders geeignet, um Linderung oder Besserung zu schaffen. Coué benützte die Augenblicke, in denen einer einschlief, zur Autosuggestion; für Suggestion bediente er sich des Schlafes selbst. Hypnose versetzt einen in den Zustand des Halb- oder des Tiefschlafs: so ist man der Suggestion zugänglicher. Heute bedienen sich des Schlafs gewisse Methoden nicht nur für Suggestion im herkömmlichen Sinn, sondern auch für Sprach-, Mathematik- und anderen Unterricht.

Das Wachen eignet sich nicht für Suggestion, wohl aber für Lernprozesse, bei denen erklärt oder wiederholt werden muß. Die Art, wie das Wachsein vor sich geht, bzw. die Art der Vorgänge, die es erzeugen, ist zwar schwer zu ändern, behindert aber kaum das Begreifen neuen Stoffs.

Uns aber geht hier vor allem der Zustand der Bewußtheit an.

3. Woraus Wachsein besteht

Vier Bestandteile machen das Wachsein aus: Sinnesempfindung, Gefühl, Denken und Bewegung. Von jedem einzelnen dieser Bestandteile aus lassen sich eine ganze Reihe Methoden des Korrigierens entwickeln.

»Sinnesempfindung« bedeutet hier, außer den fünf geläufigen, auch den kinästhetischen Sinn. Zu diesem gehören u. a. Schmerz, Orientierung im Raum, Vergehen der Zeit, Rhythmus.

Zu den »Gefühlen« werden wir, neben den geläufigen der Freude, des Zornes, des Kummers, auch die Gefühle der Selbsteinschätzung rechnen: Minderwertigkeit, Depression, Leidenschaften, Ehrgeiz, Gleichgültigkeit, Ungeduld, Überempfindlichkeit und noch andere bewußte und unbewußte Gefühle, die unserem Leben Farbe verleihen, gehören dazu.

Zum »Denken« zählen wir alle Funktionen des Verstandes, z. B. die Gegenüberstellung von rechts und links, gut und böse, richtig und falsch; das Verstehen; wissen, daß man versteht; das Klassifizieren, das Erkennen von Regeln und Gesetzmäßigkeiten; die Einbildungs- oder Vorstellungskraft; wissen, was man empfindet und fühlt; das Erinnern all dieses usw.

Zur »Bewegung« gehören sämtliche Veränderungen des Körpers als eines Ganzen oder in seinen Teilen in Raum und Zeit, in seinem Zustand wie auch in der Konfiguration seiner Teile sowie die Atmung, Essen und Trinken, Sprechen, Herzschlag, Blutkreislauf, Verdauung usw.

4. Die Zerlegung in Bestandteile ist eine Abstraktion

Sowenig zwei Dinge zugleich am selben Ort sein können, sowenig können wir zwei Sachen auf einmal sagen. Weil in der Sprache nur eins aufs andere folgen kann wie auf ein

Wort das nächste, können wir hier nicht anders, als jeden
der vier Bestandteile für sich und einen nach dem andern er-
wähnen, wobei wir die anderen für den Augenblick jeweils
ausschließen. In Wirklichkeit besteht keiner der vier für sich
allein oder losgelöst auch nur von einem der andern. Wenn
einer wach ist, vergeht kein Augenblick, daß er nicht alle
vier gleichzeitig gebrauchte. Es ist z. B. unmöglich, sich an
etwas zu erinnern – an ein Geschehnis, an einen Menschen,
an eine Landschaft, woran auch immer –, ohne daß mindestens einer der Sinne an der Erinnerung beteiligt wäre, zusammen mit dem Ich-Bild (oder einem Teil des Bildes) dessen, der sich erinnert: etwa seine Stellung oder Haltung zu
jener erinnerten Zeit; sein Alter damals; sein Aussehen;
was er gerade tat oder nicht tat; und die angenehmen oder
unangenehmen Gefühle, die das alles begleiteten.

Aus dieser Wechselwirkung läßt sich folgern: Die Behandlung eines dieser Bestandteile wird notwendig zugleich auch
auf die drei anderen wirken und somit auf den ganzen Menschen. In Wirklichkeit kann man einen nicht anders korrigieren als Schritt für Schritt, wobei man sich abwechselnd
ihm als einem Ganzen zuwendet und seinen Teilen.

5. Die Systeme sind mehr verschieden in der Theorie
als in der Praxis

Der Unterschied zwischen den Systemen liegt weniger in
dem, was von ihnen aus getan wird, als in dem, was zu tun
sie behaupten. Ob sie es ausdrücklich sagen oder nicht: die
meisten gehen davon aus, daß der Mensch angeborene Eigenschaften habe (vor allem schlechte, denn »das Dichten
des Menschenherzen ist böse von Jugend auf«) und daß
diese Eigenschaften verändert, d. h. unterdrückt, beherrscht
oder gehemmt werden können. Solche Systeme nehmen an,
daß der Charakter eines Menschen ein für allemal bestimmt
sei, d. h. sie betrachten jede seiner Eigenschaften und Ga-
ben nicht anders als einen Bauziegel und meinen, in einem

Bau möge halt der eine oder der andere Ziegel fehlen oder schadhaft sein.

Wer sich nach einem solchen System korrigieren will, braucht dazu Jahrzehnte der Mühe und Anstrengung. Einige verlangen sogar, daß einer sein ganzes Leben daran wende, sich richtigzustellen.

6. Besserung von Vorgängen statt von Eigenschaften

Diese statische Art die Dinge zu betrachten macht Besserung zu einem langwierigen und komplizierten Prozeß, und ich für mein Teil glaube, sie beruht auf falschen Annahmen, denn im Gebäude eines Menschen lassen sich weder schadhafte Ziegel flicken noch fehlende ersetzen. Das Leben eines Menschen ist ein ununterbrochener Vorgang; und nicht die Veranlagung oder Eigenschaften, die einer hat, sondern die Art dieses Vorgangs ist es, die der Verbesserung bedarf.

An diesem Vorgang wirken viele Faktoren mit. Sie sind miteinander so zu kombinieren, daß der Vorgang fließend wird und sich jeweils selbst ausgleicht. Je klarer einer die Grundlagen des Vorgangs versteht, desto besser wird sein Ergebnis sein.

7. Fehler zum Guten

In jedem komplizierten Prozeß kommen Abweichungen vor, und man wertet sie dazu aus, den Fortgang des Prozesses zu korrigieren. Ebenso sollte einer, der sich korrigieren möchte, seine Fehler und Abweichungen nicht unterdrükken, übersehen oder sonst mit Gewalt irgendwie überwinden, sondern im Gegenteil sie sich zunutze machen, um seine Selbstkorrektur zu lenken.

8. Korrektur von Bewegung ist der beste Weg

Wir haben vorhin gezeigt, daß von den vier Bestandteilen des Wachseins keiner ohne die drei anderen bestehen kann und jeder auf die übrigen einwirkt. Daß wir für die Verbesserung unserer selbst die Bewegung wählen, hat folgende Gründe:

a. Das Nervensystem ist vorwiegend mit Bewegung beschäftigt. Das Nervensystem ist mit Bewegung mehr beschäftigt als mit irgend etwas sonst. Sinnesempfindung, Gefühl, Denken sind unmöglich ohne eine vielfältige und weitverzweigte Reihe von Vorgängen, die vom Nervensystem eingeleitet werden, um den Körper gegen den Zug der Schwerkraft zu halten. Ebensowenig sind sie möglich, ohne daß wir wüßten, wo und in welcher Lage oder Stellung wir sind. Um unsere Stellung zu erkennen, im Schwerefeld und in bezug auf andere Körper, die uns angehen, oder um unsere Stellung oder unseren Ort zu ändern, müssen wir unsere Sinne gebrauchen, unser Gefühl und unser Denkvermögen.

Jedes System der Selbstbesserung, auch solche, die behaupten, es nur mit einem der vier Bestandteile des Wachseins zu tun zu haben, erfordert die aktive Beteiligung des gesamten Nervensystems am Wachsein.

b. Die Qualität von Bewegung ist leichter zu erkennen. Alles, was mit der Organisierung unseres Körpers gegen den Zug der Schwerkraft zu tun hat, wissen wir klarer und sicherer als was mit den anderen Bestandteilen des Wachseins verbunden ist. Wir wissen viel mehr von Bewegung als von Liebe, Zorn, Neid oder selbst vom Denken. Es ist also vergleichsweise leichter, die Qualität einer Bewegung zu erkennen, als die eines der anderen Faktoren.

c. Wir haben von Bewegung größere Erfahrung. Wir haben von Bewegung mehr Erfahrung als vom Fühlen und Denken, und auch unser Vermögen zu ihr ist größer als zu diesen. Viele Menschen unterscheiden nicht zwischen Überreizbarkeit und Empfindlichkeit und verurteilen daher als Schwäche, was in Wirklichkeit hochentwickeltes Empfindungsvermögen ist. In sich selbst unterdrücken sie jedes Gefühl, das sie beunruhigen könnte, und vermeiden Situationen, die in ihnen solche Gefühle erregen könnten. So ähnlich halten auch viele ihr Denken zurück oder brechen es ab. Als Ketzer, später als Freidenker galt, wer den allgemein befolgten Verhaltensregeln seine Achtung versagte nicht nur in Dingen der Religion, sondern auch der Nation oder der Gesellschaft die Gefolgschaft aufkündigte, die herrschenden Wirtschaftsverhältnisse ablehnte, sich der geltenden Moral widersetzte, sich in Dingen des Geschlechts, der Kunst, der Politik und sogar der Wissenschaft weigerte, ein zurechtgeschneiderter Mitläufer zu sein. Die Umstände haben ihr Kleid gewechselt, er seinen Namen.

d. Daß einer sich bewegen kann, ist wichtig für seine Selbsteinschätzung. Wie einer gebaut ist und in welchem Ausmaß er sich bewegen kann, ist für sein Ich-Bild wahrscheinlich wichtiger als irgend etwas sonst. Ein Kind, das an seinem Mund oder an seinen Zähnen oder sonst in seinem Aussehen eine Unvollkommenheit gefunden hat, irgend etwas, dessentwegen es sich für anders als die anderen Kinder hält, wird von dieser Entdeckung jahrelang betroffen sein, und sie wird sein ganzes Verhalten färben. Hat sich z. B. sein Rückgrat nicht normal entwickelt, so werden Bewegungen, die ein rasches Gleichgewichtsgefühl erfordern, ihm schwierig sein. Es wird leicht stolpern und sich ständig bewußt anstrengen müssen, um das zu leisten, wovon andere Kinder kaum merken, daß sie es tun. Es wird sich anders als andre entwickelt haben: es hat entdeckt, daß es vorausdenken und sich vorbereiten muß und daß es sich auf seine spontanen Reaktionen nicht verlassen kann. Schwierigkeiten im Sichbewegen untergraben und verzerren auf diese Weise seine Selbsteinschätzung und zwingen ihm ein Verhalten auf, das die seinen natürlichen Neigungen entsprechende Entwicklung stört.

e. Jede Muskeltätigkeit ist Bewegung. Am Anfang jedes Tuns steht Muskeltätigkeit. Ohne Muskeltätigkeit kann einer keinen Laut von sich geben, kann er weder sehen noch hören. (Beim Hören reguliert ein Muskel die Spannung des Trommelfells entsprechend der Stärke des wahrgenommenen Lauts.)

Bei Bewegung sind nicht nur ihre mechanische Koordinierung, ihre räumliche und zeitliche Genauigkeit wichtig, sondern auch ihre Intensität. Dauernde Entspannung verlangsamt die Muskeltätigkeit und macht sie schwach; dauernde Spannung führt zu ruckartigen, eckigen Bewegungen; beide zeigen deutlich bestimmte Geisteshaltungen oder Einstellungen und sind mit den Motiven der jeweiligen Tätigkeit verbunden. Bei Geisteskranken, nervösen Menschen und solchen, deren Selbsteinschätzung schwankt, kann man im Muskeltonus Störungen beobachten, die dem jeweiligen Fehler entsprechen. Zugleich mögen andere Merkmale der Tätigkeit – z. B. Rhythmus, Anpassung an Zeit und Raum usw. – besser sein. Selbst der ungeübte Beobachter, der gar nicht weiß, worin der Fehler liegt, kann Fehler im Regulieren der Intensität von Bewegungen und des Gesichtsausdrucks erkennen: er braucht sich nur auf der Straße die Passanten anzuschauen.

f. Bewegungen spiegeln den Zustand des Nervensystems. Ein Muskel zieht sich zusammen infolge einer schier endlosen Reihe von Impulsen vom Nervensystem. Daraus folgt, daß die Struktur des Muskelbildes der aufrechten Haltung, der Gesichtsausdruck und die Stimme den Zustand des Nervensystems spiegeln. Es liegt auf der Hand, daß weder Haltung, noch Ausdruck, noch Stimme verändert werden können ohne eine Änderung auch im Nervensystem, von dem aus die Muskeln zu äußeren, sichtbaren Änderungen in Gang gesetzt werden.

Wenn wir also von Muskelbewegungen sprechen, so meinen wir damit in Wirklichkeit die Impulse vom Nervensystem, welche die Muskeln betätigen; denn von sich aus und ohne von Nervenimpulsen gelenkt zu werden, vermögen die Muskeln fast nichts. Der Herzmuskel im Embryo beginnt zwar schon sich zusammenzuziehen, bevor die Nerven, die ihn regieren werden, entwickelt sind, aber so, wie wir's an uns kennen, wird er erst arbeiten, wenn sein eigenes Nervensystem seine Tätigkeit regulieren kann. Daraus läßt sich ein Schluß ziehen, der zunächst paradox scheinen mag: daß nämlich Bewegung und Tätigkeit schlechthin Besserungen erst dann aufweisen werden, wenn zuvor eine Änderung im Gehirn und im Nervensystem geschehen ist. Das bedeutet: eine Besserung körperlicher Tätigkeit spiegelt eine Änderung in dem Kontrollzentrum, das diese Tätigkeit regiert. Die Änderung im Kontrollzentrum ist eine Änderung im Nervensystem. Da solche Änderungen dem Auge unsichtbar sind, gilt ihr äußerer, sichtbarer Ausdruck den einen als rein »geistig« bedingt, während andere ihn für rein »physisch« halten.

g. *Bewegung ist die Grundlage der Bewußtheit.* Von dem, was in einem vorgeht, bleibt ihm das meiste dumpf und verborgen, bis es die Muskeln erreicht. Was in ihm geschieht, erfährt er, sobald seine Gesichtsmuskeln, sein Herz oder seine Atmungsmuskulatur sich zu einer Gestalt organisieren, die wir als Furcht kennen, als Angst, als Lachen oder als sonst ein Gefühl. Obwohl es nur eine sehr kurze Zeit braucht, um die Muskeln zum Ausdruck der inneren Reaktion, des Gefühls zu organisieren, weiß doch jeder aus eigener Erfahrung, daß er sein Lachen unterdrücken kann, bevor es nach außen hin bemerkbar wird. So ähnlich kann einer verhindern, daß Furcht oder andere Gefühle von ihm sichtbar ausgedrückt werden. Vorgänge in seinem Zentralnervensystem nimmt einer nicht wahr, solange er sich nicht der Änderungen bewußt wird, die sich in seiner Körperhaltung vollzogen haben; denn diese Änderungen sind leichter spürbar als selbst die, welche in den Muskeln geschehen sind. Den vollständigen Muskelausdruck können wir darum verhindern, weil die Vorgänge in dem Teil des Gehirns, der mit Funktionen beschäftigt ist, die nur Menschen eigentümlich sind, viel langsamer sind als die Vorgänge in den Teilen des Gehirns, die besorgen, was Mensch und Tier gemeinsam ist. Gerade die Langsamkeit dieser Vorgänge ist es, die es einem ermöglicht zu erwägen und zu entscheiden, ob er handeln soll oder nicht. Das ganze System ist so angeordnet, daß es den Muskeln Bereitschaft befiehlt, eine Handlung auszuführen oder deren Ausführung zu verhindern.

Sobald wir uns der Mittel bewußt werden, durch die der Ausdruck organisiert wird, können wir gelegentlich auch den Reiz erkennen, der den ganzen Vorgang ausgelöst hat. Mit anderen Worten: was einen zur Aktion reizt oder seine Reaktion verursacht, erkennt einer, wenn er sich der Organisierung seiner Muskulatur für die betreffende Aktion genügend bewußt geworden ist. Manchmal gewahrt einer, in ihm geht etwas vor, und weiß doch nicht zu sagen, was es ist: in diesem Fall stellt sich seine Muskulatur zu einer Gestalt um, die ihm neu ist und die er noch nicht zu deuten weiß. Wiederholt sie sich einige Male, so wird sie ihm vertraut werden, er wird ihre Ursache erkennen und mit seinen Sinnen schon die ersten Anzeichen des Vorgangs empfinden. In manchen Fällen wird sich die Erfahrung oft wiederholen müssen, bevor einer sie erkennen kann. Letztlich wird sich einer des meisten dessen, was in ihm vorgeht, hauptsächlich durch seine Muskulatur bewußt. Ein kleinerer Teil dieser Information erreicht uns durch die Hülle, d. h. durch die Haut, die den ganzen Körper umhüllt, durch die Schleimhäute in den Verdauungswegen, durch die, welche in und um die Atmungsorgane sind, und durch die an den Innenflächen des Mundes, der Nase und des Afters.

h. Atmen ist Bewegung. Unsere Atmung spiegelt jede Anstrengung des Gefühls oder des Körpers und jede Störung. Sie reagiert empfindlich auch auf die vegetativen Prozesse.

63

Störungen der Schilddrüse z. B. bewirken eine besondere Art des Atmens, die für die Diagnose der Krankheit Symptomwert hat. Jeder starke plötzliche Reiz macht den Atem anhalten. Jedermann weiß aus eigener Erfahrung, wie eng die Atmung verbunden ist mit jedem Gefühlswechsel oder mit dem Aufkommen eines starken Affekts.

Immer wieder in der Geschichte sind Systeme erfunden, Regeln aufgestellt worden, um durch besseres Atmen Beruhigung und Ruhe zu schaffen.

Das Skelett des Menschen ist so gebaut, daß es fast unmöglich ist, die Atmung richtig zu organisieren, wenn nicht auch das Skelett gegen das Schwerefeld zweckmäßig organisiert ist. Das bedeutet für uns: die Atmung selbst kann nur in dem Maße reorganisiert und gebessert werden, in dem es uns indirekt gelingen wird, die Organisation der Skelettmuskulatur dahin zu verbessern, daß dann der Körper besser stehen und sich besser bewegen wird.

i. Sinnesempfindung und Denken beruhen auf Bewegung. Der letzte und wichtigste Grund, warum wir, um einem Besserung zu schaffen, bei den Tätigkeiten ansetzen: alles Verhalten besteht, wie wir gesagt haben, aus vier miteinander untrennbar verbundenen Teilen: mobilisierten Muskeln, Sinnesempfindung, Gefühl und Denken. Theoretisch könnte man von jedem dieser Bestandteile allen Tuns ausgehen; aber unter den vieren überwiegt die Rolle der Muskulatur so sehr, daß, wenn man sie aus den Konfigurationen oder Schemen in der motorischen Region der Gehirnrinde tilgte, die übrigen Bestandteile dieser Konfigurationen sich zersetzen und zerfallen würden.

Die motorische Region der Gehirnrinde, in der sich die Konfigurationen bilden, welche die Muskeln aktivieren, liegt dicht oberhalb der Gehirnschichten, in denen sich die assoziativen Vorgänge abspielen. Alle Gefühle und Sinnesempfindungen, die einer erfahren hat, waren jedes zu seiner Zeit mit den Assoziationsvorgängen verbunden.

Es ist ein Grundzug des Nervensystems, daß es nicht gleichzeitig eine Handlung und deren Gegenteil ausführen kann. In jedem gegebenen Augenblick erreicht daher das gesamte System eine Art allgemeiner Integration, die der Körper in jenem Augenblick ausdrückt. Haltung, Sinnesempfindung, Gefühl, Denken sowie auch die chemischen und hormonalen Prozesse bilden in jedem gegebenen Augenblick ein einziges Ganzes, das nicht in seine verschiedenen Teile zerlegt werden kann. Mag dieses Ganze noch so zusammengesetzt und kompliziert sein: es ist das integrierte Ganze des Systems in jenem Augenblick.

Innerhalb jeder solchen Integration wird einer sich nur der Teile bewußt werden, in denen seine Muskeln und seine Hülle mitspielen. Wir haben bereits gesehen, daß beim Bewußtwerden die Muskeln die Hauptrolle spielen. In der Muskulatur kann keine Änderung geschehen, ohne daß ihr eine entsprechende Änderung in der motorischen Region der Gehirnrinde voranginge. Wenn wir auf irgendeine Weise in der motorischen Region eine Änderung herbeiführen und durch diese das Zusammenspiel der Konfigurationen oder diese selbst ändern können, so wird sich in jeder elementaren Integration die Grundlage des Bewußtwerdens auflösen.

Anders gesagt: Innere Vorgänge kann einer nur an den Änderungen merken, die sie in seinen Muskeln bewirken. Die motorischen Verhaltensschemen bilden sich in der motorischen Region der Gehirnrinde und nehmen dort ihre Gestalt an. Könnte man sie an Ort und Stelle ändern, so könnte man jede beliebige Änderung herbeiführen. Löst man diese Schemen in der Gehirnrinde auf, so werden auch die Assoziationsbahnen und -fasern freigesetzt, die stellenweise weniger als 50 oder 100 Zellen darunter liegen. Das heißt aber, daß man mit den Verhaltensschemen in der motorischen Region der Gehirnrinde gleichzeitig das auflöst, was die Grundlage der Bewußtheit ist.

Da nun die Strukturen im Gehirn, in denen Gefühle und

Denken vor sich gehen, der motorischen Region der Gehirnrinde sehr nahe sind, und da im Gehirn Erregungen und Impulse dazu neigen, sich auszubreiten und auf benachbarte Gewebe überzugreifen, wird eine drastische Veränderung in der motorischen Region parallele Wirkungen aufs Denken und aufs Fühlen haben.

Eine grundsätzliche Änderung in der motorischen Grundlage jeder beliebigen Integrationsfigur wird daher den Zusammenhalt des Ganzen zerstören und dadurch dem Denken und dem Gefühl den Halt entziehen, den sie an den Konfigurationen oder Schemen ihrer einmal festgelegten Routine hatten. In diesem Zustand ist es viel leichter, Änderungen im Denken und Fühlen herbeizuführen: die Muskulatur, durch die einer sich seines Denkens und Fühlens bewußt wird, hat sich geändert und drückt nun nicht mehr die Ordnungsschemen aus, die ihm bis dahin geläufig waren. Gewohnheit hat ihre stärkste, die Stütze der Muskeln verloren. Jetzt läßt sie sich ändern.

IV. Struktur und Funktion

1. Nur der Mensch abstrahiert

Der Lebensprozeß, sagten wir, setze sich aus vier Bestandteilen zusammen: Bewegung, Sinnesempfindung, Gefühl und Denken. Das Denken ist von der Bewegung in den meisten Hinsichten verschieden. Man kann annehmen, daß es dem Menschen so, wie es in ihm geschieht, eigentümlich ist. Man kann zwar beobachten, wie dem Denken ähnliche Vorgänge auch in den höheren Tierarten aufleuchten, aber es besteht kein Zweifel, daß nur der Mensch abstrahieren kann und daß Abstraktion ausschließlich sein Gebiet ist: Grammatik, Harmonielehre, räumliche Geometrie, Gruppentheorie, Wahrscheinlichkeitslehre usw., scheinen außerhalb des menschlichen Geistes undenkbar. Das menschliche Gehirn und Nervensystem weist in einem seiner Teile eine strukturelle Eigentümlichkeit auf, durch die sich dieser Teil von der Struktur der andern Gehirnteile – die denen anderer Lebewesen ähnlich sind – grundsätzlich unterscheidet. Da dies nicht der Ort ist, die anatomischen und physiologischen Unterschiede bis ins einzelne zu analysieren, werden wir uns mit einer summarischen Beschreibung dieser Struktur begnügen müssen.

2. Der streng individuelle Teil des Gehirns

Das Gehirn braucht, um leben zu können, eine bestimmte chemische Umgebung und eine bestimmte Temperatur, und in jedem lebenden Körper gibt es eine Gruppe von Strukturen, welche die chemischen Vorgänge und die Wärme im ganzen Körper bestimmen und so regulieren, daß er weiterleben kann. Diese Gruppe von Strukturen ist das rhinische System. Es erfüllt die individuellen Bedürfnisse des Inneren eines jeden lebenden Organismus. Sind diese Strukturen fehler- oder schadhaft, so wird der ganze Organismus ver-

67

kümmern oder überhaupt nicht lebensfähig sein. Sie sind symmetrisch und in jeder Einzelheit ihrer Gestalt und ihres Funktionierens ererbt.

3. Innerer periodischer Drang

Das Bedürfnis, den Körper und das rhinische System zu erhalten, erzeugt inneren Drang, der sich nach außen, gegen die Umwelt hin ausdrückt. Eine zweite Gruppe von Strukturen im Gehirn besorgt den Ausdruck nach außen hin aller solcher lebenswichtigen inneren Bedürfnisse. Diese Gruppe ist das limbische System. Es befaßt sich mit allem, was zur Bewegung im Schwerefeld gehört, mit der Befriedigung jedes inneren Drangs wie Hunger und Durst und mit der Ausscheidung ihrer Abfallprodukte: kurz, mit allen inneren Bedürfnissen, die sich steigern, wenn sie nicht erfüllt werden, die aber, wenn sie befriedigt werden, nachlassen oder abnehmen, bis das Bedürfnis mit der Zeit wieder zunimmt und der Zyklus von neuem beginnt.

Alle die Wunder, die man gewöhnlich »Instinkt« nennt: der Nestbau der Vögel, die Spinnwebe, die Fähigkeit der Biene wie der Taube, über große Entfernungen hinweg nach Hause zurückzufinden – sie alle haben ihren Ursprung in diesen Strukturen.

4. Ansätze zum Lernvermögen

Das rhinische System, von dem weiter oben die Rede war, ist ganz vererbt und ändert sich nicht vom einen zum andern, außer bei grundsätzlichen evolutionären Veränderungen. Dagegen sind Struktur, Organisation und Tätigkeiten des limbischen Systems *vorwiegend* ererbt, und hier scheinen die spezifischen Eigenschaften des menschlichen Nervensystems bereits auf.

Instinkte sind nicht so endgültig festgelegt und bleiben sich weniger gleich, als oft angenommen wird. Sie sind von einem zum andern ein wenig verschieden. Beim einen mag ein Instinkt schwach sein und, um wirksam zu werden, d. h. um Handlung auszulösen, einiger individueller Erfahrung bedürfen: so z. B. wenn ein neugeborenes Kind erst dann zu saugen beginnt, wenn man seine Lippen mit der Brustwarze reizt. In anderen Fällen wiederum gestattet ein Instinkt einen beträchtlichen Grad von Anpassung an Umstände: und hierin liegt eine erste Andeutung der Fähigkeit, sich mit den Umständen zu ändern. Wir können diesen Ansatz die Geburt oder den Anbruch des Lernvermögens nennen. So gewöhnen sich zwar Vögel in neuer Umgebung daran, ihre Nester aus anderen als den gewohnten Stoffen zu bauen, aber die Anpassung fällt ihnen schwer, sie gelingt nicht allen, einigen überhaupt nicht. Immerhin können Instinkte sich an die Erfordernisse neuer Umstände so weit anpassen, daß der Vorgang dem nahekommt, was wir sonst als Verstehen und als Lernen bezeichnen.

5. Das Differenzierungsvermögen zeichnet den Menschen aus

Eine dritte Gruppe von Strukturen im Gehirn befaßt sich mit den Tätigkeiten, die den Menschen vom Tier unterscheiden. Dieser Teil, das supralimbische System, ist im Menschen sehr viel weiter entwickelt als bei irgendeiner der höheren Tierarten. Er ist es auch, der die strukturellen Eigentümlichkeiten aufweist, von denen schon die Rede war. Es ist dieses System, das die Menschenhand zu einem Instrument macht, das musizieren kann, zeichnen, schreiben usw. Es verleiht der Handmuskulatur die sehr feine Differenzierung und erhöht dadurch die Anzahl der ihr möglichen Konfigurationen, Rhythmen und Nuancen für jede Handlung. Mit der gleichen Empfindlichkeit stattet das supralimbische System die Muskulatur des Mundes, der Kehle und der Atmungsorgane aus und erhöht hier auf ähnliche Weise die Anzahl möglicher Kombinationen von Lauten:

69

daher die Entstehung der ganzen Vielfalt von Sprachen, Dialekten und Mundarten und der vielen verschiedenen Arten zu pfeifen und zu singen.

6. *Individuelle Erfahrung* contra *Vererbung*

Struktur und Gewebe dieses Nervensystems sind zwar vererbt, aber ihre Funktion hängt weitgehend von den Erfahrungen ab, die einer selber macht. Keine Handschrift gleicht der andern. Wie einer schreibt, wird von der Sprache abhängen, die er zuerst zu schreiben gelernt hat, von der Schrift, die man ihn gelehrt, von der Feder oder dem Schreibzeug, das er gebraucht, von seiner Haltung beim Schreiben usw., von allem also, was während des Lernens auf die Bildung von Konfigurationen (Schemen oder Gestalten) in der motorischen Region seiner Gehirnrinde eingewirkt hat.

Wie einer auf seine Weise seine Muttersprache ausspricht, davon wird die Entwicklung der Muskulatur seiner Zunge und seines Mundes, seines Gaumens und seiner Stimme weitgehend bestimmt werden. Seine erste Sprache wird die relative Stärke seiner Mundmuskeln und die Form seiner Mundhöhle so weit beeinflussen, daß man an seinem Sprechen jeder Sprache, die er später dazulernen mag, die frühere wird erkennen können, denn seine Sprechorgane stellen sich nur mit Mühe für die neuen Lautbildungen um. Hier also geschieht es, daß die eigene Erfahrung, die einer macht, seine strukturelle Entwicklung tatsächlich nicht weniger mitbestimmt als die ererbten Faktoren. Diese Eigentümlichkeit ist einzigartig.

7. *Der Begriff des Gegensätzlichen leitet sich her von der Struktur*

Die Tätigkeit in diesem dritten System ist asymmetrisch. Im Gegensatz zu den beiden anderen Systemen, die in der Regel symmetrisch sind, ist sein rechter Teil vom linken verschieden. Diese Asymmetrie steckt hinter unserem Unterscheiden von rechts und links. Wessen rechte die Haupthand ist, dessen Sprachzentrum bildet sich auf der linken Gehirnseite; und umgekehrt. Man nimmt an, diese primäre Gegenüberstellung von rechts und links sei die Grundlage des Begriffs alles Gegensätzlichen schlechthin. Da gewöhnlich die rechte Hand die geschicktere, »bessere« ist, drückt in vielen Sprachen das Wort »recht« Bedeutungen aus wie »richtig, rechtens, das Recht, das einer hat oder sich nimmt, Anrecht, Gesetz, Obrigkeit, Geradheit und Richtung, Echtheit und Identität, Unmittelbarkeit usw.« Man denke an das deutsche »recht«, englisch »right«, französisch »droit« (aber auch »direct«), lateinisch »rectus« (zu »regere«, regieren), slawisch »pravo« usw.

Primitive Denkweisen neigen dazu, gut und böse, schwarz und weiß, heiß und kalt, hell und dunkel gegeneinanderzustellen, in ihnen Gegensätze oder Widersprüche, in früheren Zeiten geradezu Widerstreit und Kampf zu sehen. Höher entwickelte Denkweisen finden in solchen Gegensätzen kaum mehr Sinn. So sind z. B. kalt und dunkel keineswegs das Gegenteil von heiß und hell: Dunkel ist, wo kein Licht ist; und die Beziehung zwischen heiß und kalt ist noch komplizierter.

8. Umkehrbare und unumkehrbare Phänomene

Außerdem ist dieses dritte System viel schwächer mit den Gefühlszentren verbunden, als es die beiden anderen sind. Starke Gefühle – wie Eifersucht oder Zorn – würden die Tätigkeit dieses neuen, empfindlichen Systems stören und das Denken trüben und verwirren. Aber Denken ohne Verbindung mit Gefühl ist auch ohne Verbindung mit der Wirklichkeit. Die Gehirntätigkeit selbst ist zwar neutral und kann auch einander widersprechende Gedanken in gleichem Maße verarbeiten. Um aber einen Gedanken auszuwählen,

71

muß mindestens das Gefühl da sein, daß er »richtig« sei, d. h. daß er der Wirklichkeit entspreche. Die »Richtigkeit« ist in diesem Fall allerdings eine subjektive Wirklichkeit. Wenn »richtig« auch objektiv der Wirklichkeit entspricht, so wird der betreffende Gedanke für Menschen allgemein gültig sein.

Gehirnarbeit allein kann nicht entscheiden zwischen zwei Sätzen wie »es ist möglich, auf den Mond zu gelangen« und »es ist nicht möglich, auf den Mond zu gelangen«, denn jeder dieser beiden Sätze hat für sich genommen Sinn und ist daher vertretbar. Nur Erfahrung der Wirklichkeit kann einem Gedanken »Richtigkeit« verleihen, kann ihn als »richtig« bestätigen. Etlichen Generationen galt der erste Satz als von der Wirklichkeit widerlegt, und hieß es von einem, er sei »auf« oder »hinter dem Mond«, so meinte man damit, er sei weltfremd und ohne Kontakt mit der Wirklichkeit.

Vom Standpunkt reiner Gehirnarbeit aus könnten die meisten Vorgänge ebensogut umkehrbar wie unumkehrbar sein. In Wirklichkeit sind die meisten Vorgänge unumkehrbar: eine abgebrannte Kerze kann so wenig wieder zur ganzen Kerze werden wie eine Pflanze zum Samenkorn, das sie einmal war.

Vorgänge, die mit der Zeit verbunden sind, sind unumkehrbar, weil die Zeit selbst nicht umkehrbar ist. Überhaupt sind wenige Vorgänge irgendwelcher Art umkehrbar, d. h. so beschaffen, daß sie Schritt für Schritt zu dem Zustand zurückkehren könnten, der als Ausgangslage da war, bevor der Vorgang begonnen hatte oder die Änderung geschah. Gehirnarbeit ohne Verbindung mit der Wirklichkeit ist nicht Denken, wie auch zufällige Zusammenziehungen von Muskeln weder Handlung noch Bewegung sind.

9. Die Verzögerung zwischen Denken und Tun macht Bewußtheit möglich

Die Nervenbahnen im dritten System sind länger und mehr ausgebaut als in den beiden älteren Systemen. Obwohl von dem dritten System aus Bahnen zu den ausführenden Mechanismen führen, durch die es direkt Kontrolle ausüben könnte, werden die meisten Tätigkeiten, die von ihm ausgehen, durch die ersten beiden Systeme ausgeführt. Das Indirekte dieses Vorgangs, dieser Umweg, bewirkt einen Aufschub, eine Verzögerung der Handlung selbst. »Erst denken, dann handeln« ist nicht nur eine Redensart.

Zwischen dem, was im supralimbischen System geschieht und von ihm ausgeht, und dessen Ausführung durch den Körper liegt also eine Verzögerung, und diese Verzögerung zwischen dem Denkvorgang im dritten System und dessen Umsetzung in Handlung ist lang genug, um die Ausführung auch verhindern, hemmen zu können. Diese Fähigkeit, das Bild einer Handlung zu entwerfen und seine Verwirklichung dann zu verzögern – sei's um sie aufzuschieben, sei's um sie überhaupt zu verhindern –, ist die Grundlage unseres Vorstellungsvermögens, der Einbildungskraft und des urteilenden Denkens.

Die meisten Tätigkeiten dieses Systems werden, wie gesagt, durch die beiden älteren Systeme ausgeführt, von deren Geschwindigkeit sie abhängen. So ist es z. B. unmöglich, den Sinn eines gedruckten Textes schneller aufzunehmen, als das Auge lesend über die Seite gleiten kann. Ein Gedanke kann nicht schneller ausgedrückt werden, als man ihn in Wörtern aussprechen kann. Schnelleres Lesen und schnelleres Sprechen sind daher Mittel zu schnellerem Denken.

Daß eine Pause möglich ist zwischen der Entstehung der Denkfigur zu irgendeiner bestimmten Handlung und deren Ausführung als Handlung, bildet die physische Grundlage der Bewußtheit. Diese Pause ermöglicht es einem, das zu prüfen, was in ihm vorgeht, wenn seine Absicht zu handeln entsteht, wie auch während sie ausgeführt wird. Daß er sein Tun hinausschieben, d. h. die Zeitspanne zwischen der Absicht und deren Ausführung verlängern kann, macht es dem Menschen möglich, sich selber kennenzulernen. Und da ist vieles zu erkennen, denn die Systeme, die dem Drang innerer Triebe gehorchen, handeln automatisch, wie sie dies auch in den übrigen höheren Tierarten tun.

10. Tun heißt nicht Wissen

Daß einer etwas tut, beweist noch lange nicht, daß er auch nur oberflächlich wüßte, was er tut oder wie er es tut. Versucht er, sich seines Tuns bewußt zu werden, d. h. ihm in jeder Einzelheit aufmerksam zu folgen, so wird er bald merken, daß sogar die einfachsten und gewöhnlichsten Handlungen – wie z. B. das Aufstehen von einem Stuhl – ihm ein Rätsel sind und daß er keine Ahnung hat, wie er's zustande bringt: sind es die Bauch- oder die Rückenmuskeln, die er zusammenzieht, spannt er zuerst die Beine oder beugt er zuerst den Oberkörper vor, was tun die Augen dabei und was der Kopf? Er kann sich leicht überzeugen, daß er nicht weiß, was er tut; er kann sich so weit überzeugen, bis er überhaupt nicht mehr aufstehen kann. Dann bleibt ihm nichts übrig, als zu der ihm gewohnten Methode zurückzukehren, nämlich sich zu befehlen aufzustehen und es den Spezialisten in ihm zu überlassen, die Handlung so auszuführen, wie es ihnen beliebt, und das heißt: wie er es gewöhnlich tut.

Was daraus folgt? Daß einer sich nicht kennenlernt ohne beträchtliche Mühe und daß das Kennenlernen die Ausführung von Handlungen sogar stören kann. Das Denken und der Intellekt, der erkennt und weiß, sind automatischem, gewohnheitsmäßigem Handeln feind. Die Geschichte ist bekannt: Einer fragte einen Tausendfüßler, in welcher Reihenfolge er seine vielen Füße bewege. Daraufhin kam der Tausendfüßler nicht mehr vom Fleck.

11. Bewußtheit paßt die Handlung der Absicht an

Manchmal genügt das: einer tut etwas und fragt sich nun einfach, was er da tue; da verwirrt er sich und kann nicht fortfahren in seinem Tun. In solch einem Fall hat er auf einmal gemerkt, daß die Art, wie er's tat, nicht dem entsprach, was er zu tun glaubte. Wessen Bewußtheit nicht geweckt ist, der handelt so, wie ihn die beiden älteren Gehirnsysteme handeln heißen, nämlich nach ihrer Art, obwohl die Absicht zu handeln vom höheren, dem dritten System ausgegangen war. Und nicht genug damit; die Handlung erweist sich oft als das gerade Gegenteil der ursprünglichen Absicht. Das geschieht, wenn die Absicht zu handeln, die vom höheren System ausgeht, das mit den Gefühlen nur schwach verbunden ist, die niederen Systeme in Gang setzt, die mit den Gefühlen viel stärker verbunden sind: die stärkeren Gefühle tragen den Sieg davon, denn ihr Handeln ist schneller, die Verzögerung zwischen Absicht und Ausführung daher kürzer, und einer brennt sich mit einer Affekthandlung durch.

In solchen Fällen also bewirkt die schnellere, automatische Tätigkeit der unteren Gehirnsysteme, daß der Teil der Handlung, der mit stärkerem Gefühl verbunden ist, fast unverzüglich ausgeführt wird, während der Teil, der vom Denken, also von dem höheren System herkommt, langsamer und daher erst dann einwirken wird, wenn die Handlung schon fast zu Ende oder sogar vorüber ist. Die meisten Versprecher entstehen auf diese Weise.

12. Bewußtheit ist nicht lebensnotwendig

Die beiden älteren Systeme, das rhinische und das limbische, sind in den meisten Menschen einander harmonisch angepaßt. Sie können die Mehrzahl der menschlichen Bedürfnisse befriedigen, die Handlungen eines Menschen ausführen, darunter auch die, welche dem Verstand zugeschrieben werden. Nicht einmal zum gesellschaftlichen Leben, so hoch es beim Menschen auch entwickelt sein mag,

bedarf einer des supralimbischen Systems: Bienen, Amei-
sen, Affen, Herdentiere leben in Gesellschaftsordnungen
und haben doch keine Bewußtheit. Einige dieser gesellschaftlichen Systeme sind ziemlich weit ausgebaut und haben mit menschlichen Gesellschaftsordnungen die meisten
grundlegenden Funktionen gemeinsam: so die Betreuung
des Nachwuchses, die Herrschaft eines Oberhauptes, Kriege
mit Nachbarn, Verteidigung des eigenen Reviers oder Ge-
bietes, die Ausbeutung von Sklaven u. a. m.

13. Bewußtheit – ein neues Zeitalter in der Evolution

Das obere System, das im Menschen höher als in allen anderen Tieren entwickelt ist, ermöglicht die Bewußtheit. Das
heißt: einer kann seine organischen Bedürfnisse erkennen
und sich die Mittel wählen, um sie zu befriedigen. Dank der
Artung dieses Systems verleiht uns die Bewußtheit Urteils-
kraft, Differenzierungs-, d. h. Unterscheidungsvermögen,
die Fähigkeit, zu verallgemeinern, abstrakt zu denken, die
Vorstellungskraft und vieles andere mehr. Daß einer sich
seiner organischen Bedürfnisse bewußt ist, bildet die
Grundlage, auf der er sich kennenlernt. Wird er sich der Beziehung bewußt, welche diese Triebe mit ihrem Ursprung in
der Entstehung menschlicher Kultur verbindet, so bietet ihm
diese Bewußtheit potentielle Mittel, um sein Leben zu lenken, wie sie bisher nur von wenigen erkannt worden sind.
Ich glaube, wir leben in einer kurzen Übergangszeit, die
das Heraufkommen des *homo humanus,* des wahrhaft ganzen Menschen ankündigt. Es scheint nicht ausgeschlossen,
daß wir ihn noch erleben.

V. Die Richtung des Fortschritts

1. Richtung als Zweck

Ein jeder hat zwei Welten: seine eigene und die, welche allen gemeinsam ist. In meiner eigenen gibt es die gemeinsame und alles, was in ihr ist, nur solange ich lebe. Sie ist mit mir geboren und stirbt und verschwindet mit mir. In der anderen, der gemeinsamen Welt bin ich ein Tropfen Wasser im Meer, ein Sandkorn in der Wüste. In ihr sind mein Leben und mein Tod kaum zu spüren.

Das Ziel, das einer seinem Leben setzt, ist seine Sache bis zu einem gewissen Grad. Er träumt von Glück, ein andrer von Reichtum, ein dritter von Macht, ein vierter von Wissen, noch andre von Gleichheit oder Gerechtigkeit... Von einem Zweck der Menschheit wissen wir so gut wie nichts. Das einzige, was sich mit Grund annehmen läßt und von der Wissenschaft angenommen wird, ist, daß die Entwicklung aller Lebewesen eine Richtung hat und daß der Mensch auf der obersten Stufe dieser Entwicklung steht. Diese Richtung der Evolution kann auch als ihr Zweck verstanden werden. Wir sind diesem Zweck begegnet, als wir im letzten Kapitel die Strukturen unseres Nervensystems ein wenig unter die Lupe nahmen. In diesen Strukturen geht die Richtung der Entwicklung dahin, den Umfang der Bewußtheit zu erweitern, d. h. ihre Fähigkeit zu erhöhen, ältere Vorgänge zu lenken, die während früherer Evolutionsperioden entwickelt worden sind, und die Vielfalt dieser Vorgänge zu vermehren, sie zu hemmen oder zu beschleunigen. Diese Tendenz fällt einem unwillkürlich auf, wenn man an einem Künstler oder Wissenschaftler bemerkt, daß er zwar sehr begabt und fähig sei, ihm aber doch etwas fehle, um ein ganzer Mensch zu sein.

2. Bewußtsein und Bewußtheit

Allen höher entwickelten Tieren eignet Bewußtsein, und es hat einen beträchtlichen Umfang. Sie kennen die Umwelt, in der sie leben, ihren Platz in der Familie, der Gruppe, der Herde, dem Rudel. Sie können zur Verteidigung der Familie oder Herde gemeinsam handeln und einem der Ihren helfen: man könnte also vermuten, daß sie erkennen, was ihrem Nächsten nützt. Dem Menschen eignet ein höher entwickeltes Bewußtsein mit einem ihm eigentümlichen Abstraktionsvermögen, dank dem er, wenn er es gebraucht, unterscheiden und erkennen kann, was in ihm vorgeht. So kann er z. B. wissen, daß er etwas nicht weiß oder weiß. Er kann erkennen, ob er etwas, das er weiß, versteht oder nicht. Er kann das Abstrahieren noch eine Stufe weiter treiben und von ihr aus sein Abstraktionsvermögen abschätzen und wie weit er sich dessen bedient. Er kann erkennen, *ob* er seine ganze Fähigkeit der Bewußtheit gebraucht, um zu wissen, und *ob* er weiß, daß er etwas nicht weiß.

Obwohl in unserem Sprachgebrauch die Grenzen nicht klar sind, besteht zwischen Bewußtsein und Bewußtheit ein wesentlicher Unterschied. Ich kann bei vollem Bewußtsein die Treppe meines Hauses hinaufgehn und doch nicht wissen, wie viele Stufen ich hinaufgegangen bin. Um herauszufinden, wie viele es sind, werde ich zum Beispiel ein zweites Mal über die Treppe gehen, meine Aufmerksamkeit dabei auf das lenken, was ich tue, mir gleichsam zuhören und die Stufen zählen. Bewußtheit ist Bewußtsein und das Erkennen dessen, was im Bewußtsein vor sich geht, oder dessen, was in uns vor sich geht, während wir bei Bewußtsein sind.

Viele kommt es verhältnismäßig leicht an, sich ihrer Herrschaft über ihre willkürliche Muskulatur, ihr Denken und ihre Abstraktionsprozesse bewußt zu werden. Sich seiner unwillkürlichen Muskeln, seiner Sinne, seiner Gefühle und seiner schöpferischen Fähigkeit bewußt zu werden und sie zu beherrschen, fällt einem bedeutend schwerer. Was schwierig ist, mag leicht unmöglich scheinen. Unmöglich aber ist es keineswegs.

Der Mensch handelt als ein Ganzes; auch dann, wenn diese Ganzheit nicht vollkommen ist. Daher die Möglichkeit, die Bewußtheit für die Kontrolle auch der schwierigeren Teile zu entwickeln. Änderungen in den Teilen, die leicht zu kontrollieren sind, wirken auch auf das übrige System, also auch auf die Teile, über die wir keine direkte Herrschaft haben. Auch indirekte Beeinflussung ist eine Art Kontrolle oder Herrschaft. Unsere Arbeit hier ist eine Methode des Trainings oder Lernens, die Einflüsse, die vorderhand indirekt sind, in klares Wissen umzuwandeln.

Ich sollte vielleicht ausdrücklich sagen, daß es hier weder um die Stärkung des Willens, noch um eine Erhöhung der Willenskraft, noch um vermehrte, bessere Selbstbeherrschung, noch um sonst irgendein Training zu dem Zweck geht, daß einer über sich oder über andere Macht und Herrschaft gewinnt. Begriffe wie Selbstkorrektur, Besserung, Training der Bewußtheit und andere beschreiben hier lediglich verschiedene Aspekte dessen, was wir Entwicklung nennen. Entwicklung betont das harmonische Zusammenwirken von Struktur, Funktion und Leistung. Harmonisches Zusammenwirken erfordert grundsätzlich, daß einer frei sei insofern, daß er keinen Zwang leide, weder von andern noch von sich selbst.

Normale Entwicklung ist in der Regel harmonisch: die Teile wachsen, bilden sich aus, nehmen zu an Kraft, und zwar so, daß das Ganze wird jeweils zweckmäßig funktionieren können. So wie bei einem Kind, das sich harmonisch entwickelt und wächst, im Laufe dieses Vorgangs neue Funktionen in Erscheinung treten, so tauchen in jeder harmonischen Entwicklung neue Fähigkeiten auf.

Harmonische Entwicklung, das sagt sich einfacher, als es ist. Auf den ersten Blick scheint das abstrakte Denken nur von Vorteil zu sein; für harmonische Entwicklung aber ergeben sich aus ihm gleich mehrere Nachteile. Das Abstraktionsvermögen liegt aller Sprache zugrunde. Wörter haben Bedeutungen, ergeben Sinn. Ohne das Vermögen, von dem zu abstrahieren, wofür sie stehen oder was sie meinen, kämen sie gar nicht zustande. Es dürfte schwerfallen, sich irgendeine menschliche Kultur ohne Wörter vorzustellen. Und die Entwicklung des abstrakten Denkens und des Sprachvermögens nimmt in der Wissenschaft und in allen gesellschaftlichen Leistungen den wichtigsten Platz ein. Zugleich aber werden Abstraktion und Sprache zu einer Gewalt, die einen von der unmittelbaren Wirklichkeit trennt und sie ihm förmlich entzieht; und dies wiederum stört gründlich die Harmonie der meisten menschlichen Tätigkeiten. Der Grad dieser Störungen streift oft die Grenze geistiger und körperlicher Krankheit und führt zu vorzeitiger Vergreisung. Je weiter und gründlicher einer das sprachliche Abstrahieren treibt und je wirksamer er es betreibt, desto mehr werden sein Denken und seine Vorstellungskraft sich seinen Gefühlen, seinen Sinnen und sogar seinen Bewegungen entfremden.

Wir haben gesehen, daß die Strukturen, die zum Denken dienen, nur lose verbunden sind mit jenen, in denen Gefühl seinen Sitz hat. Klares Denken entsteht nur, wo keine starken Gefühle sich einmischen, die sonst die Unbefangenheit und Sachlichkeit stören und zerstören. Die Entwicklung eines zweckmäßigen Denkens verlangt daher ein ständiges Sich-Zurückziehen oder Abweisen von Gefühlen und propriozeptiven, d. h. Eigenempfindungen.

Trotzdem bleibt harmonische Entwicklung wichtiger für einen als unharmonische, mag auch gerade zweckmäßiges Denken ihr Störenfried sein. Denken, das vom übrigen Menschen getrennt ist, dörrt nach und nach aus. Ein Denken, das hauptsächlich in Wörtern vor sich geht, schöpft nicht Stoff aus den evolutionsmäßig älteren Strukturen des Gehirns, die mit dem Gefühl eng verbunden sind. Schöpferisches, spontanes Denken muß eine Verbindung zu den älteren Gehirnstrukturen unterhalten. Abstraktes Denken, das nicht von Zeit zu Zeit seine Nahrung aus tieferliegenden Quellen im Innern schöpft, wird zum Wörterfabrikat ohne menschlichen Inhalt. Es gibt Bücher auf allen Gebieten – Kunst und Wissenschaft, Dichtung, Geschichte, Philosophie usw. –, die ihren Lesern kaum mehr zu bieten haben als logisch geknüpfte Folgen von Wörtern, deren Sinn nur ein bares Minimum an Wirklichkeit – und sie ist es, die wir auch »menschlichen Inhalt« nannten – entspricht. Ein gleiches gilt für die Art der Beziehungen, wie viele sie täglich und gewohnheitsmäßig mit anderen unterhalten. Ein Denken, das sich nicht mit dem übrigen Menschen zusammen harmonisch entwickelt, wird seiner eigenen Entwicklung zum Hindernis.

Die Folgerung, daß harmonische Entwicklung wünschenswert sei, scheint banal genug. Solange wir nur die Abstraktionen, nämlich die Begriffe und die logische Form dieses Satzes betrachten, bleibt er vom »ganzen Menschen« ebenso losgelöst wie jede andere logische Aussage und ebenso bedeutungslos für die Praxis. Und dieser platte Satz wird nur dann zu einer förmlich sprudelnden Quelle von Formen, Figuren und Bezügen werden, die neue Kombinationen und Entdeckungen ermöglichen, wenn ich von seinem Sinn meine Gefühle, Sinne und meine Vorstellungskraft reizen lasse, das heißt: wenn ich in Bildern denke, in meinen mir eigentümlichen geistigen Kombinationen. Diese gilt es in Wörter und Worte zu kleiden, wenn einer nicht bloß mit dem andern reden, sondern ihn ansprechen will.

Harmonische Entwicklung ist in jedem Lebewesen zu finden, das eine lange Geschichte hat. Beim Menschen ist diese Entwicklung von vielen Schwierigkeiten begleitet, weil auf der Leiter der Evolution die Bewußtheit eine relativ neu erklommene Sprosse ist. Die harmonische Entwicklung von Tieren, Anthropoiden und Hominiden verlangt Sinnesempfindung, Gefühl, Bewegung und nur ein Minimum von Denken, nämlich Gedächtnis und ein wenig Bewußtsein: alles, was es braucht, um das Wachsein vom Schlaf zu unterscheiden.

Tiere, die keine Bewußtheit haben, sind hierhin und dorthin ohne Bedeutung. Mit dem evolutionären Aufkommen der Bewußtheit im Menschen wurde ihm jede Bewegung hierhin zu einer nach links, jede dorthin zu einer nach rechts.

Das ist uns so geläufig, daß wir seine Bedeutung nur schwer abschätzen können; es kommt uns so einfach vor, wie das Sehen unseren Augen einfach ist. Aber wenn wir darüber ein bißchen nachdenken, so werden wir sehen, daß die Fähigkeit, zwischen rechts und links zu unterscheiden, um nichts weniger kompliziert ist als das Sehen. Wenn einer zwischen rechts und links unterscheidet, so teilt er den Raum auf mit Bezug auf sich selbst und setzt sich als Mittelpunkt, von dem aus der Raum sich ausbreitet. Diese Empfindung einer Trennlinie, die durch den Raum geht, ist in unserer Bewußtheit zunächst noch nicht ganz klar; wir drücken sie manchmal aus mit den Worten »rechter Hand« und »linker Hand«. Das führt zu einer weiteren Abstraktion, nämlich den Begriffen »rechts« und »links«, die jetzt in Wörtern ausgedrückt werden können. Mit der Zeit werden die Zeichen immer abstrakter, und so wird es möglich, Sätze zu schreiben wie diesen. Um in seiner Bewußtheit einen winzigen Schritt weiterzukommen, so weit z. B., daß er rechts und links verstand, muß der Mensch einmal, während er sich bewegte, seine Aufmerksamkeit abwechselnd auf das gerichtet haben, was in ihm vorging, und auf die Vorgänge in der Welt um ihn herum. Dieses Hin und Her des Aufmerkens zwischen innen und außen erzeugt die Abstraktionen und Wörter, die das Hin und Her, den Wechsel in der Stellung seiner eigenen Welt im Verhältnis zur Außenwelt beschreiben. Es liegt auf der Hand, daß die Entwicklung dieser Bewußtheit mit beträchtlichen Geburtswehen verbunden ist. Ihr erstes Wetterleuchten muß unsere Vorfahren oft verwirrt haben. Auch sie dürften sich ab und zu gewünscht haben, wieder so wie die anderen Tiere zu sein.

82

Bewußtheit ist innerhalb des Ganzen der Evolution noch jung und darum bei verschiedenen Menschen in ihrem Grad sehr verschieden, ja, diese Unterschiede sind viel größer als die in der relativen Verteilung anderer Fähigkeiten. Außerdem gibt es bei jedem periodische Schwankungen in seiner Bewußtheit und in deren Wert hinsichtlich anderer Aspekte seiner Persönlichkeit. Es gibt Tiefpunkte, an denen die Bewußtheit überhaupt verschwinden kann, sei's für einen Augenblick, sei's für einige Zeit. Seltener sind die Höhepunkte, an denen eine harmonische Einheit entsteht und die gesamten Fähigkeiten eines Menschen zu einem einzigen Ganzen verschmelzen.

Die esoterischen Schulen kennen ein Gleichnis, das aus Tibet stammt. Es sagt, daß ein Mensch, der sich seiner nicht bewußt ist, einem Wagen gleiche, dessen Fahrgäste die Begierden, dessen Pferde die Muskeln sind, und der Wagen selbst ist das Skelett. Die Bewußtheit ist der schlafende Kutscher. Solange er schläft, wird der Wagen ziellos bald hierhin, bald dorthin gezerrt. Jeder Fahrgast will an ein anderes Ziel, jedes der Pferde zieht in eine andere Richtung. Ist der Kutscher wach und hält die Zügel, so wird er Pferde und Wagen so lenken, daß jeder Fahrgast sein Ziel erreicht.

In den Augenblicken, da es der Bewußtheit gelingt, mit Gefühl, Sinnesempfindung, Bewegung und Denken gemeinsame Sache zu machen, wird der Wagen seine Straße halten und auf ihr leicht und schnell vorankommen. Das sind die Augenblicke, in denen Entdeckungen gemacht werden, in denen einer erfindet, schöpft, Neues schafft, erkennt. In ihnen begreift er: seine kleine Welt und die große um ihn sind eins, und in dieser Einheit ist er nicht mehr allein.

Zweiter Teil

Zwölf exemplarische Lektionen

Diese zwölf sind aus über tausend Lektionen ausgewählt, die im Laufe der Jahre im Feldenkrais-Institut erteilt worden sind. Sie bilden keine strenge Folge, sondern möchten einige Aspekte der Methode zeigen und die Art, wie sie angewendet und mitgeteilt wird.

Jede dieser Lektionen stellt eine Übung dar, an der der ganze Körper mit seinen wesentlichen Funktionen beteiligt ist.

Wer sie versuchen will, dem sei empfohlen, eine Lektion jeden Abend vor dem Schlafengehen zu machen. Er wird in wenigen Wochen eine beträchtliche Besserung aller seiner lebenswichtigen Funktionen feststellen.

Allgemeine Bemerkungen

1. Erhöhung von Fähigkeit

Diese Lektionen haben den Zweck, Fähigkeit zu erhöhen, d. h., die Grenzen dessen zu erweitern, was einem möglich ist; ihm beizubringen, daß er auch könne, was er vermag; ihm das Unmögliche möglich zu machen, das Schwierige leicht, das Leichte angenehm.

Nur das, was einer leicht und gerne tut, wird ihm zur Gewohnheit werden und jederzeit zu Diensten sein. Was ihm schwerfällt, wozu er sich mit angestrengtem Willen zwingen muß, um seinen inneren Widerstand zu überwinden, wird nie in sein alltägliches Tun eingehen, und mit der Zeit, wenn er älter wird, wird er es überhaupt nicht mehr tun können.

Man findet zum Beispiel selten, daß einer, der über fünfzig ist, über einen Zaun springt: auch wenn der Zaun niedrig ist, wird er einen Weg um den Zaun herum suchen; während ein Jüngerer ohne Mühe über den Zaun springen wird.

Das bedeutet nicht, daß einer alles scheinbar Schwierige vermeiden und es sich nie in den Kopf setzen sollte, Hindernisse zu überwinden, sondern daß es zu unterscheiden gilt zwischen der Erhöhung oder Verbesserung von Fähigkeit und der bloßen Anstrengung um ihrer selbst willen. Er wird also seinen Willen besser dahin lenken, seine Fähigkeit zu erhöhen, um am Ende seine Handlungen leicht und verständig ausführen zu können.

2. Fähigkeit und Willenskraft

Je mehr seine Fähigkeit zunimmt, desto weniger braucht er seine bewußte Willenskraft. Die Kraft, die einer braucht, um seine Fähigkeit zu erhöhen, übt seinen Willen wirksam und zur Genüge. Wenn Sie's genau bedenken, so wird Ihnen auffallen, daß die meisten Leute, von denen es heißt, sie hätten einen starken Willen oder große Willenskraft, die sie um ihrer selbst willen geschult und geübt haben, auch Menschen von verhältnismäßig geringer Fähigkeit sind. Weiß einer, wie, so tut er's ohne große Vorbereitungen und macht keine Geschichten. Leute mit großer Willenskraft wenden zuviel Kraft an, statt mäßige Kräfte zweckmäßig zu gebrauchen: sie fahren auf offener, ebener Strecke im ersten Gang.

Wer sich vor allem auf seine Willenskraft verläßt, wird hauptsächlich seine Fähigkeit entwickeln, sich anzustrengen, und sich daran gewöhnen, sehr viel Kraft für Handlungen zu brauchen, die er ebensogut mit viel weniger, aber richtig gesteuerter und dosierter Kraft ausführen könnte.

Beide Verfahren pflegen ihr Ziel zu erreichen; aber das erste, das dazu viel Entschlossenheit braucht, kann auch beträchtlichen Schaden anrichten. Kraft, die nicht in Bewegung umgesetzt wird, löst sich ja nicht in Luft auf, sondern verteilt sich und richtet Schäden in den Gelenken, Muskeln und anderen Körperteilen an, welche für die Anstrengung verwendet worden sind. Energie, die nicht in Bewegung umgesetzt wird, verwandelt sich in Wärme innerhalb des Systems und bewirkt Veränderungen, die vorerst wieder zu beheben sind: das System muß in einen Zustand zurückgebracht werden, von dem aus es von neuem handeln kann.

Alles, was einer gut kann, fällt ihm nicht schwer. Wir können sogar unterstellen, daß Bewegungen, die einem schwerfallen oder schwierig scheinen, nicht richtig ausgeführt sind.

3. Um Bewegung zu verstehen, braucht es Gefühl, nicht Anstrengung

Um zu lernen, braucht einer Zeit, Aufmerksamkeit, Unterscheidungsvermögen; um zu unterscheiden, braucht er sein Sinnesempfinden. Um lernen zu können, muß einer also seine Sinne schärfen; mit bloßer Kraft erreicht er nur das Gegenteil dessen, was er braucht.

Lernt einer tun, so sollte er unbefangen auf das achten können, was in ihm vorgeht; so wird er einen klaren Kopf

88

haben, seine Atmung leicht beobachten können und ohne die Spannung sein, die aus der Eile kommt. Wer beim Lernen äußerste Anstrengung anwendet und wem selbst diese nicht zu genügen scheint, dem bleibt kein Mittel mehr, sein Tun zu beschleunigen, oder zu verstärken, oder zu verbessern: er fährt mit Vollgas im ersten Gang und kann nicht mehr, als er ohnehin schon tut. An diesem Punkt hält er den Atem an, verausgabt sich in überflüssige Anstrengung, ist kaum fähig zu beobachten und wird schwerlich Besserung erzielen.

Der Leser wird finden, daß die hier folgenden Lektionen und die Bewegungen, die sie von ihm verlangen, durchweg sehr einfach sind. Sie möchten aber – und können – so ausgeführt werden, daß er schon nach der ersten Lektion spürbare Veränderungen in sich bemerken kann. Diese Vorbemerkungen möchten ihm dahin helfen.

4. Geschärftes Unterscheiden

»Narren fühlen nicht«, sagt ein hebräisches Sprichwort. Einer, der nicht fühlt, kann Unterschiede nicht empfinden, wird also auch zwischen einem Tun und einem andern nicht unterscheiden können. Ohne Unterscheidungsvermögen kein Lernen – und gewiß keine Erweiterung des Lernvermögens. Das ist nicht ganz so einfach wie es klingt, denn unsere Sinnesorgane sind so beschaffen, daß sie desto besser unterscheiden, je kleiner, schwächer der Reiz ist, der auf sie trifft.

Wenn ich einen schweren Koffer trage, so werde ich es nicht merken, wenn sich auf ihn eine Fliege setzt. Halte ich dagegen eine Feder oder einen Strohhalm in der Hand, so wird es einen spürbaren Unterschied machen, wenn sich eine Fliege darauf setzt (oder davon wegfliegt). Das gleiche gilt für alle Sinne: Gehör, Geruch, Gesicht, Geschmack und den Tastsinn (heiß und kalt).

Die Übungen in diesem Buch möchten daher zunächst

Anstrengung bei Bewegung verringern; denn um feine
Gradunterschiede in der Anstrengung bemerken zu können, muß die Anstrengung selbst zuerst verringert worden
sein. Um Bewegung besser, genauer kontrollieren zu können, braucht einer erhöhte Empfindlichkeit, d. h. ein größe-
res Vermögen, Unterschiede zu empfinden.

5. Macht der Gewohnheit

Um gewohnheitsmäßig falsche Haltung oder Bewegung berichtigen zu können, gilt es zunächst, den Fehler zu erkennen und wie er sich in Tätigkeiten äußert; danach, die Erkenntnis so anwenden zu können, daß die Bewegung ihr und
nicht der Gewohnheit gemäß ausgeführt werden kann.

Hat einer die Gewohnheit, Bauch und Becken zu weit vor-
zuschieben und infolgedessen den Kopf im Nacken mehr
oder weniger zurückzulegen, so wird sein Rücken viel zu
hohl sein, als daß von guter Haltung auch nur die Rede sein
könnte. Bringt er dann seinen Kopf ein wenig nach vorn und
schiebt sein Becken zurück, so wird er das Gefühl haben,
daß der Kopf vorgebeugt und das Becken zu weit hinten sei,
und daher wird ihm die (korrektere, aber ungewohnte) Haltung unangenehm, falsch und abnormal vorkommen. Infolgedessen wird er rasch in seine gewohnte Haltung zurückkehren, in der er keine Anstrengung und die er als »richtig«,
in der er sich »zu Hause« *fühlt.*

Wenn man Gewohnheiten ändern möchte, so kann man
sich also aufs Gefühl allein nicht verlassen. Bewußte Arbeit
ist nötig, bis die richtige Haltung sich als die normale anfühlt
und selber zu einer neuen Gewohnheit wird. Wer es einmal
versucht hat, weiß, daß eine Gewohnheit viel schwerer zu
ändern ist, als man meint.

6. Denken, was man tut

Wichtiger, als es scheinen mag: in meinen Kursen lernt der
Schüler den Anweisungen zuzuhören, während er zugleich

eine Übung ausführt, und die nötigen Änderungen vorzunehmen, ohne die Bewegung zu unterbrechen. *Auf diese Weise lernt er zu tun, was er denkt, und zu denken, was er tut, eines während dem andern und keins dem andern voraus.* Das ist ein Fortschritt von dem aus, der zu denken aufhört, während er etwas tut, und der sich im Tun unterbricht, wenn er nachdenken will. (Einem geübten Fahrer fällt es leicht, Anweisungen während des Fahrens auszuführen; einem Anfänger fällt das schwer.)

Um aber allein und ohne Lehrer aus den Übungen in diesem Buch für sich möglichst großen Nutzen zu ziehen, sollte der Leser versuchen, die jeweils nächsten Anweisungen vorauszudenken, ohne sich deswegen in der Ausführung der vorhergehenden zu unterbrechen: er wird in der einen Bewegung fortfahren, während er in Gedanken schon die nächste vorbereitet.

7. *Tun, ohne Energie zu vergeuden*

Damit eine Maschine zweckmäßig funktioniere, müssen alle ihre Teile genau zusammenpassen, richtig geölt oder geschmiert sein, dürfen zwischen Flächen, die einander berühren, keine Rückstände und kein Schmutz sein, muß aller Treibstoff, den sie verbraucht, in kinetische Energie umgesetzt werden bis zur thermodynamischen Grenze, darf sie nicht Lärm erzeugen oder vibrieren – kurzum, es darf keine Energie an zwecklose Bewegung vergeudet werden, die sonst das zweckmäßige Funktionieren der Maschine verringern würde.

Die Übungen, die wir hier vorhaben, möchten genau dies erreichen: daß einer lernt, aus allem, was er tun mag, allmählich jede überflüssige Bewegung wegzulassen, alles also, was Bewegung erschwert, hindert, stört oder ihr zuwiderläuft.

Heute gängige Unterrichtssysteme legen Wert auf das Erreichen eines Ziels um jeden Preis, ohne Rücksicht auf die

Menge ungeordneter und vergeudeter Kraft, die dazu aufgewendet wird. Solange Denken, Gefühl und die Kontrollorgane nicht zum Handeln organisiert sind, d. h. solange sie nicht stetig, fließend und zweckmäßig zusammenwirken, wird einer oft Körperteile an einer Handlung mitbeteiligen, die zu ihr gar nicht nötig oder ihr sogar im Wege sind. So kommt es, daß einer oft zwei Dinge gleichzeitig tut, die einander entgegenwirken. Nur durch bewußte Anstrengung kann er dann den Teil, der seiner Absicht gehorcht, den andern überwinden machen, der ihm entgegenwirkt. Das führt leider dazu, daß Willenskraft über die Unfähigkeit hinwegtäuscht, eine Handlung korrekt auszuführen. Hier gilt es also, die Anstrengungen ausschalten zu lernen, die der Absicht entgegenwirken, und die Willenskraft nur für besondere Anstrengungen einzusetzen: die Bremse zu lösen, wenn man fahren will, und den ersten Gang nur dann einzuschalten, wenn er wörtlich notwendig ist.

Wir werden darauf noch zurückkommen, wenn der Leser sich's durch eigene Erfahrung bestätigt haben wird. Er wird dann die Kunst des Sich-Fahrens aus eigenem weiterentwickeln können.

8. Der Atemrhythmus während der Lektionen

Ein wichtiges Kennzeichen: am Schluß einer richtig durchgeführten Lektion sollte sich der Schüler so frisch und so leicht fühlen wie nach einem Urlaub oder nach gutem Schlaf. Tritt dies nicht ein, so hat er wahrscheinlich die Bewegungen zu rasch und zu stark gemacht und ohne auf seine Atmung zu merken.

Die Geschwindigkeit einer Übung sollte immer dem Atemrhythmus angepaßt werden. Mit der Zeit, wenn seine Teile besser zusammenwirken, wird es der Körper sein, dessen verschiedenen Bewegungen sich die Atmung anpaßt.

9. Geschwindigkeit der Bewegungen

Wenn einer eine Lektion zum erstenmal versucht, sollte er sie so langsam durchführen, wie es in den Anweisungen steht. Hat er alle Lektionen durchgearbeitet und beginnt sie zum zweitenmal, so mag er die Bewegungen, die er als leicht und fließend erkennt, schneller ausführen. Bei allen folgenden Malen variiere er die Geschwindigkeit von so schnell wie möglich bis zu so langsam, wie er's kann.

Tips für die Praxis

1. Tageszeit

Man macht die Lektionen am besten vor dem Schlafengehen, aber mindestens eine Stunde nach der letzten Mahlzeit. Geht einer gleich nach der Lektion schlafen, desto besser. Einer der Hauptgründe dafür: nach einem arbeits- und oft sorgenreichen Tag werden die Lektionen geistige und Muskelspannungen lösen, und der Schlaf wird um so ruhiger und erfrischender sein.

Morgens, nach dem Erwachen und noch im Bett, strecke er sich ein, zwei Minuten lang und versuche das allgemeine Gefühl zu erinnern, das die Lektion ihm am Vorabend hinterlassen hatte. Es lohnt sich, zwei oder drei der Bewegungen, die er noch weiß, zu wiederholen. Tagsüber, während er mit anderen Dingen beschäftigt ist, denke er von Zeit zu Zeit die Lektion des Vortags nach und prüfe, ob sie an ihm irgendwelche Änderungen gezeitigt hat. Manchem wird das leichterfallen, wenn er sich dafür bestimmte Zeiten festsetzt, wären es auch nur ein paar Sekunden pro Mal. Jedesmal, wenn er die Lektion des Vortags erinnert, faßt sie in ihm fester Fuß.

Sind ihm die Lektionen einmal zur festen täglichen Gewohnheit geworden, so mag er sie machen, wann's ihm am besten paßt.

2. Dauer

Die Dauer einer Lektion hängt davon ab, wie schnell oder langsam einer sie von sich aus macht. Für die ersten Lektionen wird die Dauer auch davon abhängen, wie oft einer jede Bewegung wiederholt. Es wird am besten sein, wenn er zuerst jede Bewegung langsam 10mal macht und mit zunehmendem Fortschritt – und den Anweisungen entsprechend, die in der Lektion gegeben werden – diese Zahl auf 25 erhöht. Mit der Zeit wird es möglich und auch wünschenswert, eine Bewegung Hunderte von Malen zu wiederholen, und zwar sowohl so langsam als auch so schnell wie möglich. Nochmals: »schnell« heißt nicht »hastig«.

Es wird ratsam sein, vorerst einfach 45 bis 60 Minuten lang zu lernen und danach bis zum nächsten Abend zu unterbrechen. Hat einer sämtliche Lektionen so durchgearbeitet, so wird er für jede der ersten Lektionen etwa 45 Minuten brauchen, für jede der späteren mindestens 20. Danach, wenn die Lektionen zum geläufigen Alltag geworden sind, kann eine Lektion so lange dauern wie der Augenblick, den einer braucht, um sie nachzudenken, oder so lange, wie er Zeit an ihre Ausführung zu wenden bereit sein wird.

3. Ort der Handlung

Auf dem Fußboden, womöglich auf einem Teppich oder einer Matte, und der freie Platz groß genug, um Arme und Beine seitwärts ausstrecken zu können, ohne dabei durch Möbel oder andere Gegenstände behindert zu sein. Wer zunächst Schwierigkeiten hat, sich an den Fußboden zu gewöhnen, unterlege sich eine dicke Decke, oder mache die Lektionen nötigenfalls auf dem Bett.

4. Kleidung

Je weniger, desto besser; aber welche Kleidung auch immer: sie sei bequem und behindere weder Bewegung noch Atmung. Keine Knöpfe oder Reißverschlüsse am Rücken!

5. Ausruhen

Der Leser wird immer wieder, nach jeder Lektion, ausdrücklich dazu angehalten, sich auszuruhen. Das bedeutet: er lege sich bequem flach auf den Rücken, die Beine ausgestreckt, die Arme neben dem Körper, die Augen – jedenfalls fürs erste – geschlossen. Nach einem Augenblick des Ausruhens beginne er, die Art, wie sein Körper mit dem Boden in Berührung ist, und sein Körpergefühl für jeden Teil des Körpers systematisch zu prüfen, den Körper gleichsam aushorchend durchzugehen. Er fange damit bei den Fersen an: drückt die linke Ferse den Boden auf die gleiche Weise und in gleichem Maße wie die rechte, und sind es an beiden Fersen die gleichen Stellen, die den Boden berühren? Er fahre dann so fort, erst zu den Waden, dann zu den Kniekehlen, zum Becken. Fühlen sich beide Beine gleich lang und gleich schwer an? Liegt das Becken links anders auf als rechts? Desgleichen die Rippen und Schulterblätter; die Hände, Ellbogen, Arme; der Hinterkopf; und hat sich etwas geändert am Kontakt der Wirbelsäule mit dem Boden...? Nach einigen Malen wird ihm dieses beobachtende Durchkämmen seines Körpers schon leichterfallen.

6. Aufstehen

Nach dem Ausruhen stehe er sehr langsam auf, z. B. so: er drehe sich langsam auf die Seite, dann, Knie und Arme anziehend und sich auf sie stützend, auf seine Vorderseite, hebe den Oberkörper langsam bis in die Hockstellung, eine Hand zwischen den Knien aufgestützt, die andere außerhalb (links oder rechts) der Beine, und richte sich – langsam! – auf.

7. Lesen und Tun

Wer niemanden bei sich hat, der ihm die Anweisungen vorliest, während er selbst die Lektion macht, wird am besten nur einen kleinen Teil auf einmal machen:

einen kurzen Absatz der Anweisungen lesen, gerade genug, um zu wissen, was er zu tun hat, und die Lektion beginnen; nachdem er, der Anweisung gemäß, die Bewegung 10- oder 25mal gemacht hat, den nächsten Absatz lesen und ausführen; und auf diese Weise Absatz für Absatz durch die Lektion. Sie wird dadurch etwas mehr Zeit brauchen, und es mag ratsam sein, sie in einzelne Abschnitte aufzuteilen und jeweils nur einen einzelnen Abschnitt Stückchen für Stückchen zu machen. Hat einer einmal alle Bewegungen, die in einer Lektion vorkommen, gelernt und braucht daher nicht mehr das Buch, so hänge er aus dem Gedächtnis die Abschnitte zusammen und mache die Lektion als ein Ganzes.

Erste Lektion
Was ist richtige Haltung?

1. Was ist richtige Haltung?

Aufrechte Haltung hat nichts mit dem zu tun, was man gewöhnlich unter »sich geradehalten« versteht. Wer sich gerade *halten* muß, ist nachweisbar nicht aufrecht. »Aufrecht« ist nicht »gerade«.

»Sitz gerade!« »Steh gerade!« Von Eltern, Lehrern und anderen oft zu hören; gut gemeint, guten Glaubens gesagt, voll Überzeugung. Fragte einer zurück, wie man denn geradesitze oder geradestehe, sie würden sich wundern: »Wissen Sie denn nicht, was ›gerade‹ heißt? Gerade heißt gerade!«

Es scheint oft, daß eine oder einer gerade sei, im Gehen wie im Stehen: aufrecht der Rücken, hoch der Kopf. Und etwas »Gerades«, das kein Brett, sondern »aufrecht« meint, ist sicher an ihnen.

Schaut man einem Kind oder einem Erwachsenen zu, dem gesagt worden ist, er solle sich geradesetzen oder geradestehen, merkt man ihm an, auch er meint, er mache mit seinem Körper etwas nicht richtig, der Körper halte sich falsch; und gleich versucht er, seinen Rücken geradezumachen oder seinen Kopf zu heben. Und ist sich gewiß, daß er dadurch die richtige Haltung erreicht. Nur daß er diese »richtige« Haltung nicht ohne ständige Anstrengung aufrechterhalten kann. Sobald seine Aufmerksamkeit hinüberwechselt zu irgend etwas, das für ihn notwendig oder wichtig ist oder ihn auch nur interessiert, wird er in seine ursprüngliche Haltung zurücksinken.

Höchstwahrscheinlich wird er nicht wieder versuchen »sich geradezuhalten«, außer man erinnert ihn daran oder er selbst hat einmal das Gefühl, es – wie eine Pflicht – vernachlässigt zu haben.

2. Wer »gerade« sagt, meint »senkrecht«

Wer in diesem Zusammenhang von »gerade« spricht, meint damit meistens »senkrecht«. Schaut man sich aber des berühmten Anatomen Albinus' Modell eines idealen Skeletts an, so findet man darin nur zwei kleine Teile, die mehr oder weniger auf einer Vertikalen liegen: die obersten Nackenwirbel und die Wirbel zwischen Hüfte und Brust. Kein einziger anderer Knochen im gesamten Skelett steht genau senkrecht – obwohl natürlich die Knochen der Arme manchmal mehr oder weniger senkrecht gehalten werden. »Gerade« heißt also gerade nicht »senkrecht«, sondern etwas anderes, von dem wir vorläufig keine genaue Vorstellung haben.

3. »Gerade« als ein ästhetischer Begriff

Das Wort »gerade« ist irreführend. Es meint nicht, was wir brauchen, und auch nicht, was wir erreicht haben oder sehen möchten, wenn uns eine Änderung zum Besseren gelungen ist. Wir gebrauchen es im Zusammenhang mit Körperhaltung in einem ästhetischen Sinn, in dem es weder genau noch nützlich ist und uns bei der Berichtigung von Fehlern nicht als Maßstab dienen kann.

Auch der geometrische Sinn von »gerade« bringt, da er statisch ist, uns nicht weiter. Um dem geometrischen Sinn des Wortes zu entsprechen, braucht ein Körperteil nur unverändert reglos in einer Stellung oder Lage gehalten zu werden.

Um vollends zu begreifen, wie wenig der übliche Sinn von »gerade« mit dem zu tun hat, was an einer Stellung oder Haltung »recht« und »richtig« ist, stelle man sich einen vor, der sich den Rücken gebrochen hat und daher außerstande ist, seinen Rücken geradezumachen. Wie soll er sitzen oder stehen? Ist es einem Invaliden wirklich unmöglich, seinen Körper richtig, zweckmäßig und graziös zu gebrauchen? Es

99

gibt zahlreiche Invaliden, die das besser können als die sogenannten Gesunden. Es gibt Menschen, die an ihrem Knochenbau schwere Schäden erlitten haben und sich doch ungewöhnlich kräftig, genau und »schön« bewegen können. Und gerade auf sie läßt sich der Begriff »gerade« überhaupt nicht anwenden.

4. Skelett, Muskulatur und Schwerkraft

Daraus läßt sich schließen: jede Haltung ist recht, die folgendem Gesetz entspricht: der Knochenbau wirkt dem Zug der Schwerkraft entgegen, und dadurch werden die Muskeln frei für Bewegung.

Der Körper und sein Nervensystem entwickeln sich gemeinsam unter dem Einfluß der Schwerkraft so, daß das Skelett den Körper gegen den Zug der Schwerkraft halten kann, ohne dabei Energie zu verausgaben. Müssen hingegen die Muskeln diese Aufgabe des Knochengerüsts leisten, so werden sie nicht nur unnütz Energie verbrauchen, sondern an ihrer eigentlichen Aufgabe: Ort und Haltung des Körpers durch Bewegung zu ändern, gehindert sein.

Bei schlechter Haltung leisten die Muskeln einen Teil der Aufgabe der Knochen. Um die Haltung zu berichtigen, muß man daher herausfinden, was die Reaktion des Nervensystems auf die Schwerkraft so verfälscht hat, das sich doch – wie alles im Menschen – an sie hat anpassen müssen, seit es überhaupt den Menschen gibt.

Um das soweit zu verstehen, daß es uns von praktischem Nutzen sein kann, werden wir einige Begriffe unter die Lupe nehmen müssen. Fragen wir uns zuerst, worin die richtige Reaktion eines Körpers auf die Schwerkraft besteht.

5. Die mißverstandene Entspannung

Zum Beispiel der Unterkiefer. Wenn einer nicht spricht, ißt oder sonst seinen Mund gebraucht, hält er ihn meistens geschlossen. Was ist es, das den Unterkiefer oben hält? Wäre Entspannung, von der die Mode lallt, der richtige Zustand, so müßte der Unterkiefer frei hinunterhängen und der Mund weit offen stehen. Tatsächlich findet man diesen äußersten Grad der Entspannung nur bei geborenen Idioten oder nach lähmenden Schocks.

Wie kommt es, daß ein so wichtiger Körperteil wie der Unterkiefer ständig oben gehalten wird von Muskeln, die, solange wir wach sind, ununterbrochen arbeiten, ohne daß wir doch auch nur im geringsten spüren, daß wir etwas tun, um den Kiefer oben zu halten? Um ihn fallen zu lassen, muß einer sogar lernen, die betreffenden Muskeln zu hemmen. Versucht einer, seinen Unterkiefer soweit zu entspannen, daß er durchs eigene Gewicht fällt und den Mund ganz öffnet, so wird er sich wundern, wie schwierig das ist. Gelingt es ihm schließlich, so wird er Veränderungen in seinem Gesichtsausdruck und an seinen Augen bemerken. Wahrscheinlich wird ihm nachträglich auch auffallen, daß er seinen Unterkiefer gewöhnlich nach oben preßt, bzw. seinen Mund zu fest geschlossen hält.

Mag sein, daß er auch draufkommen wird, wie dieses Zuviel an Spannung entsteht. Und wenn er beobachtet, auf welche Weise in die entspannte Muskulatur des Unterkiefers die Spannung zurückkehrt, so wird er merken, wie wenig einer von dem weiß, was er ständig tut, und von sich im großen ganzen.

Wer einigermaßen empfindlich ist, für den kann das Ergebnis dieses kleinen Versuchs wichtiger sein als sonst die Beschäftigung mit seinem Beruf: denn er wird fähiger sein, für seinen Unterhalt zu sorgen, wenn er herausfindet, was seine Leistungen auf diesem und jenem Gebiet – meist unbemerkt – herabsetzt.

6. Der Tätigkeit jener Muskeln, die der Schwerkraft entgegenwirken, sind wir uns nicht bewußt

Der Unterkiefer ist nicht der einzige Körperteil, der »sich nicht einfach fallen läßt«. Auch der Kopf fällt nicht »von selbst«, obwohl sein Schwerpunkt weit vor dem Punkt liegt, an dem ihn die Wirbelsäule stützt (der Schwerpunkt liegt ungefähr zwischen den Ohren), denn das Gesicht und der vordere Teil des Schädels sind schwerer als der Hinterkopf. Da der Kopf trotzdem nicht vorwärts fällt, muß also etwas ihn daran hindern.

Wenn einer seine Nackenmuskeln vollständig entspannt, so wird sein Kopf so weit vorwärts fallen wie möglich und sein Kinn wird auf sein Brustbein zu liegen kommen. Trotzdem pflegt er sich keiner Anstrengung bewußt zu sein, wenn sonst seine Nackenmuskeln zusammengezogen sind, um den Kopf oben zu halten.

Steht einer und betastet seine Wade (ungefähr in der Mitte), so wird er spüren, daß die Muskeln stark zusammengezogen sind. Wären sie völlig entspannt, würde der Körper vornüber fallen. Bei guter Haltung wird man finden, daß die Knochen des Unterschenkels – Waden- und Schienbein – gegenüber der Senkrechten um einen kleinen Winkel vorwärtsgeneigt sind, und die Zusammenziehung der Wadenmuskeln hindert den Körper daran, auf Bauch und Nase vornüber zu fallen.

7. Wir stehen, und wissen nicht wie

Wir sind uns also keiner Anstrengung oder Tätigkeit bewußt in jenen Muskeln, die der Schwerkraft entgegenwirken. Wir werden uns ihrer Arbeit nur dann bewußt, wenn wir diese unterbrechen oder erhöhen. Das heißt: nur eine willkürliche Änderung ist auch bewußt. Die ständige Zusammenziehung, die vor jeder absichtlichen Handlung vorhanden ist, nehmen unsere Sinne nicht wahr, obwohl elektrische Impulse aus verschiedenen Quellen in unserem Nervensystem an ihr mitbeteiligt sind. Eine Gruppe solcher Impulse erzeugt vorsätzliche Handlung; eine andere bewirkt die Zusammenziehung der Muskeln, die der Schwerkraft entgegenwirken, bis zu dem Grad, da die Arbeit, die sie leisten, den Zug der Schwerkraft genau ausgleicht.

8. Ein entwicklungsgeschichtlich alter Teil des Nervensystems bewirkt die aufrechte Haltung

Untersucht man die Glieder und andere Körperteile, z. B. die Schultern, die Augen, die Augenlider usw., so findet man, daß ihre Muskeln ständig Arbeit leisten, die nicht empfunden wird und die keiner bewußten Anstrengung entspringt. Wer ist sich z. B. dessen bewußt, daß seine Augenlider gehoben sind, und spürt ihr Gewicht? Dieses Gewicht wird spürbar nur in den Augenblicken zwischen Wachen und Schlaf, wenn es auf einmal mühsam wird, die Augen offen zu halten, d. h. wenn es einer Anstrengung bedarf, um dies zu tun. Solange wir aufrecht sind und wach, werden die Lider, trotz ihrem Gewicht, nicht fallen. Die aufrechte Haltung und alles, was zu ihr gehört, wird von einem besonderen Teil des Nervensystems organisiert. Dieser Teil leistet viel komplizierte Arbeit, von der uns kaum eine Andeutung bis zum Bewußtsein gelangt. Er ist auch entwicklungsgeschichtlich der älteste Teil des menschlichen Nervensystems: älter gewiß als der willkürliche Teil und auch physisch unter diesem gelagert.

9. Die Verbindung zwischen Instinkt und Absicht

Demnach sollte korrekte Haltung jedem eignen, der nicht von Geburt mit schwerwiegenden Fehlern behaftet ist. Da ferner diese Haltung von einem System organisiert wird, das automatisch arbeitet und unabhängig von dem, was einer wollen mag, sollten alle Menschen auf die gleiche Weise aufrecht stehen können, wie ja auch jede Katze wie jede andere steht und wie alle Spatzen auf die gleiche Weise fliegen.

Aber die Wirklichkeit ist eben zugleich einfacher und komplizierter, als sie auf den ersten Blick aussieht. Wir sind gewöhnt zu glauben, daß der Instinkt vom Wissen und vom Verstehen grundsätzlich verschieden sei. Aber Glauben ist nicht Wissen. Wir glauben auch, daß die Biene und die Spinne und die anderen Ingenieure der Tier- und Insektenwelt instinktiv und automatisch und ohne es lernen zu müssen Dinge tun, zu denen wir unser Gehirn, unser Bewußtsein, unseren Willen brauchen und ein gründliches Studium obendrein. Das stimmt nur zum Teil. Selbst der Instinkt wirkt nicht durchweg automatisch; und was wir bewußt und vorsätzlich tun, ist vom Instinkt nicht vollständig getrennt.

10. Das Lernvermögen des Menschen ersetzt die Instinkte der Tiere

An denen der Tiere gemessen, sind die Instinkte des Menschen sehr schwach geworden. Nicht jedes Neugeborene beginnt, kaum daß es geboren ist, zu atmen: manches tut erst nach Anwendung fast von Gewalt seinen ersten Atemzug. Das gleiche gilt fürs Saugen. Mancher Säugling muß angeregt und gereizt werden, bis ein erster Trieb in ihm erwacht, der ihn den Drang und die Fähigkeit fühlen läßt, ein lebensnotwendiges Bedürfnis zu befriedigen. Der Mensch hat keine klaren und unmißverständlichen Instinkte, die ihn beim Gehen oder bei anderen Bewegungen oder selbst bei geschlechtlicher Tätigkeit leiteten. Andrerseits ist sein Lernvermögen größer als das irgendeines anderen Lebewesens. Den Tieren erlauben ihre stärkeren Instinkte nicht, ihre instinktiven Handlungen zu unterbrechen oder gar von ihnen zu lassen, und natürlich wird beim Menschen eine Änderung in diesen Handlungen schwer zu erzielen und selbst dann nicht von Dauer sein.

Unser Lernvermögen ist nach Art und Umfang dem Menschen durchaus eigentümlich. Es besteht u. a. darin, daß einer auf Grund von Erfahrung neue, d. h. andere Reaktionen auf vertraute Reize entwickeln kann. Es dient uns an Stelle der mächtigen Instinkte, in denen auch kleine Änderungen nur schwer zu erreichen sind.

11. Der Mensch lernt vor allem aus eigener Erfahrung, die Tiere vor allem aus der Erfahrung ihrer Gattung

Die Funktion des Sprechens ist ein gutes Beispiel, um unsere anderen Funktionen zu verstehen. Jedes Kind, das ohne irgendeinen schwerwiegenden Fehler auf die Welt kommt, ist an Knochen, Muskeln und Nerven so ausgestattet, daß es durch Hören und Nachahmen von Lauten sprechen lernen kann. Den Tieren hingegen, die ja ihre stärkeren Instinkte haben, ist Lernen in diesem Sinn kaum nötig. Bei ihnen sind die ausführenden Mechanismen fast von Geburt an mit den befehlenden Teilen des Nervensystems zweckmäßig zu einem Schema verbunden: die Verbindungen innerhalb des Nervensystems sind bei ihnen vorbestimmt, und ein Minimum von Erfahrung genügt, um die Funktion fürs ganze Leben einzuprägen.

So singt die Nachtigall das gleiche Lied in Japan, in Mexiko und bei uns. (Das stimmt nicht genau, genügt aber für uns als Beispiel.) Bienen bauen ihren Stock nach gleichem Muster, wo immer es sei; und jedes Tier, in dessen Adern Hundeblut fließt, wird, ungeachtet des Anteils Schakal- oder Wolfbluts, bellen.

Nichts im Menschen, was dem entspräche: sein Sprechen ist nicht von Geburt an bestimmt oder gar vorbestimmt, es ist durch kein Muster in seinem Nervensystem vorgezeichnet: es entwickelt sich und wächst zugleich anatomisch und als Funktion. Ein Kind, das in China aufwächst, wird Chinesisch sprechen: es lernt die Sprache seiner Umgebung. Es wird, wo auch immer, durch eigene Erfahrung die Verbindungen zwischen denjenigen Zellen seines Nervensystems bilden, welche seine Sprechmuskulatur regieren bzw. aktivieren.

Diese Zellen haben zunächst nichts als die Fähigkeit, sich zu beliebigen Kombinationen von Mustern oder Figuren zu verbinden, welche ihnen von Erfahrung bestimmt werden sollen. Diese Figuren entstehen je nach der Erfahrung des einzelnen und nicht aus der kollektiven Erfahrung der Gattung Mensch. Sie bleiben daher nur solange bestehen, wie die Erfahrung selbst stabil bleibt. Es ist sogar möglich, seine Muttersprache zu vergessen; und es ist andrerseits nicht schwer, eine andere Sprache zu lernen.

12. Individuelle Erfahrung

Aber es sind die ersten Sprechversuche, welche die Entwicklung des Mundes, die relative Stärke der Stimmbänder usw. am meisten beeinflussen. Jeder spätere Versuch, noch eine andere Sprache zu lernen, wird dadurch erschwert, wie es auch schwieriger wird, sich an die neuen Formen zu gewöhnen: die schon vorhandenen Sprechweisen kommen den zu erlernenden Muskelbewegungen des Mundes und der Kehle in die Quere und erschweren dadurch das Erlernen der neuen Sprache: die frühere Sprache und Sprechweise haben bereits die Neigung, automatisch fortzufahren.

13. Die größere Anpassungsfähigkeit des Menschen

So also kommt es, daß Haltung – obwohl von einem Gehirnteil regiert, dessen Funktionen dem instinktiven Handeln näher sind als dem willkürlichen – im Stehen und Gehen bei verschiedenen Menschen so verschieden sein kann.

Für die aufrechte Haltung finden sich, wie für die Sprache, im Nervensystem keine fertigen oder vorgezeichneten Verbindungen von Zellen, obwohl einer früher gehen als sprechen kann. Der Mensch paßt sich auch mit dieser Funktion seiner Umwelt mit mehr Freiheit an als z. B. manche Herdentiere, die wenige Minuten nach ihrer Geburt und ungeachtet des Geländes, auf dem sie geboren worden sind, schon gehen, laufen, fallen und sich wieder aufrichten können. Die Funktionen, die von Geburt an vorhanden und festgelegt sind, sind vom einen zum andern nur wenig verschieden; allen Funktionen hingegen, die einer erst durch seine eigene Erfahrung entwickelt, eignet bei jedem kennzeichnende Eigentümlichkeit.

14. Haltung und Dynamik

Solange wir das Stehen oder das Sitzen als statische Haltungen betrachten, wird es schwer sein, sie im Hinblick auf mögliche Verbesserungen zu beschreiben. Ist es uns um diese zu tun, so werden wir die Haltungen vom Standpunkt der Dynamik aus untersuchen müssen. Von diesem Standpunkt aus ist jede stabile, d. h. gleichgewichtssichere Haltung eine in einer Folge von Stellungen, die eine Bewegung bilden. Ein Pendel, das hin und her schwingt, erreicht seine größte Geschwindigkeit an dem Ort, wo es die Stellung seines stabilen Gleichgewichts durchquert. Hängt das Pendel im stabilen Gleichgewicht in der Mitte seiner Bahn, so wird es reglos solange dort bleiben, wie keine Kraft von außen auf es einwirkt und es in Bewegung setzt. Um im stabilen Gleichgewicht zu verharren, bedarf es keiner Energie. Beim Gehen, Aufstehen, Sichsetzen durchquert der menschliche Körper notwendig von Zeit zu Zeit die aufrechte stabile Stellung, die keiner Energie bedarf. Wenn jedoch Bewegungen nicht vollkommen der Schwerkraft angepaßt sind, so ist der Durchgang des Körpers durch die stabile Stellung ungenau und seine Muskeln leisten weiterhin überflüssige Arbeit.

Um zu sitzen oder zu stehen, bedarf es keiner Anstrengung, denn beide Haltungen entsprechen einem stabilen Gleichgewicht; und um sich aus ihm in Bewegung zu setzen, bzw. von ihm aus eine Bewegung zu beginnen, bedarf es eines Minimums von Energie – und keiner, um in ihm zu verharren.

15. *Automatische und willkürliche Kontrolle*

Die meisten theoretischen und praktischen Schwierigkeiten werden verschwinden, wenn man bedenkt, daß die willkürliche Muskulatur, die unseren Absichten gehorcht, zugleich auch Befehlen aus anderen, unbewußten Teilen des Nervensystems folgt. Für gewöhnlich wird sie von der automatischen Kontrolle regiert, aber die willkürliche Kontrolle kann in jedem beliebigen Augenblick eingreifen. Wenn die schnellstmögliche Reaktion vonnöten ist – wenn einer z. B. zu fallen droht oder plötzlich in Lebensgefahr kommt –, so wird sein automatisches System alle Arbeit getan haben, bevor er auch nur begriffen haben wird, was los ist. Er braucht nur einmal auf einer Bananenschale auszurutschen, um zu merken, daß sein Körper sich in der Regel »von selbst« korrigieren wird durch eine Reflexbewegung, von der die willkürliche Kontrolle nicht einmal eine Ahnung hat. Daß wir in einer stabilen Stellung sind, sagt uns unser Muskelgefühl, der sog. kinästhetische Sinn. Werden die Muskeln vom willkürlichen System regiert, so befinden wir uns in einer stabilen Stellung; hört die willkürliche Kontrolle auch nur für einen Augenblick auf und wird vom automatischen System übernommen, so ist unsere Stellung nicht mehr stabil. Sobald das automatische System den Körper wieder in eine stabile Stellung gebracht haben wird, wird die willkürliche Kontrolle wieder einsetzen.

16. *Ursprung der Verfälschung von Sinnesempfindungen*

Alles, was die Empfindlichkeit des Unterscheidungsvermögens verringert, wird die Reaktionszeit erhöhen, d. h. die Reaktion auf Reize hinauszögern und verlangsamen. Dann wird einer seine Haltung erst berichtigen, wenn sie von der stabilen Stellung schon beträchtlich abweicht, wenn die Anpassung dringend geworden ist und mehr Muskelarbeit verlangt. Infolge des groben Unterschieds wird er sich der Änderung noch weniger und nur höchst ungenau bewußt werden und sein ganzes Kontroll- und Handlungssystem wird vergröbert sein. Zuletzt wird die Kontrolle oft ernsthaft versagen und ausfallen und das System selbst zu Schaden kommen.

Eine der Ursachen dieses Zustands ist Schmerz, er mag nun vom Körper herrühren oder vom Gefühl. Schmerz, der das Selbstvertrauen und das Vertrauen in den Körper untergräbt, ist die Hauptursache aller Abweichungen von der idealen Haltung. Schmerz dieser Art setzt einen vor sich selbst herab. Die nervöse Spannung steigt, und das verringert seinerseits die Empfindlichkeit so, daß einer kleine Abweichungen von der idealen Haltung nicht mehr spürt und daß er die Anstrengung, mit der er jetzt seine Muskeln anspannt, gar nicht merkt. Die Kontrolle kann so weit verfälscht werden, daß einer überhaupt nichts zu tun meint, während er in Wirklichkeit seine Muskeln unnütz zusammenkrampft und zerrt.

17. Empfindlichkeit bei willkürlichem Tun

Wenn unsere Muskeln infolge willkürlicher Betätigung arbeiten, und wenn es uns gelingt, uns ihrer Anstrengung mehr bewußt zu werden, so sollten wir danach auch Muskelanstrengungen erkennen lernen, die uns Gewohnheit und daher gewöhnlich unserem Bewußtsein verborgen sind. Wenn wir uns solche überflüssigen Anstrengungen abgewöhnen können, dann werden wir die ideale stabile Stellung klarer erkennen. Dadurch werden wir in das Stadium »zurückgekehrt« sein, in dem alle bewußte Anstrengung der Muskeln, um das Gleichgewicht zu halten, verschwindet: denn dieses Gleichgewicht wird dann ausschließlich von den älteren

Teilen des Nervensystems aufrechterhalten, welche für uns die bestmögliche Stellung finden werden, je nach der physischen Struktur, die einer ererbt hat.

18. Dynamik des Gleichgewichts

Kehren wir zu unserer Betrachtung der Dynamik des stabilen Gleichgewichts zurück und versuchen wir aus ihr zu lernen, was sich aus ihr lernen läßt. Wir haben gesehen, daß die stabile Stellung eines gewöhnlichen Pendels in der Mitte seiner Bahn liegt, wo der Zug der Schwerkraft, vom Pendel aus gesehen, völlig senkrecht wird und das Pendel in dieser Richtung festzuhalten sucht. Die Kraft, die das Pendel zuerst in Bewegung gesetzt hatte, wird sich zuletzt in Reibung verbrauchen: Die Schwingbewegungen werden immer kleiner werden, bis das Pendel in der stabilen Stellung zur Ruhe kommt, aus der es durch Anwendung einer minimalen Kraft in jede außer der senkrechten Richtung bewegt werden kann. Das gilt ebenso für jeden Körper im Zustand des Gleichgewichts. So wird der Wipfel eines geradegewachsenen Baums sich in die Windrichtung biegen. Und ebenso ist diejenige aufrechte Haltung gut, aus der der Körper durch ein Minimum an Muskelkraft in jede beliebige Richtung mit gleicher Leichtigkeit bewegt werden kann. Das bedeutet, daß bei aufrechter Haltung keinerlei Anstrengung der Muskeln von seiten der willkürlichen Kontrolle vorhanden sein darf, egal ob diese Anstrengung bewußt und absichtlich ist oder ob Gewohnheit sie dem Bewußtsein verbirgt.

19. Schwanken im Stehen

Versuchen Sie im Stehen Ihren Körper von den Fußknöcheln aus leicht von Seite zu Seite schwanken zu lassen, als ob er ein Baum wäre, den der Wind bewegt. Achten Sie dabei auf die Bewegung der Wirbelsäule und des Kopfes. Machen Sie weiter 10 oder 15 kleine, ruhige Bewegungen dieser Art, bis Sie einen Zusammenhang zwischen diesen Bewegungen und Ihrer Atmung bemerken können. Versuchen Sie dann, statt sich seitwärts zu bewegen, ähnliche Bewegungen vor- und rückwärts. Wahrscheinlich werden Sie bemerken, daß die Rückwärtsbewegung leichter und auch größer ist als die nach vorn, bei der Sie eine gewisse Anstrengung oder ein Ziehen in den Fußknöcheln spüren werden.

Die angestrengten Stellen sind von einem zum andern verschieden. Nur in seltenen Fällen wird die ganze Muskulatur des Oberkörpers – einschließlich der Schultern, des Schlüsselbeins, des Nackens, der Rippen und des Zwerchfells – so vollkommen organisiert sein, daß man zwischen den Vor- und Rückwärtsbewegungen und der Atmung eine ständige Beziehung wird beobachten können, wie dies bei den seitlichen Bewegungen der Fall war.

Bewegen Sie Ihren Körper jetzt so, daß der Scheitelpunkt des Kopfes einen waagerechten Kreis beschreibt. Tun Sie das so lange, bis Sie spüren, daß die ganze Arbeit von der unteren Hälfte der Beine geleistet wird und daß die ganze Bewegung in den Knöcheln zu spüren ist.

Versuchen Sie wieder die seitliche Schwankbewegung, dann vor- und rückwärts, und im Kreis nach beiden Richtungen, diesmal aber mit dem Körpergewicht vor allem auf dem rechten Fuß, während der linke den Boden nur mit der großen Zehe berührt. Das linke Bein sollte an der Bewegung nicht weiter beteiligt sein, sondern nur helfen, den Körper im Gleichgewicht zu halten und die Bewegung genau auszuführen, ohne daß die Atmung gestört wird. Wiederholen Sie diese Bewegungen mit dem Gewicht vor allem auf dem linken Fuß. Machen Sie jede dieser Bewegungen 20- bis 30mal, bis sie so fließend und bequem wie möglich sind.

20. Schwingen im Sitzen

Setzen Sie sich auf den vorderen Rand eines Stuhls. Stellen Sie die Füße ziemlich weit auseinander auf den Boden und entspannen Sie die Muskeln in den Beinen, bis Sie die Knie leicht und locker von den Knöcheln aus hin und her und vor- und rückwärts bewegen können. Bewegen Sie nun in dieser Stellung den Rumpf seitlich hin und her, bis daraus eine leichte Schwankbewegung wird, die mit entsprechend fließendem Atmen zusammenspielt. Machen Sie eine kleine Pause; und jetzt machen Sie eine ähnliche Bewegung vor- und rückwärts, bis Sie in den Hüftgelenken und im Becken Bewegung spüren können sowie die Vor- und Rückwärtsbewegung der Knie. Bewegen Sie nun den Rumpf im Kreis, und zwar so, daß der Scheitelpunkt des Kopfes einen waagerechten Kreis zeichnet, wobei der Kopf auf der Wirbelsäule wie auf einer Stange ruht. Die einzelnen Wirbel sollten dabei ihre Stellung gegeneinander nicht ändern, sondern die Wirbelsäule als ein Ganzes bewegt werden, als wäre sie unten, am Steißbein, an dem Stuhl festgemacht und balancierte den Kopf auf ihrem oberen Ende: als wäre der Rumpf ein umgekehrter Kegel, der auf seiner Spitze, dem Steißbein steht, während oben der Kopf seine Grundfläche nachzieht. Nun machen Sie die Bewegung in der anderen Richtung und fahren so fort, bis die Bewegung völlig unbehindert ist und sie stetig, fließend und ebenmäßig glatt vonstatten geht.

21. Die dynamische Verbindung zwischen Stehen und Sitzen

Damit sind wir an den allerwichtigsten Punkt gelangt: zur dynamischen Verbindung zwischen dem Stehen und dem Sitzen. Dem Gefühl der meisten Menschen bedeutet das Aufstehen aus dem Sitzen eine Anstrengung, für die sie sich, ohne es zu merken, förmlich gürten und wappnen: sie ziehen die Muskeln im Nacken zusammen, ziehen dadurch den

112

Kopf zurück und schieben das Kinn vor. Diese unnötige Anstrengung der Muskeln kommt von dem Wunsch, den Brustkasten für die Anstrengung des Aufstehens zu steifen, die dann vor allem von den Streckmuskeln der Knie geleistet werden soll, d. h. von jenen Muskeln, welche die Beine in den Knien geradestrecken. Alle diese Bewegungen zeigen die Absicht, mittels einer kräftigen Bewegung des Kopfes aufzustehen, der das ganze Gewicht des Rumpfes nach und mit sich ziehen soll. Was die – wie wir sie genannt haben – willkürliche und die ältere reflektorische Kontrolle betrifft, so wird diese letztere dadurch gestört, daß die Füße durch eine willkürliche Bewegung sich gegen den Boden stemmen, bevor der Schwerpunkt des Körpers vorwärts und über die Fußsohlen verlagert worden ist. Wenn aber einer dabei seinen Schwerpunkt wirklich über die Füße verlagert hat, so wird von dem alten Nervensystem eine reflektorische Bewegung ausgehen und die Beine geradestrecken; und an dieser automatischen Bewegung wird von Anstrengung nichts zu spüren sein.

Gewöhnlich stemmen die Füße den Boden zu früh, bevor der reflektorische Reiz seinen Höhepunkt erreicht hat. Da bei langsamen Bewegungen die willkürliche Kontrolle überwiegt, kann sie der reflektorischen Kontrolle dreinfahren und verhindern, daß die Bewegung natürlich, organisch und zweckmäßig ausgeführt wird. Da sie reflektorisch korrekt ausgeführt werden kann, können wir sagen, die korrekte Bewegung entspreche einem organischen Bedürfnis. Dieses Bedürfnis gilt es zu erspüren und uns seiner bewußt zu werden. Dieses klare Spüren ist es, was ich unter »Selbsterkenntnis« verstehe.

Die störende Einmischung geht so vor sich: stemmt einer die Füße zu früh, um die Beine geradezustrecken, so hält er mit Gewalt sein Becken am Ort, schiebt vielleicht sogar den oberen Teil des Beckens ein wenig nach hinten. Das Aufstehen wird von den Bauchmuskeln versucht, die den Kopf vor- und abwärts ziehen. Aber der Körper wird ins Sitzen zurückfallen, wenn das Moment (d. h. ungefähr: die Kraftwirkung) dieser Bewegung zu gering ist, um das Gewicht des Beckens auf die Beine zu heben, die gesteift und in einer unnachgiebigen Haltung sind und sich weder in den Knien noch in den Knöcheln beugen lassen. Man kann dieses Unvermögen, die Bewegung zu Ende zu führen, an alten oder geschwächten Menschen beobachten, denen es an der Kraft fehlt, die überflüssigen Anstrengungen, die wir beschrieben haben, zu leisten, die ja zu der Leistung des Aufstehens selbst noch hinzukommen, obwohl diese relativ gering und auch alten oder schwachen Menschen ohne weiteres möglich ist.

22. Messen Sie Ihre Fehler

Setzen Sie sich und stellen Sie Ihre Füße auf eine Körperwaage. Sie wird ungefähr ein Viertel Ihres Körpergewichts anzeigen, und das ist das Gewicht Ihrer Beine. Stehen Sie so auf, wie Sie es gewöhnlich tun, und beobachten Sie dabei den Zeiger der Waage: er wird so gut wie sicher über den Punkt hinausschwingen, der Ihrem Körpergewicht entspricht, dann dahinter zurück, dann hin und her schwanken und schließlich bei der richtigen Zahl stehenbleiben.

23. Messen Sie Ihre Fortschritte

Wenn Sie dann glauben, daß Sie Ihr Aufstehen verbessert haben, prüfen Sie's wieder mit der Waage. Wenn Sie die Bewegung verbessert haben und sie jetzt zweckmäßig ausführen, so wird der Zeiger ebenso allmählich steigen wie Sie aufstehen und über die Zahl, die Ihrem Körpergewicht entspricht, nicht mehr hinausschwingen. Das bedeutet, daß in Ihrem Aufstehen keine überflüssige Beschleunigung oder sonstige unnütze Bewegung mehr vorkommt. Wenn Sie nun ausrechnen, wieviel vergeudete Kraft Sie dabei eingespart haben, so werden Sie auch sehen, wie wenig Kraft zum korrekten Aufstehen nötig ist.

Setzen Sie sich jetzt wieder auf den vorderen Stuhlrand und lassen Sie Ihren Körper vor- und rückwärts schaukeln in Bewegungen, die immer größer werden, aber ohne die geringste Erhöhung des Kraftaufwandes an irgendeinem Punkt. Vermeiden Sie jede direkte Absicht aufzustehen: sonst fallen Sie, ohne es zu merken, in die gewohnte Art des Aufstehens zurück. Tatsächlich braucht es zum Aufstehen nicht mehr Kraft als für die Schaukelbewegung. Wieso? Hier ein paar Hinweise. Es steht dafür, sie auch dann alle zu probieren, wenn es Ihnen schon mit dem ersten gelingen sollte.

a. Vermeiden Sie es, die Muskeln der Beine bewußt zu mobilisieren. Denken Sie, während Sie vorwärtsschaukeln, daran, die Knie und die Füße vom Boden zu heben – denken Sie daran, ohne es tatsächlich zu tun: wie an eine Absicht oder eine Möglichkeit. Dann wird der Vorwärtsschwung Sie nicht dahin bringen, daß Sie die Muskeln in Ihren Schenkeln zusammenziehen, die dazu da sind, die Beine geradezu-strecken: infolge solcher Zusammenziehung würden die Füße stärker gegen den Boden gestemmt. Jetzt wird sich das Becken ohne jeden zusätzlichen Kraftaufwand vom Stuhl heben und das Sitzen ins Stehen übergehen.

b. Vermeiden Sie es, die Nackenmuskeln zu mobilisieren. Während Sie vor- und rückwärts schwingen, packen Sie Ihren Haarschopf zuoberst auf dem Kopf und ziehen Sie den Kopf sanft über die Nackenwirbel, bis er mit ihnen gleich-sam in einer Linie ist; ziehen Sie dabei so sanft und leicht, daß Sie spüren können, ob die Nackenmuskeln gespannt sind. Wenn beim Vorwärtsschaukeln die Nackenmuskeln nicht gespannt sind, dann drücken die Füße gegen den Bo-den nicht mehr, als sie es durch ihr Gewicht ohnehin tun, und die Vorwärtsbewegung wird, nach wenigen Versuchen, den Körper ins Stehen aufrichten, ohne daß sich dabei in der

115

Atmung etwas änderte – und das heißt: ohne überflüssigen Kraftaufwand im Oberkörper.

Wiederholen Sie diese Übung mit dem Haarschopf diesmal mit der linken Hand: die Wirkung pflegt je nach der Hand verschieden zu sein.

c. Schalten Sie die Absicht aus, aufzustehen. Die Vorwärtsbewegung fortsetzen und bis zu dem Punkt nach vorn erweitern, an dem sich in Beinen und Atmung eine Anstrengung spürbar macht, d. h. bis zu dem Punkt, wo die rhythmische Schwingbewegung aufgehalten wird und die Anstrengung in den Muskeln zunimmt. An diesem Punkt ist das Aufstehen nicht mehr eine gleitende Fortsetzung der vorherigen Bewegung, sondern ein plötzliches, ruckartiges Sichemporreißen. Brechen Sie alle Bewegung ab und verharren Sie wie erstarrt an der Stelle und in der Stellung, wo die Schwingbewegung aufgehört hat. Beobachten Sie, welcher Teil Ihres Körpers sich entspannt, wenn Sie jetzt die Absicht, aufzustehen, ausschalten. Um das zu bemerken, werden Sie sehr genau aufpassen müssen, denn es ist nicht leicht. Aber in dem betreffenden Körperteil geschah der für ein korrektes Aufstehen unnötige Kraftaufwand. Sobald Sie die Absicht ausschalten, aufzustehen, wird die Stellung, in der Sie erstarrt waren, so bequem werden wie das Sitzen, und es wird nun gleichermaßen leicht sein, die Bewegung ins Aufstehen überzuführen und bis in die aufrechte Haltung fortzusetzen – oder sich wieder hinzusetzen: beides so mühelos wie ein Ändern der Blickrichtung.

d. Rhythmische Kniebewegungen. Setzen Sie sich auf den Stuhlrand und stellen Sie die Füße bequem und weit auseinander auf den Boden. Bewegen Sie nun mehrmals die Knie zu- und voneinander, bis die Bewegung rhythmisch, regelmäßig und leicht wird. Packen Sie Ihren Schopf und ziehen Sie sich daran ins Stehen hoch, ohne die Kniebewegung zu unterbrechen. Wird die Kniebewegung unsicher, und sei's

116

auch nur für den Bruchteil eines Augenblicks, so ist der Körper fürs Aufstehen nicht richtig organisiert; oder aber Sie haben genau in dem Moment aufzustehen versucht, wenn die Knie am einen oder am anderen Ende ihrer Bewegung waren, ganz auseinander oder ganz beisammen: in diesen beiden Stellungen können die Knie ihre Bewegung abbrechen, ohne daß man es merkt.

e. Die Handlung vom Vorsatz trennen. Verbesserte Handlung muß vom Vorsatz getrennt werden können – wie in der folgenden Übung, die sowohl ein Hilfsmittel ist zum Lernen schlechthin als auch ein Mittel, um die Qualität einer Handlung zu prüfen.

Setzen Sie sich auf einen Stuhl, wie vorhin, mit der Lehne eines zweiten Stuhls vor sich. Legen Sie die Hände auf die Lehne vor Ihnen, und statt ans Aufstehen zu denken, denken Sie daran, Ihr Gesäß zu heben, und stehen Sie gleichzeitig – aber eben nur beiläufig – auf. Während Sie stehen, legen Sie die Hände auf die Lehne vor Ihnen, und statt ans Sichsetzen zu denken, denken Sie daran, daß Sie Ihr Gesäß auf den Stuhl zurücksenken werden, und während Sie das denken, führen Sie die Bewegung aus. Das Gesäß auf den Stuhl senken ist ein Mittel, um sich zu setzen, wie das Heben ein Mittel zum Aufstehen ist. Auf diese Weise aber stellen Sie Ihre Aufmerksamkeit auf die Mittel ein, durch die Sie die Handlung ausführen, und nicht auf die Absicht, sie auszuführen. Mancher kann auf diese Weise aufstehen oder sich setzen ohne zu denken, was er tut. Richtig ausgeführt ist die Handlung dann, wenn es keinen Unterschied macht, ob einer an die Absicht denkt oder an die Mittel, um sie auszuführen. Ist die Handlung fehlerhaft, so merkt ein Beobachter sofort, welche der beiden Denkweisen der Handelnde während der Bewegung im Sinn hatte.

24. Konzentration auf die Absicht kann übermäßige Spannung erzeugen

Es ist leicht, die Aufmerksamkeit von der Absicht einer einfachen Handlung wie der, von der gerade die Rede war, abzulenken auf die Mittel, sie auszuführen, und dann gleichsam lediglich diese anzuwenden. Je größer aber der Wunsch, das Ziel einer komplizierten Handlung zu erreichen, desto größer wird auch der Unterschied in ihrer Ausführung sein, je nachdem, welche der beiden Denkweisen der Handelnde im Sinn hat.

Allzu starker Zieldrang erzeugt innere Spannung. Solche Spannung hindert nicht nur daran, daß einer sein Ziel erreicht, sie kann auch lebensgefährlich werden – z. B. beim Überqueren einer Straße: will einer den Bus auf der anderen Straßenseite um jeden Preis erreichen, so ist seine Aufmerksamkeit von allem anderen, was sonst um ihn herum ist – und auch das heißt: von den Mitteln, sein Ziel zu erreichen – abgelenkt...

25. Die Ausführung wird besser, wenn man den Zweck von den Mitteln trennt

In vielen Fällen, in denen eine Handlung mit einem starken Wunsch oder heftigem Begehren verbunden ist, kann ihre Wirksamkeit verbessert werden, wenn man ihr Ziel von den Mitteln trennt, dieses Ziel zu erreichen. Ein Fahrer, der es eilig hat, an sein Ziel zu gelangen, wird besser daran tun, das Steuer einem zu überlassen, der gut fahren kann und nicht in Eile ist.

Ernsthafte Schwierigkeiten können auftauchen, wenn sowohl die Handlung als auch das Erreichen des Ziels vom alten Teil des Nervensystems abhängen (»alt« im entwicklungsgeschichtlichen Sinn), über das wir keine willkürliche und direkte Kontrolle haben. Zu solchen Handlungen gehören z. B. der Geschlechtsakt, das Einschlafen, die Entleerung der Blase und des Darms. Und die Handlung wird so ausgeführt, als ob ihr Ziel das Mittel zum Zweck wäre, und manchmal so, als wären die Mittel ihr Ziel. Wir werden also gut daran tun, dieses Problem an einem Beispiel zu untersuchen, bei dem Ziel und Mittel einfach sind, damit wir das, was wir daraus lernen werden, bei weniger einfachen Handlungen anwenden können.

26. Sinngemäß heißt angemessen und zweckmäßig. Kraft
ist sinnvoll, wenn sie in der Bewegungsrichtung wirkt

Setzen Sie sich wieder auf den Stuhl und legen Sie sich die Fingerspitzen oben auf den Kopf. Die Berührung sollte so leicht sein, daß Sie mit den Fingerspitzen spüren können, wenn sich in der Spannung der Nackenmuskeln etwas ändert. Heben Sie und senken Sie das Kinn (wobei Sie die Nackenmuskeln bewegen) und beobachten Sie, ob die Fingerspitzen oben auf dem Kopf die Auswirkungen der Kinnbewegung registrieren.

Machen Sie die Vor- und Aufwärtsbewegungen des Kopfes größer dadurch, daß Sie sich in den Hüftgelenken bewegen, und zwar bis sich das Gesäß vom Stuhl hebt und der Körper steht, jedoch ohne dabei in irgendeiner Phase der Bewegung den Kraftaufwand in den Beinen plötzlich zu vergrößern.

Sie werden bemerken, daß die Kontrolle der Bewegung durch die Fingerspitzen und der fließende Übergang ins Stehen die Muskulatur des Oberkörpers und vor allem der Brust so organisiert haben, daß der Brustkorb frei und lokker an der Wirbelsäule hängt und nicht einmal eine Rippe durch Muskelanstrengung starrgehalten ist.

Damit das Gewicht des Brustkorbs von der Wirbelsäule getragen wird und die Atmung während der ganzen Bewegung frei sein kann, müssen die Muskeln der Hüftgelenke so arbeiten, daß die Kraft, die von ihnen ausgeht, durch die Wirbelsäule übertragen wird. Dabei sollten keine zusätzlichen, unnützen Kräfte entwickelt werden, die eine Änderung in der Neigung des Kopfes und der Nackenwirbel verursachen oder die Wirbelsäule krümmen würden.

Damit diese Bewegung genau sinngemäß wird, muß sie geübt und dadurch das Gefühl der Leichtigkeit und Beherrschung erhöht werden, bis jede Neigung verschwindet, sie wie eine Anstrengung vorzubereiten, indem man den Atem anhielte oder den Brustkorb versteifte. Die Neigung, den Atem anzuhalten, ist instinktiv als Teil des Versuchs, scherende Kräfte zu unterbinden, welche die Wirbel waagerecht verschieben, also ihre Normallage ändern könnten.

27. Wer keine Wahl hat, dem wird Anstrengung zur Gewohnheit

Solange einer für welche Handlung auch immer unnötige Kraft aufwendet und anstrengt, wird er auch seinen Willen unzweckmäßig anstrengen müssen, und das erzeugt Unbehagen, ist unangenehm und alles eher als wünschenswert. Wenn er keine andre Wahl hat, als entweder Kraft aufzuwenden oder überhaupt nicht zu handeln, so wird Anstrengung im Handeln ihm zur Gewohnheit werden, bis ihm zuletzt nichts natürlicher scheinen wird als eben das, woran er sich gewöhnt hat, und wäre es selbst wider alle Vernunft und Notwendigkeit.

Gewohnheit erleichtert das Handeln: darin liegt ihr Wert. Aber die Gewohnheit, als der bequeme Weg des geringsten Widerstandes, drängt sich leicht überall auf, und läßt einer sie zu, so schweigt die Selbstkritik, und das Unterscheidungsvermögen wird angefressen, bis einer nur mehr wie eine Maschine tut, ohne zu denken.

Zweite Lektion
Was ist gutes Handeln?

1. Zweckmäßiges Handeln verbessert den Körper und sein Handlungsvermögen

Ob eine Handlung wirksam ist, erkennt man vor allem daran, ob sie ihren Zweck erreicht. Das ist zwar einfach, aber auch zu wenig: Einen lebenden und sich entwickelnden Körper muß eine Handlung so verbessern, daß er zumindest die gleiche Handlung das nächste Mal zweckmäßiger ausführen wird.

Ein Beispiel – scheinbar zu einfach, aber als Beispiel gut genug: man kann eine Schraube mit einem Küchenmesser anziehen, aber die Messerklinge und wahrscheinlich auch die Schraube werden dabei beschädigt werden. Der menschliche Körper vermag so vielerlei Bewegungen und Handlungen auszuführen, daß sich wirksame Bewegung nicht ohne weiteres definieren läßt und jede Definition als grobe Vereinfachung erscheinen wird. Versuchen wir trotzdem zu beschreiben, was gutes Handeln ist.

2. Umkehrbarkeit ist das Kennzeichen willkürlicher Bewegung

Wenn einer seine Hand mäßig schnell von rechts nach links bewegt und wieder zurück, so wird er die Bewegung sicher dann in Ordnung finden, wenn es ihm möglich ist, sie an jedem beliebigen Punkt zu unterbrechen und umzukehren, sie in der ursprünglichen Richtung fortzusetzen oder sich zu entschließen, statt ihrer irgendeine ganz andere Bewegung zu machen.

Das ist eine Eigenschaft, die jeder einfachen Bewegung – z. B. der, die wir gerade beschrieben haben – innewohnt, auch dann, wenn wir es nicht wissen. Man findet sie in allen Bewegungen, die wir ganz bewußt und absichtlich machen;

und wir werden diese Eigenschaft die »Umkehrbarkeit«
nennen. Ein Schlag auf die Sehne gerade unterhalb der
Kniescheibe ruft eine ruckartige Beinbewegung hervor, die
ganz reflektorisch ist, einen Sehnenreflex; und diese Bewegung können wir weder aufhalten, noch umkehren, noch
ändern. Das gleiche gilt für klonische. d. h. Schüttelbewe-
gungen, für Zittern oder Krämpfe: sie alle sind unumkehrbar, da sie nicht willkürlich sind.

3. Leichte Bewegungen sind gut

Wie man aufsteht von einem Stuhl, davon war schon die
Rede. Da hat sich's gezeigt, daß eine gute absichtliche Bewegung dann zustande kommt, wenn willkürliche Kontrolle
und die automatische Reaktion des Körpers auf die Schwerkraft nicht gegeneinandergeraten, sondern, im Gegenteil,
zusammenwirken und einander beim Ausführen einer
Handlung so helfen, daß es aussieht, als würde diese von einem einzigen Zentrum aus gelenkt. Im allgemeinen regiert
willkürliche Kontrolle wirksam die relativ langsamen Bewegungen – wenigstens so lange, wie eine solche Bewegung
den Körper nicht in Gefahr bringt oder solche Schmerzen
verursacht, daß die automatische Reaktion die Führung
dem Willen zum Trotz übernimmt oder sich über die willkürliche Absicht einfach hinwegsetzt.

Und auch davon war die Rede, daß die einfache Handbewegung gut ist auch dann, wenn einer keine Ahnung hat, was
gute Bewegung sei. Leichte Bewegungen sind in der Regel
gut. Es geht darum, zu lernen, wie man aus anstrengenden
Bewegungen gute macht, d. h. solche, die fließend und leicht
zu machen sind.

4. Verhaltensnormen entstehen durch das Vermeiden
von Schwierigkeiten

Im allgemeinen hört einer mit 13 oder 14 Jahren auf, sein

Anpassungsvermögen zu entwickeln und zu verbessern. Gehirn-, Gefühls- und Körpertätigkeiten, welche in diesem Alter noch schwierig oder unmöglich sind, bleiben von da an für immer außerhalb des Gewohnten. Das Ergebnis: der Mensch vermag viel weniger als er könnte; er bleibt hinter sich selbst zurück.

Gewöhnlich kommen diese Beschränkungen aus Schwierigkeiten in seiner physiologischen oder gesellschaftlichen Entwicklung. Stößt einer wiederholt auf die gleiche Schwierigkeit, so läßt er gern ab von dem, was zu meistern ihm schwerfiel, was ihm nicht gelang, worin er versagte oder was sich ihm als irgendwie unangenehm erwiesen hat. Von da aus stellt er für sich eine Regel auf, sagt sich z. B. »Ich kann eben nicht tanzen« oder »Ich bin ungesellig von Natur aus« oder »Ich werde Mathematik nie verstehen«. Die Grenzen, die er sich dadurch setzt, werden seine Entwicklung nicht nur auf den Gebieten abschneiden, die aufzugeben er sich entschlossen hat: sie werden sich auch anderswo bemerkbar machen und sogar den ganzen Menschen beschränken.

Das Gefühl, daß ihm etwas »zu schwierig« sei, wird sich ausbreiten und auch auf andere seiner Fähigkeiten übergreifen. Schwer zu sagen, was einem das bedeutet, was ihm abgeht und was er daher nie versucht; und da er nicht weiß, daß es ihm fehlt, kann er den Verlust, den er ohne Wissen erlitten hat, gar nicht abschätzen.

5. Wie leicht kann es sein?

Gewöhnt, beim Licht einer Fackel, eines Kienspans, einer Öllampe zu lesen, hielt er die Wachskerze für den höchsten Gipfel des Fortschritts, keine weitere Verbesserung der Beleuchtung für möglich und scherte sich kaum oder gar nicht um Rauch, Ruß und Geruch. Die Geschichte der künstlichen Beleuchtung hat bei der Kerze nicht haltgemacht; die Grenzen, die der Mensch ihr jeweils setzte, waren die Grenzen seines Wissens – oder, andersherum: die Grenzen, die

123

seine eigene Unwissenheit ihm zog. Jedesmal, wenn einer sein Wissen erweitert, wird auch seine Empfindlichkeit und die Genauigkeit seines Tuns erhöht; und die Grenzen dessen, was als normal und natürlich gilt, erweitern sich damit.

Je weiter einer sich entwickelt, um so leichter wird er jede Handlung ausführen, die ein harmonisches Zusammenwirken von Sinnesempfindung und Handeln erzeugt. Wenn Tätigkeit von Spannung und unnützem Kraftaufwand befreit ist, wird Handeln so leicht, daß Empfindlichkeit und Unterscheidungsvermögen sich notwendig von selbst verfeinern – und dies wird seinerseits dazu führen, daß das Handeln noch leichterfällt. Dann wird einer unnötige Anstrengung auch in Handlungen spüren können, die ihm bis dahin leicht geschienen hatten. Diese Empfindlichkeit im Handeln kann sich weiter verfeinern und immer genauer werden, erreicht aber einmal eine Grenze. Um diese zu überschreiten, muß der ganze Mensch besser organisiert werden. Aber auf dieser Stufe und von ihr aus geschieht weiterer Fortschritt nicht mehr allmählich, sondern plötzlich, in raschen Schritten. Leichtigkeit der Handlung nimmt dementsprechend zu und entwickelt sich zu einer neuen Qualität, die neue, weitere Ausblicke öffnet, welche vorher physisch unmöglich waren.

Angenommen, ein Schauspieler, Sprecher oder Lehrer leidet an Heiserkeit und möchte, um sie loszuwerden, sein Sprechen zum Besseren ändern: Er wird zunächst einmal herauszufinden versuchen, wo in seiner Atmung und in seiner Kehle er unnütze Kraft aufwendet, überflüssige Anstrengungen macht. Wenn er gelernt haben wird, diese zu reduzieren und mit größerer Leichtigkeit zu sprechen, wird er zu seiner Überraschung feststellen, daß bis dahin auch seine Zungen- und Gesichtsmuskeln unnütze Arbeit geleistet hatten, die er gar nicht gemerkt hatte und die zu seiner Heiserkeit beigetragen hat.

Leichtigkeit also, die einer auf einem Gebiet erzielt, ermöglicht es ihm, verwandte, zugehörige Gebiete feiner und genauer zu beobachten.

Fährt er fort, das neu Erreichte zu üben, und kann er nun seine Zungen- und Kiefermuskeln mühelos gebrauchen, so mag er entdecken, daß er zum Sprechen bisher vor allem die Kehle und den Rachen, aber nicht den vorderen Teil seines Mundes verwendet hat. Infolgedessen benötigte er einen größeren Luftdruck, um seine Stimme durch die Mundhöhle zu drücken, und das wiederum bedeutet, daß er zum Atmen mehr Kraft hatte aufwenden müssen. Lernt er, auch den vorderen Teil des Mundes zu gebrauchen, so wird ihm das Sprechen noch viel leichter sein – und er wird entdecken, daß er jetzt auch seine Brustmuskulatur und das Zwerchfell besser gebraucht.

Als nächstes überrascht ihn nun die Entdeckung, daß die Behinderung oder Störung der Brustmuskulatur, des Zwerchfells und des vorderen Mundteils von einer ständigen Spannung der Nackenmuskulatur herrührten, die ihm Kopf und Kinn vorwärtsschob und dadurch seine Atmungs- und Sprechorgane gleichsam verzerrte oder deformierte. Von da aus wird er Zusammenhänge entdecken mit seiner Haltung im Stehen und mit seiner Art, sich zu bewegen. Das alles läuft darauf hinaus, daß an richtigem Sprechen der ganze Mensch beteiligt ist. Aber alle diese überraschenden Entdeckungen, die Besserungen, die sie bewirkt haben, die Leichtigkeit der Handlung, die ihre Folge war: sie alle sind nur ein Teil, fast nur ein Anfang. Seine Stimme, bisher auf eine einzige Oktave beschränkt, wird plötzlich an Umfang gewonnen haben und um einiges höher und tiefer reichen. Er wird an seiner Stimme eine neue Qualität entdecken und finden, daß er singen kann. Und das wiederum eröffnet Möglichkeiten auf anderen Gebieten und führt zur Entdeckung von Fähigkeiten, die zu haben er sich bisher nicht einmal hatte träumen lassen.

6. Große Muskeln für schwere Arbeit

Damit Bewegung zweckmäßig sei, ist die schwere Arbeit, den Körper zu bewegen, den Muskeln zu übertragen, welche für diese Aufgabe bestimmt sind.

Bei genauem Hinsehen stellt sich heraus, daß die größten und stärksten Muskeln mit dem Becken verbunden sind. Der größte Teil der Arbeit wird von diesen Muskeln geleistet, vor allem von den Gesäß-, den Oberschenkel- und den Bauchmuskeln. Je weiter wir uns von der Körpermitte zu den Gliedern, zur Peripherie entfernen, desto schlanker sehen wir die Muskeln allmählich werden. Die Muskeln der Glieder sind dazu da, die Bewegungen genau zu lenken, während die Hauptkraft der Beckenmuskeln durch die Knochen der Glieder geleitet wird bis zu der Stelle, an der sie wirksam werden soll.

In einem gut organisierten Körper wird die Arbeit, welche die großen Muskeln leisten, von schwächeren Muskeln durch die Knochen ihrem Ziel zugeführt, ohne von ihrer Kraft unterwegs viel zu verlieren.

7. Kräfte, die in einem Winkel zur Hauptrichtung wirken, richten Schaden an

Unter idealen Umständen führt die Arbeit, die der Körper leistet, der Länge nach durch die Wirbelsäule und die Knochen der Glieder, d. h. annähernd und so weit wie möglich einer Geraden entlang. Ist der Körper von der Hauptrichtung der Handlung abgewinkelt, so wird ein Teil der Kraft, die von den Beckenmuskeln ausgeht, ihr Ziel nicht erreichen, und überdies werden Bänder und Gelenke beschädigt werden. Wenn einer z. B. gegen etwas mit der Hand drückt und hält dabei seinen Arm gestreckt, so wird die Kraft der Beckenmuskeln direkt durch Arm und Hand wirken. Bildet hingegen der Arm dabei im Ellbogen einen rechten Winkel, so wird die Kraft der Hand nicht größer sein können als die des Vorderarms allein. Da hierbei die Kraft der großen Muskeln nicht in Bewegung umgesetzt, sondern vom Körper selbst gewissermaßen verschluckt wird, ist solche Handlung schwierig, anstrengend und unbequem.

Wird die Kraft der großen Beckenmuskeln nicht im Skelett von Knochen zu Knochen weitergeleitet, so wird es schwierig sein, den Oberkörper nicht zu steifen, damit die Lenkmuskeln der Glieder wenigstens einen Teil der Arbeit ausführen können, welche die Beckenmuskeln mit Leichtigkeit hätten leisten können. Ein gut organisierter Körper kann die meisten Handlungen, deren der menschliche Körper überhaupt fähig ist, ohne Steifungen, d. h. ohne unnützen Kraftaufwand und d. h. ohne ein Gefühl der Mühe oder Anstrengung, ausführen.

8. Bahnen idealer Handlung

Wenn sich der Körper von einer Stellung in eine andere bewegt – z. B. vom Sitzen ins Stehen oder vom Liegen ins Sitzen –, so ist die ideale Bahn für das Skelett diejenige, die es durchmessen würde, wenn es überhaupt keine Muskeln hätte, sondern seine Knochen nur durch Bänder verbunden wären.

Um also vom Boden aufzustehen oder vom Sitzen ins Stehen überzugehen, ist jede Bahn richtig, der das Skelett folgen würde, wenn man es am Kopf einfach in der erforderlichen Richtung emporziehen würde – und das ist, nebenbei, die kürzestmögliche Bahn. Um die kürzeste Bahn einzuschlagen und zweckmäßig aufzustehen, muß also der Körper so organisiert sein, daß die Knochen der Bahn folgen werden, die in dem Modell des am Kopf emporgezogenen Skeletts vorgezeichnet ist. Folgen sie dieser Bahn, so wird die Muskelkraft durch die Knochen geleitet und die Kraft der Beckenmuskeln in nützliche Arbeit umgesetzt.

Dritte Lektion
Grundlegende Eigenschaften von Bewegung

Was Sie in dieser Lektion lernen werden:
einige der wesentlichen und grundlegenden Eigenschaften jener Kontrollmechanismen zu erkennen, von denen die willkürlichen Muskeln regiert werden;

daß rund dreißig langsame, leichte, kleine Bewegungen genügen, um den Muskeltonus zu ändern, d. h. jenen Grad von Zusammenziehung oder Spannung, in dem sich die Muskeln befanden, bevor sie willentlich in Gang gesetzt wurden;

daß diese Änderung im Muskeltonus sich in der ganzen Körperseite ausbreiten wird, zu welcher der Teil, in dem der Tonus zuerst geändert worden ist, gehört;

daß eine Handlung einfach auszuführen und die Bewegung leicht sein wird, wenn die großen Muskeln der Körpermitte die Hauptarbeit leisten und die Muskeln der Glieder lediglich die Knochen in die Richtung lenken, an deren Ziel die aufgewendete Kraft wirken soll.

Erster Teil

1. Ausgangslage

Legen Sie sich auf den Rücken, die Beine bequem auseinander. Strecken Sie die Arme über den Kopf, ein wenig auseinander, ungefähr so, daß z. B. der linke Arm und das rechte Bein auf einer Geraden liegen.

2. Kämmen Sie Ihren Körper durch

Schließen Sie die Augen und versuchen Sie die Körperstellen zu spüren, die mit dem Boden in Berührung sind: beachten Sie, wie Ihre Fersen auf dem Boden liegen, ob beide den Boden gleich stark drücken und ob die Stelle, mit der sie den Boden berühren, an beiden Fersen die gleiche ist; prüfen Sie auf die gleiche Weise, wie Ihre beiden Waden den Boden berühren, Ihre Kniekehlen, Ihre Hüftgelenke, die falschen Rippen, die echten Rippen und die Schulterblätter; beachten Sie, ob und wie weit die Schultern, die Ellbogen, die Handgelenke vom Boden entfernt sind.

Nach einigen Minuten solchen Beobachtens werden Sie merken, daß Sie zwischen den beiden Körperseiten, also zwischen linker und rechter Schulter, Ellbogen, Handgelenken, usw. beträchtliche Unterschiede spüren. Viele werden finden, daß in dieser Lage ihre Ellbogen den Boden gar nicht berühren, sondern in der Luft sind: ihre Arme ruhen nicht auf dem Boden, und es wird zunehmend schwieriger, sie in dieser Stellung zu halten, bis das Prüfen vorüber ist.

3. Latente Muskelarbeit

Wir haben ein Steißbein, fünf Lendenwirbel, zwölf Brust- und sieben Halswirbel. Welche Wirbel in der Lendengegend drücken am stärksten gegen den Boden? Berühren alle Lendenwirbel den Boden? Und wenn nicht; was ist es, das sie über dem Boden hält? Welche von den Brustwirbeln drücken den Boden am stärksten? – Am Anfang dieser Lektion werden die meisten finden, daß zwei oder drei Wirbel in deutlicher Berührung mit dem Boden sind, während die übrigen Bogen bilden. Das ist an und für sich überraschend, denn unsere Absicht war ja, ruhig und flach auf dem Boden zu liegen, ohne irgendwelche Anstrengung oder Bewegung, und theoretisch sollte da jeder Wirbel und jede Rippe auf den Boden sinken und ihn mit mindestens einer Stelle berühren. Die Muskeln scheinen demnach die Körperteile, an denen sie befestigt sind, zu heben, ohne daß wir es merkten. Es ist unmöglich, das ganze Rückgrat am Boden auszustrecken, ohne gewisse Teile bewußt anzustrengen. Sobald wir die bewußte Anstrengung wieder abstellen, werden sich die betreffenden Teile wieder vom Boden heben. Damit die ganze Wirbelsäule auf den Boden zu liegen kommt, müssen wir die Arbeit abstellen, welche die Muskeln ohne unser Wissen tun.

Aber wie sollen wir das anstellen, wenn es der absichtlichen, bewußten Anstrengung nicht gelingt?

4. Jede einzelne Bewegung ist eine neue Handlung

Wir werden es mit einer indirekten Methode versuchen müssen. (Falls Ihre Arme anfangen Ihnen wehzutun, dann ruhen Sie sich jetzt aus; aber bewegen Sie sie langsam, denn wenn sie einmal eine Zeitlang über Ihren Kopf gestreckt gelegen sind, kann eine plötzliche Änderung ihrer Lage schmerzhaft sein.)

Legen Sie sich wieder hin und strecken Sie Ihre Arme und Beine aus wie zuvor. Wahrscheinlich werden jetzt wenigstens Ihre Handrücken den Boden berühren, vielleicht auch die Ellbogen und Oberarme. Heben Sie, aber von der Schulter ausgehend, Ihren rechten Oberarm, bis der Handrücken nur eben aufhört, den Boden zu berühren: eine ganz kleine Bewegung also und möglichst langsam ausgeführt. Dann lassen Sie den Arm auf den Boden zurücksinken und dort ausruhen. Heben Sie wieder langsam den Arm von der Schulter aus, bis der Handrücken den Boden verläßt. Wiederholen Sie diese Bewegung 20- bis 25mal. Jedesmal, wenn Sie den Arm gehoben und wieder heruntergelassen haben, schalten Sie eine Pause ein und alle Bewegung aus: Ihre jeweils nächste Bewegung soll eine völlig neue und selbständige Handlung sein.

5. Koordinierung von Atmung und Bewegung

Bei genauer Beobachtung werden Sie spüren, daß – während Sie den Arm strecken, bevor Sie ihn heben – Ihr Handrücken ein wenig am Boden schleift. Wenn Sie die Bewegung einige Male wiederholt haben, werden Sie finden, daß sie sich mit dem Atemrhythmus koordiniert: das Heben und

Strecken des Armes wird mit dem Augenblick, in dem Sie anfangen auszuatmen, genau gleichzeitig sein.

6. *Ausruhen und Beobachten*

Nach 25 solchen Bewegungen bringen Sie die Arme langsam an den Körper zurück; aber machen Sie es stufenweise: rasche Bewegung könnte in der Schulter, die gearbeitet hat, Schmerzen verursachen. Ziehen Sie die Knie an und stellen Sie die Füße auf und ruhen Sie kurz aus. Während Sie sich ausruhen, beachten Sie den Unterschied, den Sie jetzt zwischen der rechten und der linken Körperhälfte fühlen können. (Vgl. auch in der Folge §§ 2 und 3 dieser Lektion.)

7. *Langsame, allmähliche Bewegung*

Drehen Sie sich jetzt auf den Bauch, die Arme und Beine wie vorhin ein wenig auseinander. Heben Sie von der Schulter aus sehr langsam Ihren rechten Ellbogen, bis er den Boden verläßt (die Hand wird sich jetzt nicht notwendig mitheben), und lassen Sie den Ellbogen dann wieder sinken.

Um diese Bewegung so auszuführen wie sie hier beschrieben steht, müssen die Arme bequem über den Kopf ausgestreckt, d. h. die Hände voneinander etwas weniger entfernt sein als die Ellbogen, diese also leicht gebeugt.

Fangen Sie gleichzeitig an, den Ellbogen zu heben und auszuatmen. Wiederholen Sie diese Bewegung mindestens 20mal. Ist die Bewegung langsam und allmählich – wie sie es sein sollte –, so werden Sie bemerken, daß der Ellbogen jetzt mit dem Arm »kriecht«, d. h. er streckt sich ein wenig, bevor er anfängt, sich vom Boden zu heben. Wenn der Ellbogen anfängt, sich genügend zu heben, um das Handgelenk nach sich zu ziehen, wird auch die Hand beginnen, den Boden zu verlassen.

8. Unnütze Anstrengung ausschalten

Wenn einer in dieser Lage sein Handgelenk hebt, so wird die Hand selbst nur selten entspannt abwärtshängen. Ohne es zu wissen, spannen die meisten Menschen die Streckmuskeln der Hand (das sind die Muskeln an der Außenseite des Vorderarms), und die Hand wird dann so gehoben, daß der Handrücken mit der Außenseite des Vorderarms einen Winkel bildet. Nach und nach kann man, durch bloßes Aufmerken, diese unabsichtliche und unnütze Anstrengung der Muskeln ausschalten. Um dies zu erreichen, müssen wir die Muskeln nicht nur der Finger, sondern auch des Vorderarms entspannen. Sobald diese Entspannung erreicht worden ist, wird die Hand »fallen« und danach der Handteller mit der Innenseite des Vorderarms einen Winkel bilden. Hebt man den Ellbogen jetzt, so wird die Hand locker abwärtshängen.

9. Die Rückenmuskeln gebrauchen

Fahren Sie mit dieser Bewegung so lange fort und heben Sie den ganzen Arm, mitsamt Ellbogen und Hand, bis Sie spüren, daß es zu dieser Bewegung keiner Muskelanstrengung mehr bedarf und daß der Kraftaufwand einzig von der Schultergegend herkommt. Um es nun auch der Schulter leichter zu machen, sich vom Boden zu heben, werden Sie die Rückenmuskeln ins Spiel bringen müssen. Dann wird die Schulter sich vom Boden wegheben, zusammen mit dem rechten oberen Teil der Brust.

Drehen Sie sich wieder auf den Rücken und ruhen Sie sich aus. Beobachten Sie dabei den Unterschied in der Art, wie auf den beiden Seiten Ihres Körpers Schultern, Brust und Arme mit dem Boden in Berührung sind.

10. Gleichzeitige Handlung

Strecken Sie die Arme wieder über den Kopf, die Hände auseinander. Strecken Sie Ihre Beine aus, die Füße ausein-

132

ander. Heben Sie sehr, sehr langsam gleichzeitig das rechte Bein und den rechten Arm. Es braucht nur eine kleine Bewegung, gerade groß genug, um den Handrücken und die Ferse vom Boden zu heben. Beobachten Sie, ob Hand und Ferse vom Boden vollkommen gleichzeitig zurückkehren oder nacheinander. Stellen Sie fest, welche von beiden – Hand oder Ferse – den Boden zuerst wieder berührt, und Sie werden entdecken, daß Sie beim Heben den Boden auch vor der anderen verläßt. Es ist nicht leicht, in dieser Bewegung vollkommene Gleichzeitigkeit zu erreichen: im allgemeinen bleibt ein kleiner Zeitunterschied zwischen Arm und Bein.

Um der Gleichzeitigkeit näherzukommen, heben Sie den Arm im gleichen Augenblick, da Sie anfangen auszuatmen. Lassen Sie den Arm zurücksinken und heben Sie jetzt im Augenblick, da Sie auszuatmen beginnen, das Bein. Heben Sie schließlich im Moment des Ausatmens Arm und Bein zusammen. Auf diese Weise werden die beiden Glieder besser koordiniert werden.

11. Spüren, daß die Wirbelsäule länger wird

Heben Sie jetzt abwechselnd Arm und Bein. Beobachten Sie, ob die Lendenwirbel sich ein wenig vom Boden heben, wenn nur das Bein (ohne den Arm) gehoben wird, und ob diese Wirbel sich überhaupt bewegen, wenn mit dem Bein auch der Arm gehoben wird.

Die Lendenwirbel heben sich vom Boden, weil die Muskeln, die das Bein heben, vorne am Becken befestigt sind. Auch die Rückenmuskeln sind am Heben dieser Wirbel beteiligt. Ist die Arbeit dieser Rückenmuskeln dabei nötig oder überflüssig?

Drehen Sie das Bein auswärts, d. h. drehen Sie Hüftgelenk, Knie und Fuß nach rechts. Heben Sie jetzt sehr, sehr langsam in dieser Stellung das Bein und beobachten Sie, wie sich die veränderte Stellung des Beins auf die Bewegung der

133

Lendenwirbel (in der Hüftgegend) auswirkt. Es wird Ihnen nach und nach klarwerden, daß, wenn Sie Bein und Arm gleichzeitig in dem Augenblick heben, da Sie anfangen auszuatmen, Brust- und Bauchmuskeln zusammenwirken und die Arbeit gemeinsam leisten. Die Lendenwirbel heben sich nicht mehr, sondern werden, im Gegenteil, gegen den Boden gepreßt. Arm und Bein lassen sich nun leichter heben, und es entsteht ein Gefühl, als ob der Körper dabei länger würde. Dieses Gefühl, daß die Wirbelsäule länger wird, begleitet die meisten körperlichen Handlungen, wenn diese richtig ausgeführt werden.

12. Unnütze Anstrengungen machen den Körper kürzer

Überschüssige Spannung in den Muskeln führt in nahezu allen Fällen dazu, daß die Wirbelsäule verkürzt wird. Unnötige Anstrengung bei einer Handlung wird den Körper kürzer machen. Bei jeder Handlung, die als schwierig vermutet oder bei der Schwierigkeiten erwartet werden, zieht sich der Körper zum Schutz gegen Schwierigkeit oder Widerstand zusammen. Gerade diese Verstärkung des Körpers erfordert jene unnötige Anstrengung und hindert den Körper daran, sich zum Handeln richtig zu organisieren. Die Grenzen der Fähigkeiten, d. h. dessen, was einem möglich ist, sind aber nicht durch hartnäckige Anstrengung und durch Versuche, den Körper zu schützen, sondern durch verständiges Lernen zu erweitern. Solcher Selbstschutz und solche unnütze Anstrengung sind der Ausdruck mangelnden Selbstvertrauens. Sobald einer glaubt, er brauche alle seine Kraft, strengt er seinen Willen an, um seinen Körper für die Handlung zu verstärken; in Wirklichkeit aber nötigt er sich nur zu unnützer Anstrengung. Die Handlung, die dann aus diesem Versuch, den Körper zu verstärken, hervorgeht, wird Spuren – oft mehr als nur Spuren – des Krampfhaften tragen; daß sie unorganisch ausgeführt und für das Auge des Beobachters jeder Grazie entbehren wird, versteht sich von selbst; sie wird auch nicht angenehm sein und den Körper nicht anregen und keinen Wunsch hinterlassen, sie zu wiederholen. Man kann zwar auch auf diese mühselige Art das gewünschte Ziel erreichen, aber der Preis, den man so dafür zahlt, ist höher als zuerst scheinen mag.

Ruhen Sie sich ein Weilchen aus, und beobachten Sie, wie sich der Kontakt des Beckens mit dem Boden geändert hat und wie verschieden sich die linke und die rechte Hälfte des Körpers anfühlen.

13. Was ist bequemer?

Drehen Sie sich auf den Bauch, strecken Sie die Arme hoch, am Kopf vorbei, auf den Boden und breiten Sie sie auseinander. Spreizen Sie auch die Beine und heben Sie langsam wieder zugleich den rechten Arm und das rechte Bein. Beobachten Sie die Stellung Ihres Kopfes gerade bevor Sie die Glieder heben: ist er nach links oder nach rechts gewendet? liegt er auf dem Boden? Heben Sie, mehrmals nacheinander, Arm und Bein zusammen im Augenblick, da Sie ausatmen, und zwar zunächst mit der rechten Wange auf dem Boden, das Gesicht also nach links gewendet. Dann mit der Stirn auf dem Boden, und schließlich mit der linken Wange auf dem Boden.

Vergleichen Sie jetzt den Kraftaufwand in jeder dieser drei Stellungen und entscheiden Sie, in welcher Stellung die Bewegung am leichtesten zu machen ist. Ein halbwegs gut organisierter Körper wird die Stellung am bequemsten finden, in der die linke Wange auf dem Boden liegt. Wiederholen Sie die Bewegung etwa 25mal und beachten Sie, wie es Ihnen allmählich deutlich wird, daß der Druck des Körpers gegen den Boden sich auf die linke Seite des Bauchs (zwischen der Brust und dem Becken) verschiebt.

Bleiben Sie auf dem Bauch und heben Sie weiter den rechten Arm und das rechte Bein wie bisher, aber heben Sie von jetzt an bei jeder Bewegung auch Ihren Kopf und lassen Sie

Ihre Augen der Bewegung der rechten Hand folgen. Nach 25 solchen Bewegungen drehen Sie sich auf den Rücken und ruhen Sie sich aus.

Wiederholen Sie die Bewegung jetzt in der Rückenlage: Arm, Bein und Kopf zusammen hebend. Konstatieren Sie, wie anders der Körper jetzt auf dem Boden liegt als vor der Übung. Erkennen Sie einzeln Stelle für Stelle des Körpers und des Bodens, die jetzt einander berühren. Stellen Sie den Punkt fest, an dem der Druck der Berührung am größten ist. Wiederholen Sie die Bewegung 25mal und hören Sie dann auf.

14. Welches Auge ist weiter geöffnet?

Stehen Sie langsam auf, gehen Sie ein wenig herum, prüfen Sie, wie verschieden Sie die rechte und die linke Seite Ihres Körpers empfinden, den Unterschied auch in der scheinbaren Länge und im scheinbaren Gewicht der Arme, desgleichen der Beine; prüfen Sie, wie Sie Ihr Gesicht empfinden; schauen Sie sich in einem Spiegel an: die eine Gesichtshälfte sieht frischer aus, in ihr haben sich Falten und Runzeln etwas geglättet, und das eine Auge steht offener als das andere. Welches Auge ist es?

Versuchen Sie sich zu erinnern: haben Sie, wenn Sie vorher nach jeder Folge von Bewegungen Ihre Körperempfindung nachgeprüft haben, ebenfalls festgestellt, daß der eine Arm und das eine Bein zunehmend länger wurden als die Glieder auf der anderen Seite des Körpers? Versuchen Sie nicht, das Gefühl des Unterschieds zwischen den beiden Körperseiten zu überwinden oder loszuwerden: lassen Sie es fortwirken und beachten Sie es, bis es nachläßt und schließlich verschwindet. Wenn keine Störung eintritt, welche Ihre Aufmerksamkeit völlig unterbricht – wie z. B. Ärger oder starke Spannungen –, so sollte der Unterschied viele oder wenigstens einige Stunden lang spürbar bleiben. Beobachten Sie während dieser Zeit, welche Seite Ihres Körpers besser

136

funktioniert und auf welcher Seite alle Bewegungen leichter und fließender ausgeführt werden.

Zweiter Teil

Wiederholen Sie alle im ersten Teil dieser Lektion beschriebenen Bewegungen jetzt mit der linken Seite Ihres Körpers.

Dritter Teil

Diagonale Bewegung

Wenn Sie die Übungen des zweiten Teils beendet haben, heben Sie sehr, sehr langsam gleichzeitig den rechten Arm und das linke Bein, 25mal. Beobachten Sie, wie Wirbel und Rippen ihre Stellung zueinander verändern, und beachten Sie, daß der Teil des Rückens, auf welchem der Körper jetzt aufliegt, ein ganz anderer ist als der, den Sie erkannt hatten, nachdem Sie die beiden Glieder auf der gleichen Körperseite gehoben hatten.

Nach einer kurzen Ruhepause heben Sie den linken Arm und das rechte Bein 25mal zusammen und ruhen Sie sich danach aus. Heben Sie jetzt gleichzeitig alle vier Glieder und den Kopf in dem Augenblick, da Sie beginnen auszuatmen, und wiederholen Sie auch diese Bewegung 25mal. Heben Sie, nach einer weiteren Ruhepause, nur die vier Glieder, den Kopf auf dem Boden lassend. Ruhen Sie sich aus.

Drehen Sie sich auf den Bauch und wiederholen Sie in der Bauchlage diese vier Kombinationen von Bewegungen.

Legen Sie sich zum Schluß wieder auf den Rücken und beobachten Sie sämtliche Stellen, die jetzt mit dem Boden in Berührung sind. Beginnen Sie dabei mit den Fersen und fahren Sie, wie zu Beginn dieser Lektion, damit fort bis zum Kopf. Konstatieren Sie, was sich geändert hat und inwiefern es sich geändert hat, vor allem längs der Wirbelsäule.

Vierte Lektion
Unterscheidung der Teile und Funktionen beim Atmen

Was Sie in dieser Lektion lernen werden:
die Bewegungen Ihrer Rippen, des Zwerchfells und des Unterleibs zu erkennen, die Ihr Atmen ausmachen;
diese Bewegungen einander richtig anzupassen, um tief und leicht atmen zu können;
den Unterschied zu erkennen zwischen der Zeit, die Sie zum Ein-, und der, die Sie zum Ausatmen brauchen;
daß der Atmungsvorgang sich der Körperhaltung anpaßt, je nachdem, wie der Körper sich zur Schwerkraft verhält;
daß die unteren Rippen sich mehr bewegen als die oberen und am Atmen mehr als diese beteiligt sind;
daß Sie leichter und in einem gleichmäßigeren Rhythmus atmen, wenn der Körper ohne bewußte Anstrengung aufrecht gehalten ist, d. h. wenn sein ganzes Gewicht vom Knochenbau getragen wird.

1. Ausgangslage

Legen Sie sich auf den Rücken, strecken Sie die Beine aus, die Füße auseinander. Stellen Sie die Knie auf. Ihre Fußsohlen werden jetzt wie beim Stehen auf dem Boden ruhen, die Füße auseinander. Bewegen Sie mehrmals die Knie zu- und voneinander, bis jedes Knie auf einer Linie steht mit seinem Fuß, wobei diese Linie zwischen der großen und der zweiten Zehe beginnt und durch die Mitte der Ferse führt. Um in dieser Stellung zu stehen, bedarf das Knie keiner Muskelkraft.

2. Atmung und Brustvolumen

Atmen Sie ein; füllen sie Ihre Brust so weit mit Luft auf, wie Ihnen ohne Unbehagen möglich ist. Viele Menschen atmen, ohne dabei den Abstand zwischen Brustbein und Wirbelsäule zu ändern. Statt also das Volumen, den Rauminhalt ihrer Brust deren Bau gemäß zu vergrößern, höhlen sie ihren Rücken, d. h. sie heben den ganzen Brustkorb vom Boden, einschließlich der Lenden- und Kreuzgegend, so daß ihr Brustvolumen einzig durch die Bewegung der falschen Rippen vergrößert wird.

Während der Brustkorb sich weitet und das Brustbein sich von der Wirbelsäule wegbewegt, beobachten Sie, ob Ihre Wirbelsäule in der ganzen Länge des Brustkorbs den Boden berührt. Versuchen Sie nicht, sie zu Boden zu drücken: machen Sie keinerlei Anstrengung. Füllen Sie einfach die Lungen mit Luft, beobachten Sie, wie die Brust sich hebt und ob gleichzeitig die Wirbelsäule gegen den Boden gedrückt wird oder nicht.

Unterbrechen Sie die Bewegung. Warten Sie ab, bis Sie Atem holen müssen, und fangen Sie dann von vorne an. Wiederholen Sie das mehrmals.

3. Atembewegungen ohne zu atmen

Wenn Sie das getan haben und die Bewegung Ihnen klargeworden ist, versuchen Sie, die Brust wie vorhin zu heben, aber ohne einzuatmen – d. h. machen Sie mit der Brust die Bewegungen des Ein- und Ausatmens, aber ziehen Sie dabei keine Luft ein und atmen Sie auch keine aus. Wiederholen Sie das mehrmals, bis Sie wieder das Bedürfnis spüren, Atem zu holen. Aufhören und ausruhen. – Wenn Sie diese Folge von Bewegungen fünf- oder sechsmal wiederholt haben, prüfen sie Ihre Atmung. Inwiefern hat sie sich, seit dem Beginn der Übung, geändert?

4. Das Volumen des Unterleibs vergrößern

Die Ellbogen auf dem Boden, legen Sie die Fingerspitzen auf den Bauch. Warten Sie ab, bis sich Ihre Lungen mit Luft

139

gefüllt haben. Halten Sie den Atem an und pressen Sie, ohne auszuatmen, die Brust so zusammen, als ob Sie die Luft ausstoßen wollten. Der erhöhte Luftdruck wird den Druck im Unterleib stärker machen. Dieser Druck kann abwärts gelenkt werden, gegen den Afterring hin. Indem die Luft abwärts gedrückt wird in die Gegend unterhalb des Nabels, wird der untere Teil des Bauchs sich runden wie ein Fußball.

Beobachten Sie, daß Ihre Hände, indem der Bauch anschwillt, emporgetragen und ein wenig seitwärts bewegt werden.

Der Inhalt des Unterleibs ist sozusagen flüssig. Daher kann sich Druck in ihm ziemlich gleichmäßig nach allen Richtungen hin verteilen. Den meisten aber gelingt es bei dieser Übung zunächst nicht, ihren Unterbauch nach allen Richtungen auszuweiten – es sei denn, ihr Rücken und ihre Hüften sind stark und gut entwickelt. Eher werden sie ihre Rücken- und die Muskeln in der Hüftgegend anstrengen, bis sich die Lendenwirbel vom Boden heben. Achten Sie daher darauf, daß sich der Druck im Bauch nach allen Richtungen gleichmäßig verteilt, auch rückwärts, gegen den Boden hin. Wenn Sie das einmal können, so werden Sie finden: wenn Sie den Bauch abwärtsstoßen, gegen die Füße hin, so werden Sie zugleich ausatmen. Warten Sie, bis die Lungen sich wieder gefüllt haben, und lösen Sie das Ausatmen aus, indem Sie den Bauch ab- und vorwärtsstoßen und den Unterleib ringsum ausweiten, bis Sie die fleischigen Teile in der Hüftgegend gegen den Boden drücken fühlen. Ruhen Sie sich aus und beachten Sie, inwiefern sich die Art Ihres Atmens, der Atembewegung geändert hat.

5. Wippbewegung

Lassen Sie Ihre Lungen sich mit Luft füllen und halten Sie den Atem an. Ohne ein- oder auszuatmen, pressen Sie – wie vorhin – die Brust zusammen und weiten Sie den Unterleib aus. Weiten Sie jetzt die Brust aus und ziehen Sie den Bauch ein; wiederholen Sie diese abwechselnde Bewegung so lange, wie Sie den Atem anhalten können. Es fällt nicht schwer, diese Wippbewegung von Bauch und Brust fünf- oder sechsmal zu wiederholen, als ob Bauch und Brust die beiden Schalen einer Waage wären: die eine steigt, wenn die andere sich senkt.

6. Bewegungen des Zwerchfells

Wiederholen Sie die Übung fünf- oder sechsmal. Dann machen Sie sie noch einmal, jetzt aber so schnell, wie Ihnen ohne Unannehmlichkeit möglich ist. Wenn die Wippbewegung von Brust und Bauch genügend schnell gemacht wird, so werden Sie in der Gegend zwischen Rippen und Nabel eine Bewegung, am Ende auch einen gurgelnden Ton wahrnehmen. Irgend etwas ändert dort seine Lage und drückt abwechselnd aufwärts, in der Richtung des Kopfes, und abwärts, gegen die Füße hin. Was sich da bewegt, ist das Zwerchfell. Für gewöhnlich werden wir uns des Zwerchfells gar nicht bewußt, aber bei dieser Übung können wir seine Lage im Körper indirekt erkennen, ohne von seinem wirklichen anatomischen Platz etwas zu wissen.

7. Normales Atmen

Auf dem Rücken liegend, strecken Sie Arme und Beine aus, die Füße auseinander. Wiederholen Sie die Wippbewegung von Brust und Bauch, ohne Ihren gewohnten Atemrhythmus dabei zu ändern. Die Wippbewegung kann also, wie bei angehaltenem Atem, auch bei normaler Atmung ausgeführt werden. Auf diese Weise kann man Bewegungen, die zum Atmen unerläßlich sind, von überflüssigen Bewegungen unterscheiden, die das Atmen begleiten.

Wiederholen Sie die Bewegung 25mal. Ruhen Sie sich ein wenig aus; drehen Sie sich dann auf den Bauch, strecken Sie die Arme über den Kopf, die Hände auseinander, strecken

Sie die Beine aus, die Füße auseinander, und fahren Sie mit
der Bewegung fort.

8. Völlig symmetrische Wirbelsäule

Ein symmetrisches Rückgrat ist eine Seltenheit. Bei den
meisten ist es in der Schultergegend gegenüber der Becken-
gegend seitwärts gekrümmt, und infolgedessen sind alle Bewegungen auf und nach der einen Körperseite hin leichter
auszuführen als auf bzw. nach der anderen. In frühen Jahren, wenn das Kind aufs Geratewohl eine große Vielfalt von
Bewegungen ausführt, macht das nicht viel aus. In reifen
Jahren aber neigt der Mensch dazu, eine beschränkte Anzahl Bewegungen zu wiederholen (manche tun es oft stun-
denlang) und andere Bewegungen zu vernachlässigen. Der
Körper gewöhnt sich an diese beschränkte Anzahl Bewegungen, der Knochenbau paßt sich ihnen an, und diese Änderungen führen schließlich zu krummer Haltung.

9. Die Mitte spüren

Sie liegen weiterhin auf dem Bauch. – Es ist wichtig zu wissen, ob die Brust, wenn Sie sie weiten, den Boden zuerst genau mit der Mitte des Brustbeins berührt und ob der Bauch
seinerseits dann zuerst seine Mitte an den Boden preßt. Das
zu erkennen, ist gar nicht so leicht, denn unser Beobach-
tungsvermögen ist gerade in diesen Dingen meistens unge-
nügend entwickelt. Einer mag glauben, sein Körper liege
symmetrisch auf dem Boden, die linke Hälfte genauso wie
die rechte, während ein Beobachter deutlich sehen kann,
daß dies ganz und gar nicht der Fall ist. – Versuchen Sie's
trotzdem ein paarmal.

Fahren Sie damit fort. Lassen Sie aber jetzt, wenn Sie die
Brust weiten, die linke Seite des Brustkorbs stärker und
deutlicher gegen den Boden drücken, den Bauch dann seinerseits mit seiner rechten Seite zuerst.

Dabei wird sich der ganze Rücken jetzt schräg bewegen: vom rechten Hüftgelenk gegen die linke Schulter hin. Nach 25 solchen Bewegungen wiederholen sie die vorhergehende Übung: prüfen Sie, ob Brust und Bauch sich jetzt mit ihrer Mitte zuerst auf den Boden legen, und beachten Sie, ob und was sich in Ihrem Gefühl geändert hat, wo diese »Mitte« sei. Machen Sie nun 25 Bewegungen in der anderen Richtung: lenken Sie die rechte Brust- und die linke Bauchseite gegen den Boden und beachten Sie bei jeder einzelnen Bewegung, wie klar sich die Mitte jetzt erkennen läßt.

Drehen Sie sich auf den Rücken. Machen Sie die Wippbewegungen mit Brust und Bauch und beobachten Sie, wie stark sich jetzt die Brust bewegt. Achten Sie auf das Gefühl der Erleichterung. Können Sie spüren, an welchen Teilen des Oberkörpers die Bewegung angenehmer, leichter ist und was dieses Gefühl der Erleichterung erzeugt?

10. Wippbewegungen in der Seitenlage

Legen Sie sich auf die rechte Seite. Strecken Sie den rechten Arm über den Kopf und legen Sie den Kopf auf den Arm. Greifen Sie den Kopf mit der linken Hand, und zwar so, daß die Finger an der rechten Schläfe sind und der Handteller oben auf dem Kopf. Heben Sie mit Hilfe der linken Hand den Kopf seitwärts, so daß sich dabei das linke Ohr der linken Schulter nähert. Den Kopf so gehoben, weiten Sie Ihren Brustkasten nach allen Richtungen aus und ziehen Sie den Bauch ein; weiten Sie dann den Unterleib nach allen Richtungen aus und pressen Sie dabei den Brustkasten zusammen; beobachten Sie beide Male die Bewegungen der Rippen an den beiden Seiten: rechts wird der Boden die Rippen daran hindern, sich auszuweiten, die Brust wird sich daher jetzt nur links ausdehnen, und das Auffächern der linken Rippen wird den Kopf ein wenig gegen den rechten Arm hin zurückdrücken.

Wiederholen Sie diese Bewegung 25mal. Legen Sie sich

143

dann auf den Rücken und versuchen Sie zu spüren und sich klarzumachen, welche Partien des Rückens sich gesenkt haben und jetzt mit dem Boden deutlicher in Berührung sind als zuvor.

Legen Sie sich jetzt auf die linke Seite und machen Sie die entsprechenden Bewegungen 25mal.

11. Wippbewegungen in der Rückenlage

Legen Sie sich auf den Rücken; heben Sie die Schultern vom Boden und stützen Sie sich dabei auf beide Hände und Vorderarme, die parallel zu Ihrem Körper am Boden liegen. Ihr Oberkörper wird jetzt in einem schrägen Winkel zum Boden sein, der Kopf und die Schultern frei. Senken Sie den Kopf, bis das Kinn das Brustbein berührt. Machen Sie in dieser Stellung abermals 25 Wippbewegungen mit Brust und Bauch. Legen Sie sich auf den Rücken und ruhen Sie sich aus.

Setzen Sie sich wieder auf wie vorhin: auf Ellbogen, Vorderarme und Hände gestützt. Lassen Sie diesmal den Kopf rückwärts fallen und das Kinn sich dabei vom Brustbein so weit wie möglich entfernen. Machen Sie wieder 25 Wippbewegungen mit Brust und Bauch und beobachten Sie dabei die Bewegung Ihres Rückgrats.

Legen Sie sich auf den Rücken und beachten Sie Ihre Atmung: eine Besserung sollte jetzt klar zu spüren, die Atmung leichter und tiefer sein.

12. Wippbewegungen im Knien

Knien Sie sich hin, mit den Knien weit auseinander, den Füßen gestreckt und auf einer Geraden mit den Unterschenkeln (die Zehennägel dem Boden zugekehrt). Senken Sie den Kopf, bis die Schädeldecke den Boden vor Ihnen berührt. Legen Sie die Handteller zu beiden Seiten des Kopfes auf den Boden und lassen Sie sie einen Teil des Gewichtes

144

tragen, um den Kopf vor übermäßigem Druck zu bewahren.

Füllen Sie Ihren Brustkasten mit Luft und ziehen Sie den Bauch ein; drücken (oder ziehen) Sie den Brustkasten zusammen und weiten Sie wiederum den Bauch aus; wiederholen Sie die Wippbewegungen 25mal. Während Sie diese Übung machen, beachten Sie, daß der Körper, während Sie den Brustkasten ausdehnen, sich in der Richtung des Kopfes vorwärtsbewegt und der Kopf selbst dabei eine kleine Rollbewegung auf dem Boden macht; daß das Kinn sich zurückbewegt gegen das Brustbein hin und daß die Nacken- und Rückenmuskeln sich dehnen und spannen, während das Rückgrat sich ein wenig höherwölbt. Wenn andrerseits der Bauch gefüllt wird, verlagert sich das Becken ab- und rückwärts, als wären Sie im Begriff, sich auf Ihre Fersen zu setzen. Der Rücken ist dann weniger gewölbt, und die Lendenwirbel bilden in der Kreuzgegend eine Höhlung.

Wiederholen Sie die Übung 25mal, legen Sie sich dann auf den Rücken und beachten Sie Änderungen in Ihrer Atmung und in der Art, wie Ihr Rücken jetzt mit dem Boden in Berührung ist.

13. Wirkung der Wippbewegungen auf die Atmung

Die Wirkung auf die Atmung wird diesmal größer sein als zuvor. Bei aufrechter Haltung sind die Lungen und der übrige Atmungsapparat gleichsam aufgehängt und werden von ihrem eigenen Gewicht in die tiefstmögliche Stellung niedergezogen. Beim Einatmen braucht man dann Kraft, um die Brust zu heben, damit die Lungen sich ausweiten können. In der letzten Übung, während der die Schädeldecke auf dem Boden ruhte, werden die Lungen durch ihr Eigengewicht gegen den Kopf hin gezogen: daher bedarf es zum Einatmen keiner Kraft, wohl aber muß jetzt beim Ausatmen Arbeit geleistet werden, um die entleerte Lunge in ihre Stellung zurückzuheben. Bedenken Sie auch, daß in den Lungengeweben selbst keine Muskeln sind, daß also die

145

Lungen von den Muskeln der Rippen, des Zwerchfells und des Bauchs bewegt werden. Ist es Ihnen jemals aufgefallen, daß wir bei der uns gewohnten aufrechten Haltung zwar rasch ein-, aber langsam ausatmen? Beim Sprechen z. B. sind die Pausen, die wir zum Atemholen machen müssen, so kurz, daß sie kaum zu bemerken sind. Wir sprechen während des langen Ausatmungsvorgangs, der unsere Stimmbänder bewegt. Wenn wir hingegen den Kopf wie vorhin auf den Boden stützen, ist es das Ausatmen, das kurz, und das Einatmen, das lang ist. – Machen Sie den Versuch und beobachten Sie es an sich selbst.

14. Ein- und Auswärtswölbung des Rückgrats und Beckenbewegung

Knien Sie sich hin, die Knie auseinander. Stützen Sie sich auf Kopf und Hände wie vorhin. Schieben Sie das linke Knie ein wenig näher zum Kopf hin, aber lassen Sie das rechte Knie, wo es ist. Wiederholen Sie die Wippbewegungen von Brust und Bauch. Wenn Sie die Brust weiten, wird sich der Körper ungefähr wie bisher gegen den Kopf hin bewegen; aber wenn Sie den Bauch weiten und das Becken sich gegen eine Sitzstellung hin rückwärts bewegt, wird es sich jetzt nur gegen die rechte Ferse hin bewegen, und die Hüften werden sich gegenüber den Schultern abdrehen. Beobachten Sie die zwei gleichzeitigen, verschiedenen Bewegungen der Wirbelsäule: Auswärtswölbung und Höhlung wie vorhin, aber auch eine Drehbewegung des Beckens nach links und nach rechts im Verhältnis zu den Schultern.

Nach 25 solchen Bewegungen legen Sie sich auf den Rücken, ruhen Sie sich aus und beachten Sie Änderungen in Ihrem Brustkorb, in Ihrer Atmung und in der Art, wie Ihr Rücken den Boden berührt.

Knien Sie sich abermals hin und machen Sie wieder 25 Wippbewegungen mit Brust und Bauch, diesmal jedoch mit dem rechten Knie näher zum Kopf als dem linken. Beachten

146

Sie den Unterschied in der Beckenbewegung gegenüber der von vorhin. Versuchen Sie die Hauptursache dieses Unterschieds zu entdecken. Gelingt es Ihnen nicht, so werden Sie es doch mit der Zeit lernen, wenn Ihr Vermögen, Bewegungen zu beobachten und zu unterscheiden, gebessert sein wird.

15. Den Rücken breiter machen

Setzen Sie sich auf den Boden, die Knie genügend weit auseinander, um in der Mitte die Füße Fußsohle an Fußsohle zu legen, sie sozusagen zu falten, so daß sie sich symmetrisch decken. Legen Sie sich die rechte Hand an die linke Seite der Brust, auf die unteren Rippen, und die linke Hand auf die unteren Rippen an der rechten Brustseite, gleichsam als ob Sie sich selber umarmten. Senken Sie den Kopf, weiten Sie den Brustkasten aus, ziehen Sie den Bauch ein und machen Sie die Wippbewegung.

Beobachten Sie, wie sich Ihre Rippen hinten, am Rücken, unter Ihren Fingern auffächern. Vorne weitet die Brust sich nicht aus, da ein Teil ihrer Muskulatur für die »Umarmung« beansprucht wird. Diesmal also haben sich die Lungen hauptsächlich durch das Auffächern der unteren Rippen im Rücken ausgeweitet. Das ist die wirksamste Atembewegung, denn sie geschieht dort, wo die Lungen am breitesten sind.

Machen Sie 25 solche Bewegungen. Beobachten Sie Ihre Rückenrippen: bewegen sie sich nach wie vor?

Stehen Sie langsam auf. Beachten Sie, ob Ihr Körper jetzt mehr aufgerichtet, aufrechter ist als vorher. Die Haltung Ihrer Schultern dürfte sich sehr verändert anfühlen. Prüfen Sie Ihre Atmung: sie wird ohne Zweifel besser sein als sonst. Die Besserung, die Sie durch praktische Arbeit erreicht haben, bedeutet einen Schritt in der gewünschten Richtung. Durch das bloße Verstehen des Atmungsapparats wäre eine solche verbesserte Atmung nicht zu erzielen gewesen.

Fünfte Lektion
Koordinierung der Beuge- und der Streckmuskeln

Was Sie in dieser Lektion lernen werden:
die Aufrichtemuskeln im Rücken stärker zusammenzuziehen;
daß der Tonus der Streckmuskulatur des Rückens erhöht wird,
wenn man die Beugemuskeln des Unterleibs anhaltend zusam-
menzieht;
die Muskeln zu verlängern, die den Körper drehen;
daß die Verlängerung der Streckmuskeln im Nacken durch die
Betätigung ihrer Antagonisten vorne am Hals das Gleichgewicht
des Kopfes bei aufrecht stehender Haltung verbessert;
Kopf- und Rumpfbewegungen besser zu differenzieren.

1. Ausgangslage

Legen Sie sich auf den Rücken, strecken Sie die Beine aus,
Füße auseinander. Stellen Sie die Knie auf und schlagen Sie
das rechte über das linke.

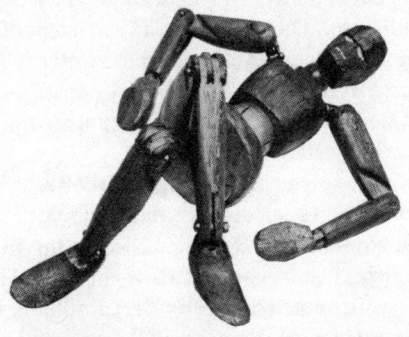

2. Lasssen Sie die Knie sinken

Lassen Sie beide Knie nach rechts sinken, so daß beide jetzt
nur auf dem linken Fuße ruhen. Das Gewicht des rechten

148

Beins wird beiden Beinen helfen, nach rechts gegen den Boden hin zu sinken. Lassen Sie jetzt die Knie wieder in die Mitte hinauf zurückkehren, dann von neuem nach rechts hinuntersinken. Wiederholen Sie das 25mal. Ihre Arme sollten dabei neben Ihrem Körper liegen. Lassen Sie Ihre Lungen einatmen, während die Knie in die Mitte hinauf zurückkehren, und atmen Sie aus, wenn die Knie sinken, so daß eine Hinundherbewegung der Beine einem Atemzyklus entspricht.

3. Die Bahn des Zugs bei einer Drehbewegung

Während die Beine niedersinken, beobachten Sie die Bewegung Ihres Beckens. Die linke Beckenseite wird sich ein wenig vom Boden heben und in die Richtung des linken Oberschenkels gezogen werden. Die Wirbelsäule wird vom Becken gezogen werden und ihrerseits den Brustkorb ziehen, bis das linke Schulterblatt dazu neigen wird, sich vom Boden wegzuheben. Fahren Sie fort, die Beine immer wieder nach rechts zu senken, bis die linke Schulter sich vom Boden hebt, und lassen Sie dann die Beine in die Mitte zurückkehren. Versuchen Sie die Bahn zu beobachten, über welche die Drehbewegung vom Becken aus zur linken Schulter gelangt, d. h. durch welche Wirbel und Rippen sie führt.

Die Bewegung der Wirbelsäule macht sich natürlich auch durch eine Bewegung des Kopfes bemerkbar: der Hinterkopf liegt auf dem Boden; indem die Knie nach rechts sinken, wird das Kinn sich dem Brustbein nähern; und wenn die Knie zur Mitte hinauf zurückkehren, wird sich der Kopf in seine Ausgangslage zurückbewegen.

4. Welche Seite ist es?

Strecken Sie die Beine aus, warten Sie einen Augenblick und versuchen Sie dann zu spüren, auf welcher Seite Ihres

Beckens sich mehr geändert hat. Eine der beiden Seiten liegt flacher auf, ist mit dem Boden vollständiger in Berührung. Welche Seite ist es?

5. Stellung der Knie

Stellen Sie die Knie auf, mit den Füßen auseinander, und vergewissern Sie sich, daß jedes Knie senkrecht über seinem Fuß steht. Noch besser: bewegen Sie beide Knie zu- und voneinander, bis Sic klar spüren können, wann ein Knie direkt über seinem Fuß ist, d. h. in einer Stellung, in der es keiner Muskelkraft bedarf, die es halten müßte, damit es nach links oder nach rechts nicht umsinke. Lassen Sie das rechte Knie aufgestellt, strecken Sie das linke Bein auf den Boden.

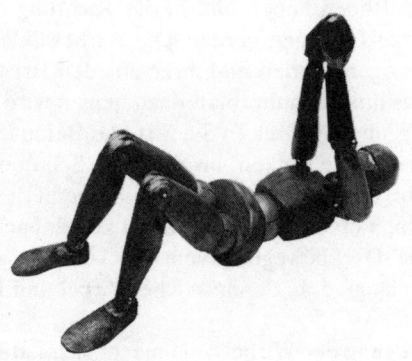

6. Drehung des Schultergürtels

Strecken Sie die Arme empor gegen die Zimmerdecke und falten Sie die Hände. Ihr Schultergürtel und Ihre beiden Arme bilden jetzt ein Dreieck, dessen Spitze die beiden aneinandergelegten Handgelenke sind. Heben Sie den Schultergürtel so vom Boden, als ob jemand Ihre rechte Schulter heben würde: beide Hände werden sich nun nach links gegen den Boden hin senken. Das Dreieck sollte dabei unverändert bleiben, ohne Bewegungen in den Ellbogen, und

150

auch die Hände sollten sich nicht gegeneinander verschieben. – Kehren Sie, indem Sie einatmen, hinauf zur Mitte zurück; lassen Sie dabei Ihr Becken sich nicht mehr als nötig bewegen.

Lassen Sie, während Sie ausatmen, das Dreieck (Schultergürtel und Arme) sich nach links hinübersenken. Wiederholen Sie die ganze Bewegung (nach links hinüber und wieder hinauf zurück) 25mal.

Beobachten Sie: müssen Sie, um diese Bewegung auszuführen, den Kopf vom Boden heben? Und wie weit werden sich Ihre Arme nach links hinübersenken, wenn Sie nicht auch Ihr Gesicht nach links drehen?

Ruhen Sie sich kurz aus. Welche Schulter liegt jetzt fester auf dem Boden auf? Stellen Sie die Beine wieder auf. Kreuzen Sie das rechte Knie über das linke, lassen Sie beide zusammen nach rechts hinübersinken. Schauen Sie nach, ob die Knie jetzt näher als vorhin an den Boden kommen oder nicht.

7. Die Knie andersherum kreuzen

Kreuzen Sie jetzt das linke Knie über das rechte. Lassen Sie beide nach links hinübersinken und bringen Sie sie dann wieder in die Mitte hinauf zurück. Wiederholen Sie das 25mal. Ruhen Sie einen Moment aus und beobachten Sie, welche Körperseite jetzt »mehr« am Boden liegt und mit ihm vollständiger in Berührung ist, und wo.

Lassen Sie die Knie – das linke über das rechte gekreuzt – nochmals nach links sinken und beobachten Sie, mit welchem Grad von Leichtigkeit sie sinken und wie nah sie an den Boden kommen: Sie werden dann nach der nächsten Übung, in der sich der Oberkörper bewegen wird, eine Änderung zum Besseren feststellen können.

8. Den Schultergürtel nach rechts bewegen

Lassen Sie die Knie gesenkt links liegen. Strecken Sie die Arme empor, falten Sie die Hände: bilden Sie das gleiche Dreieck wie vorhin. Lassen Sie die Arme nach rechts hinübersinken; kehren Sie dann hinauf zur Mitte zurück. Machen Sie die Bewegung – wie vorhin die gleiche nach links – 25mal.

Ruhen Sie sich aus und prüfen Sie die Berührung der Schultern mit dem Boden.

9. Die Knie senken sich tiefer

Lassen Sie Ihre Knie – das linke über das rechte gekreuzt – wieder nach links sinken und stellen Sie die Änderungen zum Besseren fest, welche die Bewegung des Schultergürtels nach rechts bewirkt hat. Daß die Bewegung jetzt größer geworden ist – die Knie sich näher an den Boden senken –, kommt daher, daß die Muskeln zwischen den Rippen entspannt worden sind, wodurch es den Wirbeln des Rückgrats ermöglicht wird, sich freier zu drehen.

10. Kniebewegung und gleichzeitiges
Heben des Kopfes

Kreuzen Sie wieder das rechte Knie über das linke. Lassen Sie beide Knie zusammen von sich aus nach rechts hinübersinken, ohne ihnen auch nur im geringsten mit Kraft dabei irgendwie nachzuhelfen. Legen Sie die Hände hinter bzw. unter den Kopf, verschränken Sie die Finger, heben Sie mit Hilfe der Hände den Kopf und lassen Sie dabei die Ellbogen sich einander nähern. Lassen Sie dann den Kopf wieder auf den Boden zurück und Hände, Arme, Ellbogen mit ihm. Lassen Sie die Lungen sich mit Luft füllen und beginnen Sie, den Kopf auf die gleiche Weise in dem Augenblick wieder zu heben, da Sie anfangen auszuatmen. Heben Sie dabei den

152

Kopf geradeaus nach vorn, obwohl Becken und Beine nach rechts abgedreht sind.

Wiederholen Sie die Übung 25mal, wobei Sie den Kopf jedesmal dann heben, wenn Sie anfangen auszuatmen. Beobachten Sie während der Übung, wie sich der Kontakt der Rippen, des Rückgrats und des Beckens mit dem Boden ändert und welcher Teil des Rumpfes sich am deutlichsten zu Boden gesenkt hat.

11. Die Finger anders verschränken

Kreuzen Sie das linke Knie über das rechte und lassen Sie beide zusammen so weit nach links hinübersinken wie bequem ist. Verschränken Sie die Finger jetzt anders, d. h.: wenn Sie sie gewöhnlich so verschränken, daß der linke Zeigefinger vor dem rechten liegt, so sei jetzt der rechte vor dem linken (oder umgekehrt), und verschieben Sie dementsprechend auch die anderen Finger.

Nehmen Sie die Hände auseinander und verschränken Sie sie jetzt aufs Geratewohl: wahrscheinlich werden Sie sie auf die gewohnte Art verschränkt haben. Wechseln Sie in die andere, symmetrische Verschränkung und beobachten Sie, wie diese kleine Änderung die Stellung Ihrer Schultern und Ihres Kopfes verändert; vielleicht kommt es Ihnen sogar vor, »alles sei jetzt schräg und schief«.

Heben Sie den Kopf mit den »anders verschränkten« Händen und wiederholen Sie die Bewegung von vorhin, mit genauer Aufmerksamkeit für alle Einzelheiten. Nach 25 Bewegungen: ausruhen und feststellen, inwiefern sich der Kontakt Ihres Rückens mit dem Boden jetzt anders anfühlt.

12. Änderungen in den Lendenwirbeln

Legen Sie sich auf den Rücken, stellen Sie die Knie auf, verschränken Sie die Finger hinter dem Kopf und heben Sie ihn, aufs Ausatmen, mit den Händen. Wiederholen Sie dies

153

25mal. Bleiben Sie dann so auf dem Rücken liegen, ruhen Sie sich ein Weilchen aus und beachten Sie dabei im einzelnen, ob und was sich an Ihren Lendenwirbeln geändert hat: – für einige von Ihnen mag es das erstemal in ihrem Leben sein, daß die Lendenwirbel ohne bewußte Anstrengung flach auf dem Boden liegen; bei anderen mögen die Wirbel ein gutes Stück gegen den Boden hin gesunken sein, aber es bleibt noch immer etwas überflüssige Spannung in den Rückenmuskeln, die noch zu lösen sein wird.

13. Rumpfschaukel mit verschränkten Armen

Legen Sie sich auf den Rücken und stellen Sie die Knie so auf, daß die Füße ziemlich weit auseinander, aber bequem auf dem Boden stehen. Schieben Sie die rechte Hand unter die linke Achselhöhle und legen Sie die Finger auf das linke Schulterblatt; legen Sie den linken Arm über den rechten und legen Sie die Finger der linken Hand auf das rechte Schulterblatt.

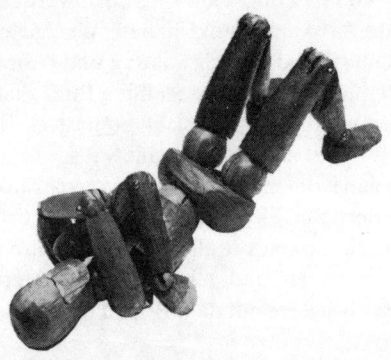

Schaukeln und rollen Sie jetzt den Rumpf von rechts nach links und wieder zurück, wobei die rechte Hand die linke Schulter vom Boden hebt, wenn Sie sich nach rechts, die linke Hand die rechte Schulter heben hilft, wenn Sie sich nach links hinüber bewegen. Helfen Sie der Bewegung nicht vom Becken aus nach, sondern schaukeln Sie nur den Oberkörper hin und her. Machen Sie die ganze Bewegung 25 mal, langsam anfangend und die Geschwindigkeit steigernd, bis Sie unbeschwert und in einem behaglichen Rhythmus hin und her rollen.

Ruhen Sie sich kurz aus. Wechseln Sie die Arme, so daß jetzt der rechte über den linken zu liegen kommt, die linke Hand unter die rechte Achselhöhle. Machen Sie 25 Bewegungen in dieser Stellung, langsam anfangend und dann immer schneller.

14. Schaukelbewegung bei stillgehaltenem Kopf

Ruhen Sie sich aus und versuchen Sie sich zu erinnern, ob Ihr Kopf die Schaukelbewegungen irgendwie mitgemacht hat. Er hat es so gut wie sicher. Halten Sie jetzt mit dem Blick irgendeinen geeigneten Fleck an der Zimmerdecke fest. Kreuzen Sie wieder die Arme und wiederholen Sie die Schaukel- und Rollbewegung, halten Sie dabei das Becken still und den Fleck an der Zimmerdecke mit dem Blick fest. Diesmal wird der Kopf die Roll- und Schaukelbewegung nicht mitmachen. Es ist eine ungewohnte Bewegung, denn Sie sind nicht gewöhnt, den Kopf nicht in der gleichen Richtung zu drehen wie die Schultern.

Ruhen Sie sich ein Weilchen aus und wiederholen Sie dann die Roll- und Schaukelbewegung, aber lassen Sie den Kopf jetzt wieder mit den Schultern rollen. Während Sie nun diese Bewegung mit Ihrem Rücken machen, halten Sie den Fleck an der Zimmerdecke wieder mit Ihren Augen fest und dadurch die Kopfbewegung auf. Beachten Sie, wie die Rollbewegung besser wird, indem Sie lernen, Kopf- und Schulterbewegungen voneinander zu trennen.

15. Kopf und Schultern in entgegengesetzten Richtungen bewegen

Ausruhen. Dann nehmen Sie die Rollbewegungen des Rükkens wieder auf, drehen aber diesmal, wenn die Schultern nach links rollen, Kopf und Augen nach rechts, und umgekehrt. Setzen Sie diese Rollbewegung von Kopf und Schultern in entgegengesetzten Richtungen fort und achten Sie darauf, daß die Bewegung gut koordiniert und fließend ist.

Kreuzen Sie die Arme um, den unteren jetzt obenauf, und machen Sie weitere 25 Rollbewegungen, Kopf und Schultern gegeneinander in entgegengesetzten Richtungen. Ruhen Sie sich aus, nehmen Sie dann die Bewegung mit Kopf und Schultern in der gleichen Richtung wieder auf. Beachten Sie, daß die Bewegung jetzt fließender ist und an Leichtigkeit gewonnen hat, obwohl der Dreh- bzw. Rollwinkel größer geworden ist.

16. Die Änderungen feststellen

Strecken Sie sich aus und bleiben Sie ruhig liegen. Versuchen Sie nach einer Weile zu bemerken, ob sich an der Wirbelsäule noch mehr geändert hat. Liegt jetzt die ganze Säule, einschließlich der Lendenwirbel, flach auf dem Boden auf?

Stehen Sie sehr langsam auf, machen Sie ein paar Schritte und beachten Sie, wie Sie jetzt Ihren Kopf halten – oder eigentlich: tragen –, wie Sie jetzt atmen und was Sie in den Schultern fühlen. Sie werden sehen, daß jetzt Ihr ganzer Körper sich ohne irgendwelche Absicht oder Anstrengung mehr aufrecht hält. Überlegen Sie sich diese Änderungen. Wie, auf welche Weise, kommen nach so einfachen Bewegungen und nach so kurzer Zeit so große Änderungen zustande?

Sechste Lektion
Bewegungen des Beckens unterscheiden mittels eines imaginären Zifferblatts

In dieser Lektion werden Sie:

unnütze und unbewußte Anstrengungen Ihrer Beckenmuskulatur erkennen lernen;

Ihre Kontrolle über die Stellung des Beckens verfeinern und die Haltung der Wirbelsäule verbessern;

Kopf- und Rumpfbewegungen besser koordinieren und sie gegeneinander ausführen lernen – und dadurch die Drehbewegungen verbessern, welche Ihre Wirbelsäule bei aufrechter Haltung machen kann (bei primitiven Bewegungen drehen sich Augen, Kopf und Rumpf gemeinsam nach rechts oder links; ist man sich dieser Tendenz bewußt, so kann man diese drei Teile einzeln oder in verschiedenen Kombinationen drehen: solche Bewußtheit erleichtert das Drehen und macht den Drehwinkel größer);

Verhältnis und Beziehung beobachten zwischen dem Gefühl, das von einer Körperbewegung verursacht wird, und dem Ort, an dem sich die Glieder im Raum befinden.

1. Ausgangslage

Legen Sie sich auf den Rücken, stellen Sie die Knie auf, die Füße bequem auseinander und ungefähr auf einer Linie mit den Hüften. Legen Sie, ebenfalls bequem, die Arme links und rechts vom Körper auf den Boden.

2. Die Kreuzwölbung ändern

Heben Sie mittels der Rückenmuskeln die Hüften so, daß die Lendenwirbel über dem Boden einen Bogen bilden. Versuchen Sie diesen Bogen zu erhöhen, als wollten Sie darunter eine Maus durchlaufen lassen. Dabei werden Sie spüren, wie Ihre Füße den Boden drücken, und die Muskeln an der Vorderseite Ihrer Hüftgelenke werden Ihnen helfen, den oberen Teil des Beckens vom Boden zu heben und dadurch den Druck aufs Steißbein vergrößern.

3. Zifferblatt auf dem Becken

Stellen Sie sich vor, auf die Rückseite Ihres Beckens wäre ein Zifferblatt gezeichnet. Die Ziffer sechs stünde dann auf Ihrem Steißbein, zwölf wäre am oberen Ende des Beckens, wo es sich mit der Wirbelsäule verbindet: Sie können die Stelle mit den Fingern ertasten (sie befindet sich am unteren Ende Ihres fünften Lendenwirbels). Wenn Sie das imaginäre Zifferblatt im Sinn behalten, so können wir sagen: in der Bewegung, die Sie gerade gemacht haben, haben Sie die Hüften gehoben und der meiste Druck des Beckens fiel auf den Punkt, den wir als »sechs Uhr« bezeichnen wollen.

Ergänzen wir jetzt das Zifferblatt: drei Uhr wird in der Gegend des rechten, neun Uhr in der des linken Hüftgelenkes sein. Die übrigen Stunden stehen an ihren Stellen zwischen diesen vier Punkten.

4. Von sechs Uhr nach zwölf Uhr

Versuchen Sie nochmals, den größten Teil des Drucks, den das Becken auf den Boden ausübt, auf den Punkt zu verlagern, den wir als »sechs Uhr« bezeichnet haben, d. h. auf das Steißbein. Ihre Rückenmuskeln werden die Lendenwirbel emporwölben, und diesen Bogen werden Ihre Becken- und Kniemuskeln, indem sie sich zusammenziehen, noch erhöhen. Diese Zusammenziehung übt einen Zug auf Ihre Füße aus, die noch immer fest auf dem Boden stehen und sich nicht rühren. Verlagern Sie jetzt das Hauptgewicht nach »zwölf Uhr«: der obere Teil des Beckens und die Lendenwirbel werden jetzt auf dem Boden aufruhen, das Steißbein hingegen wird sich vom Boden heben und der Druck auf die Füße sich erhöhen.

158

5. Von der Handlung unabhängig atmen

Kehren Sie nach sechs Uhr zurück, dann wieder nach zwölf Uhr, 25mal hin und her. Verringern Sie allmählich den Kraftaufwand und machen Sie den Wechsel von einer Stellung zur andern weniger ruckartig; versuchen Sie auch, Ihre Atmung von der Bewegung zu trennen: die Atmung sollte ruhig und leicht sein, ohne jede Rücksicht auf die Änderungen in Ihrer Körperstellung. Das Becken sollte sich aus einer Stellung in die andere ohne Anstrengung, langsam und fließend bewegen.

Strecken Sie die Beine aus und achten Sie auf das Gefühl in Ihrem Becken. Versuchen Sie genau festzustellen, an welchen Punkten sich der Kontakt mit dem Boden geändert hat. Haben Sie bemerkt, daß, sobald Sie Ihre Atmung von der Bewegung getrennt hatten, Ihr Kopf angefangen hat, sich zusammen mit dem Becken zu bewegen, als ob er die Beckenbewegung in einem kleineren Maßstab »nachahmen« würde?

6. Zifferblatt am Hinterkopf

Stellen Sie sich jetzt vor, Sie hätten ein kleines Zifferblatt am Hinterkopf: seine Mitte ist an dem Punkt, wo der Kopf, wenn er auf dem Boden liegt, am meisten Druck ausübt und spürt. Wenn nun das Becken in der Stellung ist, daß sein Hauptgewicht auf sechs Uhr (Steißbein) liegt, so wird die Wirbelsäule den Kopf so hinunterziehen, daß das Kinn gegen die Kehle gezogen wird – und dadurch wird das Hauptgewicht des Hinterkopfs auf sechs Uhr des »Kopfzifferblatts« verlagert werden. Liegt das Hauptgewicht des Beckens auf zwölf Uhr, so wird die Wirbelsäule den Kopf zurückgeschoben, das Kinn sich vom Hals entfernt haben: das Hauptgewicht des Kopfes wird von einem Punkt weiter oben am Hinterkopf getragen werden, und dieser Punkt wird auf dem »Kopfzifferblatt« zwölf Uhr sein.

7. Der Kopf wiederholt die Bewegungen des Beckens

Machen Sie die Beckenbewegungen 25mal. Verlagern Sie das Gewicht des Beckens von zwölf nach sechs Uhr und wieder zurück, aber vergewissern Sie sich diesmal, daß Sie Ihren Kopf nicht daran hindern, die Bewegungen des Beckens nachahmend mitzumachen.

Beachten Sie, wie diese Bewegung sich auf Ihre Atmung auswirkt, und ferner, auf welche Weise Ihr Rumpf die Bewegungen des Beckens dem Kopf mitteilt und umgekehrt.

Ruhen Sie sich ein Weilchen aus.

8. Von drei nach neun Uhr

Stellen Sie Ihre Knie wieder auf und lehnen Sie das Becken nach drei Uhr hinüber, d. h. auf Ihr rechtes Hüftgelenk. Sie werden jetzt auf dem linken Fuß mehr Gewicht als auf dem rechten tragen, und das linke Hüftgelenk wird sich vom Boden gehoben haben. Der Druck auf den rechten Fuß wird etwas leichter geworden sein. Kehren Sie die Bewegung um und stützen Sie sich auf den Neun-Uhr-Punkt. Machen Sie die ganze Bewegung – das Becken von links nach rechts rollen und wieder zurück – 25mal.

Beachten Sie, wie Ihr Kopf diese Bewegung in verkleinerter Form mitmacht, solange Sie die Brustmuskeln nicht unnötig spannen und nicht den Atemrhythmus stören.

Ruhen Sie sich ein Weilchen aus.

9. Rund um die Uhr

Stellen Sie die Knie wieder auf. Ruhen Sie Ihr Becken auf zwölf Uhr auf. Verschieben Sie nun den Berührungspunkt nach ein Uhr hin, dann wieder zurück nach zwölf. Wiederholen Sie das fünfmal. Bewegen Sie Ihr Becken jetzt von zwölf durch eins nach zwei Uhr hin und zurück, und wiederholen Sie auch das fünfmal. Und verlagern Sie schließlich das Gewicht durch eins und zwei hindurch nach drei Uhr auf die gleiche Weise.

Machen Sie jede dieser Bewegungen fünfmal hin und zurück; geben Sie nach fünf Malen jeweils eine Stunde zu, bis Sie den Sechs-Uhr-Punkt erreichen, und wiederholen Sie dann, jeweils eine Stunde abnehmend, bis zum Zwölf-Uhr-Punkt. Jede Bewegung sollte eine fließende, gleitende Kurvenbewegung sein und bei den einzelnen Stunden unterwegs nicht unterbrochen werden und nicht einmal zögern.

Beachten Sie, wie Sie sich der genauen Stellung, in der sich das Becken jeweils befindet, immer deutlicher und bestimmter bewußt werden und wie die Bahn, die das Gewicht durchmißt, immer mehr zu einem Bogen wird, statt der anfänglichen, etwas ruckartigen geraden Bewegungen von einem Stundenpunkt zum nächsten.

Hören Sie mit der Bewegung auf, strecken Sie sich auf dem Boden aus und konstatieren Sie den Unterschied zwischen der rechten und der linken Seite des Beckens. Während Sie sich ausruhen, vesuchen Sie sich zu erinnern, ob Ihr Kopf die Beckenbewegungen gleichsam verkleinert mitgemacht hat. Wir tun sehr vieles, wovon wir gar nicht wissen, daß wir's tun.

10. Rund um die Uhr: in der Gegenrichtung

Stellen Sie die Knie wieder auf, das Becken auf zwölf Uhr. Verlagern Sie das Hauptgewicht des Beckens nach elf Uhr und wieder zurück nach zwölf. Wiederholen Sie das fünfmal. Erweitern Sie die Bewegung von zwölf durch elf nach zehn Uhr und wieder zurück. Fahren Sie fort wie vorhin, bis Sie nach sechs Uhr kommen, und, abnehmend, zurück.

Ruhen Sie sich aus und beobachten Sie im einzelnen, was in Ihrem Körper geschehen ist.

11. Die Bogen verlängern

Verlagern Sie das Hauptgewicht des Beckens nach drei Uhr, d. h. auf das rechte Hüftgelenk. Verschieben Sie es nach vier Uhr, dann zurück nach drei und weiter nach zwei. Bewegen Sie es von zwei durch drei nach vier Uhr und wieder zurück. Wiederholen Sie das fünfmal. Geben Sie danach nach beiden Richtungen der Bewegung jeweils eine Stunde zu: die nächste Bewegung wird Sie demnach von eins nach fünf Uhr führen, die übernächste von zwölf nach sechs. Wiederholen Sie jede dieser Bewegungen fünfmal.

Ruhen Sie sich aus und beachten Sie, wie sich infolge dieser Übung der Kontakt Ihres Beckens mit dem Boden verändert hat.

Wiederholen Sie diese Bewegungen auf der linken Seite, von neun Uhr aus.

Ausruhen. Haben Sie Ihre Kopfbewegungen beobachtet? Haben Sie bemerkt, was während der Übung Ihre Füße oder sonst irgendein Teil Ihres Körpers getan haben?

12. Das Ganze und seine Teile

Bewegen Sie Ihr Becken in der Richtung des Uhrzeigers 20mal »um die Uhr« herum. Beobachten Sie während dieser Bewegung Ihren Körper sowohl als ein Ganzes wie auch in seinen einzelnen Teilen: richten Sie Ihre Aufmerksamkeit systematisch auf eine Körperstelle nach der andern, ohne dabei den Körper als Ganzes aus dem Sinn zu verlieren. Das Gefühl, das Sie von Ihrem Körper als Ganzem haben werden, wird natürlich etwas weniger klar und nur eine Art Hintergrund sein: wie einer beim Lesen mit einem Blick eine ganze Seite überblickt, aber dadurch keinen so klaren Eindruck bekommt, daß er sie auch verstünde; er kann den Sinn nur der Buchstaben und Wörter begreifen, die er genau wahrgenommen hat.

Ohne die Uhrbewegungen des Beckens und des Kopfes zu

unterbrechen, achten Sie jetzt auf Ihre Kopfbewegungen. Denken Sie sich abwechselnd den Kopf und dann das Bekken als den Teil, der die Bewegung führt. Beachten Sie, wie die Bewegung stetig besser wird: fließender, gleichmäßiger, genauer, auch schneller.

Ruhen Sie sich aus. Bewegen Sie danach Becken und Kopf gegen den Uhrzeiger 20mal im Kreis.

13. *Objektiv* contra *subjektiv*

Bisher haben wir uns das Zifferblatt am Körper selbst vorgestellt und seine Ziffern durch Stellen vorstellbar gemacht, an denen der Körper auf den Boden einen Druck ausgeübt hat. Stellen Sie sich jetzt vor, das Zifferblatt sei auf den Boden gezeichnet, und schätzen Sie, d. h. messen Sie im Geist die Entfernung dort zwischen sechs Uhr und zwölf Uhr. Schätzen Sie nun die Entfernung zwischen sechs Uhr und zwölf Uhr auf dem Zifferblatt an Ihrem Körper und beachten Sie, wie verschieden in diesen beiden Fällen das Gefühl für Entfernungen ist. Welche der beiden Schätzungen ist sachlicher? Welche genauer? Im ersten Fall, bei der Schätzung der Entfernung auf dem Boden, ist Ihr Urteil eher objektiv; im zweiten Fall, an Ihrem Körper, ist es eher subjektiv.

Im Verlauf dieser Lektion werden Sie entdecken, daß Ihr Urteil in beiden Fällen zwar verschieden ist, daß sich aber die subjektive Schätzung der objektiven asymptotisch nähert, d. h. ihr immer näher kommt, ohne sie jemals ganz zu erreichen. Mit anderen Worten: während objektive Schätzung unser Wissen auf die physische Wirklichkeit beschränkt, die um uns ist, hat subjektive Schätzung weiteren Spielraum. Konkrete physische Wirklichkeit zieht notwendig Schranken, ist aber der kleinste Nenner, der uns allen gemeinsam ist. Das tatsächliche Fassungsvermögen irgendeines Nervensystems kann jedoch nur nach seinen subjektiven Merkmalen geschätzt werden, d. h. nach dem, wie einer

163

fühlt, empfindet, denkt und was er vermag und vermöchte. Nach diesem Maßstab gemessen, sind die Unterschiede vom einen zum andern enorm. Nähme man diese Begriffe und was sie implizieren allgemein an, so würde das Durchschnittsniveau steigen und dadurch würden sich die Unterschiede von Mensch zu Mensch noch vergrößern.

14. Innerer und äußerer Kontakt

Bewegen Sie Ihr Becken wieder in der Richtung des Uhrzeigers. Stellen Sie sich diesmal vor, daß die Ziffern auf Ihrem Becken plastisch, daß sie ein wenig erhaben sind und, indem die Druckstelle sich an ihnen vorbeibewegt, auf dem Boden, ähnlich wie ein Stempel, einen Abdruck hinterlassen. Folgen Sie mit Ihrer Aufmerksamkeit der Berührung jeder Ziffer an Ihrem Becken mit deren Abdruck auf dem Boden. Das ist es, was ich gemeint habe, als ich davon sprach, daß man den inneren und den äußeren Kontakt abwechselnd herstellt, bis beides zu einer einzigen, wesentlichen Tätigkeit verschmilzt.

Hören Sie mit der Bewegung auf und ruhen Sie sich aus. Beachten Sie, wie gewohnt, was sich an der Stellung Ihres ganzen Körpers zum Boden geändert hat.

15. Gegen den Uhrzeiger

Wiederholen Sie die Übung, aber bewegen Sie das Becken jetzt gegen den Uhrzeiger. Ruhen Sie sich aus, erinnern Sie sich, wie Ihr Körper zu Beginn der Lektion auf dem Boden gelegen war, und stellen Sie die Änderungen fest. Ihr Becken dürfte jetzt sowohl der Länge als auch der Breite nach flach und fest auf dem Boden ruhen; es wird Ihnen vorkommen, als habe die Besserung ihren Höhepunkt erreicht, aber das ist nicht der Fall. Tatsächlich ist der Besserung von Handlungen keine Grenze gesetzt.

16. Rechtes Knie gebeugt

Stellen Sie das rechte Knie auf; das linke Bein bleibt ausgestreckt auf dem Boden, vom rechten leicht abgewinkelt. Machen Sie 20 Beckenbewegungen in der Richtung des Uhrzeigers. Beachten Sie, welche »Stunden« den Boden jetzt stärker, welche ihn schwächer drücken als vorhin.

17. Linkes Knie gebeugt

Strecken Sie das rechte Bein aus, stellen Sie das linke Knie auf und machen Sie 20 Bewegungen mit dem Becken gegen die Richtung des Uhrzeigers: welche Stunden sind jetzt deutlicher als vorhin? Die Stunden, die jetzt weniger deutlich sind, werden denen symmetrisch entsprechen, die weniger deutlich waren, als Sie das rechte Knie aufgestellt hatten.

Strecken Sie beide Beine aus und beobachten Sie, ob sich noch etwas weiteres an der Art geändert hat, wie Ihr Becken den Boden berührt. Sie werden nochmals feststellen, daß einem die Ausgangslage oder -stellung erst dann klar und deutlich werden kann, wenn sie sich bereits geändert hat. Man kann nicht in Begriffen denken, die einem nicht vertraut sind: darum kann man Dinge, die man nicht zuinnerst und genau kennt und weiß, weder besprechen noch beurteilen.

18. Beine gespreizt

Legen Sie sich auf den Boden, die Beine auseinander, und bewegen Sie Ihr Becken in der Richtung des Uhrzeigers. Prüfen Sie, bei welchen Stunden es jetzt stärker, bei welchen es schwächer gegen den Boden drückt. Kehren Sie die Bewegung um (gegen den Uhrzeiger) und beachten Sie den Unterschied.

19. Beine gekreuzt

Kreuzen Sie das rechte Bein über das linke. Machen Sie 20 Bewegungen in Uhrzeiger-, dann weitere 20 in der Gegenrichtung. Ruhen Sie sich aus und stellen Sie die Auswirkungen fest.

Kreuzen Sie das linke Bein über das rechte und wiederholen Sie die Übung.

20. Die Änderungen feststellen

Ruhen Sie sich mindestens eine ganze Minute aus. Drehen Sie sich dann sehr, sehr langsam auf die Seite und stehen Sie ebenso langsam auf. Beachten Sie, wie sich der Winkel des Beckens zur Wirbelsäule, die Qualität Ihres Atmens, die Bewegungen Ihrer Arme und Beine geändert haben. Was spüren Sie in Ihren Augen? in Ihren Gesichtsmuskeln?

21. Die nächste Stufe

Die Körperstellungen, deren wir uns hier bedient haben, werden wir später zu neuen Bewegungsfiguren verwenden: wir werden dann lernen, Kopf und Becken in entgegengesetzten Richtungen zu bewegen, z. B. den Kopf in der Uhrzeiger-, das Becken in der Gegenrichtung. Das wird Änderungen bewirken, die das Körperbild, die Beziehungen der Körperpartien zueinander und die Stetigkeit und Gleichmäßigkeit der Bewegung verbessern werden; und das bedeutet, daß die Kontrolle noch mehr erweitert und vergrößert werden wird.

Wenn die Bewußtheit noch etwas mehr entwickelt sein wird, werden wir noch ein weiteres Mittel einführen, nämlich die Bewegung der Augen. Wir können die Augen mit dem Becken und gegen die Richtung des Kopfes drehen, oder mit dem Kopf und gegen die Drehrichtung des Beckens, usw. Mit zunehmender Bewußtheit weiten sich die Grenzen des Verstehens aus.

166

Für die Bewegung des Beckens um die Uhr (oder gegen die Uhr) können Sie zusätzlich auch andere Stellungen versuchen: z. B. sich auf die Unterarme stützen, die Beine auseinander und in den Knien eingebogen, die Füße Sohle an Sohle; oder die Hände auf den Boden gestützt, auch hier die Beine auseinander und so eingebogen, daß eine Sohle an der anderen liegt. In jeder dieser Stellungen lassen sich die Bewegungen vielfältig variieren, und wir überlassen es dem Leser, sich die Einzelheiten auszudenken und Mögliches auszuprobieren.

Siebente Lektion
Die Kopfhaltung wirkt auf die gesamte
Muskulatur

In dieser Lektion werden Sie:
*prüfen, wie alle Muskeln Ihres Körpers von der Arbeit Ihrer
Kopf- und Nackenmuskeln abhängen (je freier und leichter
Ihre Kopfbewegungen werden und je weiter Ihr Kopf sich
drehen kann, desto leichter wird sich Ihr ganzer Körper so
weit drehen können, wie dies anatomisch möglich ist);*
*die unmittelbaren Auswirkungen vorgestellter, lediglich ge-
dachter Bewegungen entdecken;*
*zwischen dem vorgestellten Bild (Entwurf) einer Handlung
und ihrer tatsächlichen Ausführung unterscheiden lernen und
dadurch den Kraftaufwand der Muskeln besser abstufen
können;*
*lernen, daß für den, der sich dessen bewußt ist, daß er zwi-
schen dem gedachten Entwurf einer Bewegung und deren
Ausführung unterscheidet, dies ein Mittel ist, seine Muskeltätigkeit, seine Handlungen zu verfeinern.*

1. Ausgangslage

Legen Sie sich auf den Bauch. Mit den Handtellern abwärts,
legen Sie eine Hand auf die andere und Ihre Stirn auf den
Rücken der oberen Hand. Die Füße ungefähr um Ihre Hüft-
breite auseinander. Heben Sie die Füße vom Boden, indem
Sie die Knie beugen, und stützen Sie die Füße gegeneinander. Die Waden sollten dabei mit den Oberschenkeln in den
Kniekehlen ungefähr einen rechten Winkel bilden, die Knie
auseinander bleiben, die Fußsohlen der Zimmerdecke zugekehrt.

2. Bewegung der Beine nach rechts

Lassen Sie Ihre Beine sich nach rechts hinübersenken, aber
ohne das linke Knie sich vom Boden heben zu lassen. Damit

dies möglich sei, muß der linke Fuß über den Knöchel des rechten und am rechten Unterschenkel entlanggleiten, während sich der rechte Fuß dem Boden nähert. Wenn Ihre Beine zur Ausgangsstellung zurückkehren, wird der linke Fuß am rechten Bein und über den rechten Knöchel zurückgleiten und dann neben dem rechten Fuß wieder stehenbleiben. Wiederholen Sie diese Bewegungen 25mal und beobachten Sie dabei, auf welchem Weg durch Ihren Knochenbau, durch welche seiner Teile die Drehbewegung sich, vom Fuß aus, Ihren Halswirbeln mitteilt.

3. Bewegung des Ellbogens

Beobachten Sie, welcher Ihrer Ellbogen während dieser Beinbewegung nach rechts ein wenig abwärts, in die Richtung der Beine, gezogen wird, und wie er zu seiner ursprünglichen Lage zurückkehrt, wenn die Beine hinauf zur Mitte zurückkehren. Die Bewegung des Ellbogens ist natürlich sehr klein, aber doch groß genug, um bemerkbar zu sein.

4. Gesicht nach links während der Beinbewegung nach rechts

Legen Sie den linken Handteller auf den Rücken der rechten Hand, wenden Sie den Kopf nach links und legen Sie das rechte Ohr und die rechte Wange auf die Hände. Beugen Sie wieder die Knie, lassen Sie die Beine sich nach rechts hinübersenken und wieder hinauf in die Mitte zurückkehren. Beobachten Sie die Rippen vorne an Ihrer Brust und beachten Sie, wie der Druck auf einer Seite vom Brustbein zunimmt, während sich Ihre Beine nach rechts senken. Passen Sie Ihre Stellung an, indem Sie die Brust so entspannen, daß der Druck auf die Rippen verringert wird, und lassen Sie den Druck sich über eine größere Fläche verteilen, bis Sie ihn auf ein Minimum reduziert haben. Während jeder Bewegung der Beine folgen Sie deren Wirkungen von Wirbel zu Wirbel gegen den Kopf hin und prüfen Sie, ob die Drehbewegung gleichmäßig ist oder ob sich da und dort mehrere Wirbel auf einmal drehen, statt einer nach dem andern. Beobachten Sie auch, ob die Bewegung der Beine dadurch größer geworden ist, daß Sie den Kopf nach links gewendet haben.

5. Prüflage

Wenn Sie die Bewegung 25mal gemacht haben, drehen Sie sich auf den Rücken, strecken Sie Arme und Beine bequem aus und lassen Sie sich ein Weilchen ausruhen. Prüfen Sie dabei Ihren ganzen Rumpf daraufhin, ob und wo er jetzt mit dem Boden anders in Berührung ist als vorher. Drehen Sie den Kopf auf dem Boden nach rechts und nach links mehrmals hin und her und beobachten Sie, ob die Bewegung nach der einen Seite hin verschieden sei von der nach der andern, d. h. ob sich Ihr Gesicht z. B. nach rechts leichter, fließender und auch weiter dreht als nach links, oder umgekehrt.

6. Gesicht und Beine nach rechts

Legen Sie sich wieder auf den Bauch. Legen Sie, wie vorhin, die linke Hand auf die rechte. Drehen Sie den Kopf nach rechts und legen Sie die linke Wange und das linke Ohr auf die obere Hand. Bewegen Sie weiterhin Ihre Unterschenkel nach rechts und achten Sie darauf, daß Sie den Abstand zwischen den Knien während der Bewegung nicht verändern. Das bedeutet: lassen Sie den linken Fuß am rechten Bein entlanggleiten, wie vorhin.

Beobachten Sie, ob die Wirbelsäule jetzt mehr gedreht wird als vorhin oder weniger; ob es jetzt leichter oder schwieriger ist, die Beine seitwärts zu senken; und ob, daß der Kopf nach rechts gedreht ist, die Bewegung der Beine eher behindert oder eher erleichtert.

170

7. Drehung der Wirbelsäule und Atmung

Prüfen Sie, während der Bewegung, im Geist Ihr ganzes Rückgrat, Wirbel für Wirbel. Stellen Sie sich vor, ein Finger wanderte Ihre Wirbelsäule aufwärts, vom Steißbein bis zum Schädel, machte bei jedem einzelnen Wirbel halt und tippte ihn an. Man kann auf diese Weise leichter feststellen, ob sich die Wirbel überhaupt bewegen, ob sich die Wirbelsäule stetig und gleichmäßig dreht, wo die Drehung stärker, wo sie schwächer ist. Merken Sie auf die Stelle oder Phase in Ihrer Bewegung, an der sich Ihre Lungen mit Luft füllen: atmen Sie ein, während Ihre Beine hinauf in die Mitte zurückkehren, oder tun Sie es während der aktiven Phase, d. h. während Sie die Beine nach rechts drehen? Damit Sie sie, auf dem Boden liegend, leichter und weiter drehen können, ist es physisch nötig, daß keine Luft in Ihrer Brust ist und die Rippenmuskeln entspannt.

Ruhen Sie sich ein Weilchen auf dem Rücken aus.

8. Der Kopf reglos, die Knie beisammen

Legen Sie sich auf den Bauch. Drehen Sie den Kopf nach links und legen Sie das rechte Ohr und die rechte Wange auf den Boden. Verschränken Sie die Finger und legen Sie sie auf das linke Ohr, die Ellbogen auf dem Boden zu beiden Seiten des Kopfes. Der Zweck dieser Stellung ist es, daß der Rahmen, den Ihre beiden Arme bilden, ständig einen leichten Druck auf Ihre linke Gesichtshälfte ausübt, um dadurch den Winkel, in dem Ihr Kopf seitwärts gedreht ist, nach und nach zu vergrößern. Das Eigengewicht Ihrer Arme hilft Ihnen dabei, die Änderung zu spüren, die in Wirklichkeit durch die Arbeit des Rumpfes herbeigeführt wird, indem er die Wirbel leichter beweglich macht. – Bringen Sie die Knie zusammen und beugen Sie sie ungefähr in einem rechten Winkel. Ihre Fußsohlen werden jetzt der Zimmerdecke zugekehrt sein.

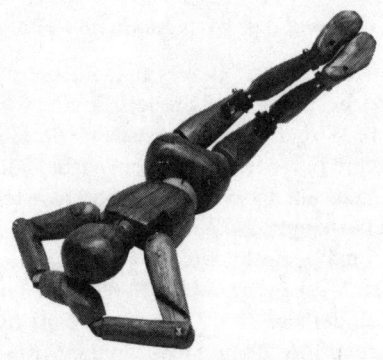

Neigen Sie beide Beine nach rechts, aber achten Sie diesmal darauf, daß sie durchweg so beisammen bleiben, als wären sie an Knien und Knöcheln zusammengebunden. Sie werden finden, daß Sie Ihre Beine nach rechts so nur dann neigen können, wenn Ihr linkes Knie und Oberschenkel den Boden verlassen. Kehren Sie zur Mitte zurück und neigen Sie dann die Beine von neuem. Wiederholen Sie das 25mal.

9. Den Körper weicher machen

Machen Sie die Bewegung so, daß Sie gleichzeitig beginnen, die Beine zu neigen und auszuatmen. Beachten Sie, wie sich Ihr Rückgrat in seiner ganzen Länge allmählich dreht, und merken Sie dabei besonders auf die oberen Brust- und die unteren Halswirbel. Die Drehung des Beckens wird die Wirbelsäule strecken. Konstatieren Sie die Bewegung, die Sie in Ihrem linken Ellbogen spüren; versuchen Sie bei jeder Bewegung, den Körper länger und das Neigen und Zurücksteigen der Beine fließender, runder zu machen, und achten Sie hierauf ganz besonders, wenn Sie – rechts unten oder oben in der Mitte – die Richtung wechseln und die Bewegung umkehren.

172

10. Die Kopfbewegung ist anders geworden

Lassen Sie, nachdem Sie diese Bewegungen gemacht haben, den Kopf nur ganz allmählich in die Mittelstellung zurückkehren. Die Änderungen in den Halswirbeln und in den Nackenmuskeln können so groß sein, daß eine gewöhnliche Kopfbewegung, welche auf diese Änderungen keine Rücksicht nimmt, zunächst unangenehm sein könnte. Aber nach einer behutsamen, langsamen ersten Bewegung brauchen Sie nicht weiter vorsichtig zu sein, im Gegenteil: nach der Richtung, in der die Übung gemacht worden ist, bewegt sich der Kopf jetzt merklich besser als zuvor.

Legen Sie sich auf den Rücken, den Kopf auf den Boden, und drehen Sie ihn nach links und rechts. Ist die Bewegung wirklich besser geworden? Dreht sich der Kopf jetzt gleichmäßiger, fließender in die Richtung, nach der er während der letzten Übung gewendet war? Ist in dieser Richtung sein Drehwinkel jetzt größer als in der anderen?

11. Das Alte loswerden, wenn man das Neue hat

Wenn einer in einer bestimmten Stellung oder Lage mit einem Teil seines Körpers oder einem Glied eine Bewegung mehrmals nacheinander ausgeführt hat und er nimmt nun seine gewohnte Haltung wieder ein und kehrt zu seinen gewohnten Bewegungen zurück, so wird ihm diese Rückkehr unangenehm sein, ihm Unbehagen oder sogar Schmerzen verursachen. Wieso? Wir scheinen außerstande, unseren Körper anders als auf die einmal angewöhnte Art zu gebrauchen, d. h. anders als nach dem Schema zu handeln, das unseren Muskeln zur Gewohnheit geworden ist. Wenn wir z. B. eine bestimmte Bewegung 25mal wiederholt und dadurch in den meisten oder doch den Muskeln, die an dieser Bewegung wesentlich beteiligt sind, eine weitreichende Änderung bewirkt haben, so weisen wir, da wir die Änderung nicht empfinden, automatisch unsere Muskeln an, in ihr gewohntes Schema zurückzufallen; wir tun dies, obwohl die herbeigeführten Änderungen ein neues, von dem früheren verschiedenes Schema erfordern. Daher der Schmerz.

Nur Erfahrung von Änderung und genaue Aufmerksamkeit werden uns überzeugen, daß wir umdenken und uns anders lenken sollten. Nur wenn diese Erfahrung von Änderung uns dahin bringt, das gewohnte Schema als falsch zu empfinden, es daher geringer zu schätzen und zu hemmen, werden wir das neue Schema als Gewohnheit annehmen können. Dazu bedarf es einer Anstrengung des Denkens, die aber allein nicht genügt. Unser Nervensystem ist so gebaut, daß Gewohnheiten erhalten bleiben und sich zu erhalten trachten. Es ist leichter, eine Gewohnheit durch einen plötzlichen traumatischen Schock abzubrechen, als sie nach und nach zu ändern. Wir haben es also mit einer funktionellen Schwierigkeit zu tun; und darum ist es wichtig und nötig, nach jeder Folge von Bewegungen jede Besserung genau zu beachten und sie sich zu eigen zu machen. Dadurch erzielen wir eine zweifache Wirkung auf unser Empfindungsvermögen: erstens hemmen wir das frühere, automatische Bewegungsschema, das sich jetzt falsch anfühlt, schwer und weniger bequem, und zweitens unterstützen und fördern wir das neue Schema, das fließender, leichter, müheloser als das alte ist, uns daher mehr befriedigt und für uns auch aus diesem Grund »richtiger«, annehmbarer ist. Was Sie so als Einsicht erfahren, ist keine des Denkens: Sie könnten sie nicht beweisen, könnten von ihr auch nicht überzeugen, verstehen Sie denkend nicht; sie ist vielmehr das Ergebnis eigener Erfahrung und eine Sache des gesteigerten oder vermehrten oder – wenn Sie so wollen – des tieferen inneren Empfindens. Der Zusammenhang zwischen einer Änderung und deren Ursachen will erkannt und verstanden sein, denn dies spornt dazu an, die Erfahrung mit genügender Genauigkeit unter ähnlichen Umständen zu wiederholen, ihrer Wirkung dadurch Nachdruck zu verleihen und die Besserung stärker unseren Sinnen einzuprägen.

12. Stärkere Drehbewegung

Legen Sie sich auf den Bauch und wenden Sie Ihren Kopf nach rechts, d. h. legen Sie Ihre linke Wange auf den Boden. Verschränken Sie Ihre Finger auf die zweite, die ungewohnte Art, legen Sie die so verschränkten Hände auf Ihr rechtes Ohr, bringen Sie Ihre Knie zusammen und beugen Sie sie zu einem rechten Winkel wie zuvor. Neigen Sie die Beine gegen den Boden nach rechts hin. Jedesmal, wenn die Beine sich dem Boden nähern, werden Ihr rechter Oberschenkel und Ihr rechtes Knie sich auf Ihrer Außen-, d. h. der rechten Seite auf dem Boden drehen. Das Rückgrat und vor allem die Halswirbel werden stark gedreht werden; und Ihre Beine brauchen sich zunächst natürlich nicht bis an den Boden hinüberzuneigen, was vielleicht nur mit Mühe oder doch Unbehagen gelingen könnte. Wiederholen Sie die Bewegung 25mal. Beobachten Sie dabei Ihren ganzen Körper und beachten Sie alles, was in ihm vorgeht.

13. Jede Seite des Körpers bewegt sich anders und empfindet verschieden

Ruhen Sie sich aus und beachten Sie, indem Sie auf dem Rücken liegen, wie anders sich das jetzt anfühlt als zu Beginn dieser Lektion. Stehen Sie auf, gehen Sie ein bißchen herum und beachten Sie das veränderte Gefühl bei Kopfbewegungen, in der aufrechten Haltung des Körpers, in der Kontrolle der Beine, in der Atmung und in der Stellung des Beckens. Stellen Sie fest, ob Sie Ihr rechtes Auge anders fühlen als Ihr linkes und schauen Sie in einem Spiegel nach, ob in Ihrem Gesicht tatsächlich ein Unterschied sichtbar ist, der zeigt, auf welcher Körperseite die Übung mit dem Bein ausgeführt worden ist.

Legen Sie sich wieder auf den Bauch. Legen Sie die Stirn auf die Hände und neigen Sie Ihre Beine nach rechts hinüber auf die einfachste mögliche Art: vielleicht werden sie jetzt den Boden berühren, sie werden ihm jedenfalls näher und

175

ihre Bewegung wird viel leichter und fließender sein als zu Beginn dieser Lektion.

Legen Sie sich auf den Rücken und prüfen Sie, wie die beiden Seiten Ihres Körpers mit dem Boden in Berührung sind, von den Fersen bis hinauf zu Ihrem Hinterkopf.

14. Wiederholung im Geist

Legen Sie sich wieder auf den Bauch. Wiederholen Sie im Geist alle die verschiedenen Bewegungen, Stellungen, Figuren, die Sie während dieser Lektion geübt haben. Das sollte weiter nicht schwierig sein, da wir von den einfachen ausgegangen und zu den komplexeren fortgeschritten sind und dabei die Wirbelsäule von ihren beiden Enden: vom Nacken und vom Becken her, gedreht haben.

15. Arbeit in der Vorstellungskraft allein

Wenn Sie dies alles ganz klar erinnert haben, arbeiten Sie die symmetrischen Stellungen sämtlich durch, diesmal die Beine nach links neigend – aber tun Sie es nur in Ihrem Geist. Das heißt: stellen Sie sich das Gefühl dieser Bewegungen in Ihren Muskeln und Knochen vor und gehen Sie dabei nicht weiter, als daß Sie die Muskeln ganz leicht spannen, aber ohne irgendeine sichtbare Bewegung auszuführen. Diese Methode wirkt viel schneller: es genügt, jede Bewegung nur 5mal zu denken; aber Sie werden die Bewegungen zählen müssen, um nicht zu phantasieren oder abzuschweifen. Ohne jede Handlung ist es schwierig, die Aufmerksamkeit beisammenzuhalten: Denken ist schwieriger als Tun; und die meisten tun lieber drauflos, als daß sie dächten, was sie tun.

Ruhen Sie sich nach fünf gedachten Bewegungen aus und prüfen Sie die Wirkung.

16. Sich des Ich-Bildes bewußt werden

Sehr langsam wird sich bei Ihnen eine Ihnen bisher unbekannte Empfindung einstellen: Sie werden sich Ihres Ich-Bildes deutlicher bewußt. Vor allem Ihre Muskulatur und Ihr Knochenbau werden Ihnen in Ihrem Bilde klarer sein. Mit dem Bild verglichen, das Sie bisher gewohnt waren, wird es jetzt soviel vollständiger und genauer sein, daß Sie sich fragen werden, wie Sie mit dem kaum rudimentären, früheren Bild so lange haben auskommen können. Den meisten ist diese Empfindung völlig neu; was nicht ausschließt, daß es Menschen gibt, die sie von sich aus erreichen.

Legen Sie sich auf den Bauch und beobachten Sie, auf welcher Körperseite die Bewegung besser ist: auf der lange geübten oder auf der kurz bedachten.

Achte Lektion
Vervollständigung des Ich-Bildes

Was Sie in dieser Lektion lernen werden:
eine Muskelgruppe, die eine bestimmte Bewegung erzeugt,
bei verschiedenen Stellungen des Körpers zu gebrauchen;
die Gelenke biegsamer und geschmeidiger zu machen, die
bei dieser Bewegung benützt werden, und die anatomisch
mögliche Grenze der Bewegung innerhalb der ersten Stunde
zu erreichen;
die Auswirkung von Kopfbewegungen im Raum auf die
Muskelspannung;
die Auswirkung einer gedachten Bewegung und einer ge-
machten;
das Körper-Bild zu vervollständigen;
wie wichtig es ist, während der gedachten Bewegung das
Denken in Wörtern auszuschalten;
Besserungen, die auf der einen Seite des Körpers durch Be-
wegungen erzielt worden sind, auf die andere Seite, welche die
Bewegungen nicht mitgemacht hat, mittels Vorstellung oder
Denken allein zu übertragen.

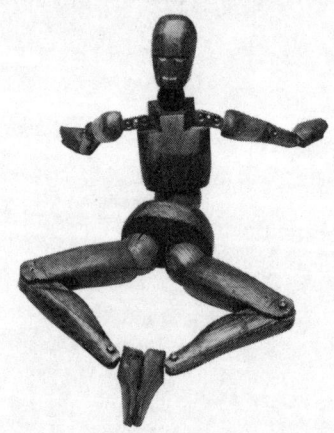

1. Ausgangsstellung

Setzen Sie sich auf den Boden, die Knie auseinander, die Füße mit ihrem äußeren Rand auf dem Boden vor Ihnen, die Arme zwischen den Beinen. Schieben Sie die rechte Hand unter die rechte Ferse so, daß die Ferse auf Ihrem Handteller ruht. Um dies zu tun, heben Sie die Ferse ein wenig vom Boden und schieben Sie die Hand wie einen Keil zwischen Boden und Ferse. Spreizen Sie den Daumen nicht ab, sondern lassen Sie ihn bei den Fingern, die die Ferse greifen. Legen Sie die Finger Ihrer linken Hand auf die vier kleineren Zehen des rechten Fußes und stecken Sie dabei den linken Daumen zwischen der rechten großen und der nächsten Zehe hindurch. Schließen Sie die linke Hand. Die vier Zehen werden jetzt im Griff der linken Hand gehalten sein.

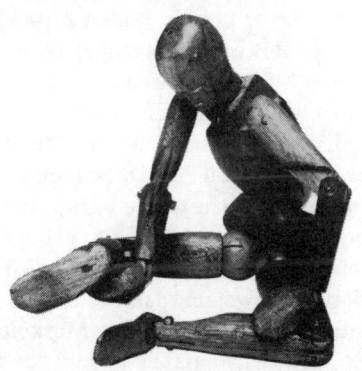

2. Heben Sie den Fuß gegen Ihren Kopf hin

Heben Sie Ihren rechten Fuß mit Hilfe beider Hände und stoßen Sie ihn zugleich von Ihrem Körper weg. Ziehen Sie ihn dann mit einer wohlgerundeten Bewegung zu Ihrem Kopf hin und senken Sie ihn danach in seine ursprüngliche Stellung zurück. Wiederholen Sie die Bewegung und atmen Sie, während Sie das Bein heben, aus. Lassen Sie den Kopf so weit nach vorne fallen, wie es Ihnen bequem ist, damit Ihr

179

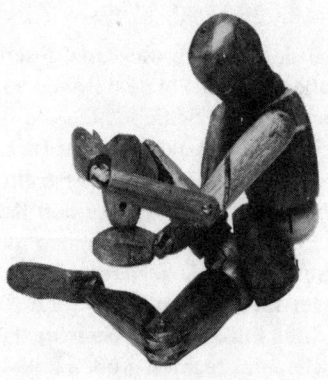

Bein, das allmählich um einiges über Ihren Kopf gehoben werden wird, seine Bewegung zum Körper hin fließend zu Ende führen kann, bevor es zum Boden zurückkehrt.

Fahren Sie mit der Bewegung fort, aber ohne sich dabei anzustrengen, ohne Mühe aufzuwenden, ohne die Bewegung erzwingen zu wollen. Einfach die Bewegung wiederholen und sie jedesmal gleitender, leichter, fließender machen, so daß sie sich von Mal zu Mal bequemer ausführen läßt. Beobachten Sie Ihre Brust, Ihre Schultern und Schulterblätter und hören Sie auf, sich Mühe zu geben oder etwas erreichen zu wollen: Zielstrebigkeit führt zu Anstrengung, und beides hindert die Bewegung daran, daß sie leichter und größer wird. Hätten Sie ein Skelett ohne Muskeln, Sie würden nicht die geringste Schwierigkeit haben, den Fuß hochzuheben und sich ihn auf den Kopf zu legen. Die Muskeln selbst sind dieser Bewegung das Haupthindernis, da einige von ihnen gespannt und daher selbst im Zustand völligen Ruhens kürzer bleiben, als sie es anatomisch sind.

Wiederholen Sie diese Bewegung etwa 20mal und legen Sie sich dann auf den Boden, um auszuruhen.

3. Handlung ohne Bewußtheit

Wenn Sie sich hier nach einer Bewegung, die Sie mit nur geringem Kraftaufwand ausgeführt haben, hinlegen und ausruhen, so geschieht dies nicht, um Ermüdung zu beheben, sondern um zu beobachten, was sich während der vorangegangenen, bei völliger Bewußtheit ausgeführten Handlung geändert hat. Es braucht eine oder zwei Minuten und noch länger, bevor einer diese Änderungen feststellen kann. Mancher, der gewöhnt ist, ohne ausreichende Pause von einer Handlung zur nächsten überzugehen, versäumt es daher, die Nachwirkungen mehrmals bewußt wiederholter Bewegungsfolgen wahrzunehmen. Mancher Lehrer versäumt es, seinen Schülern genügend Zeit zu lassen, damit sie die Nachwirkungen verschiedenster Handlungen – auch so abstrakter wie des Denkens – überhaupt merken können.

Wer seine Muskeln gebraucht ohne zu beobachten, zu unterscheiden und zu verstehen, handelt wie eine Maschine: seine Bewegungen haben einen Wert einzig darin, daß sie – mechanisch – geschehen; und solche Bewegungen vermag auch ein Tier oder eine wirkliche Maschine – und vermag sie besser obendrein. Zu solcher Arbeit bedarf es nicht des hochentwickelten Nervensystems des Menschen. Wenn einer abstrakte (geistige) Eindrücke empfängt, so bleibt dies ein rein mechanischer Vorgang, sofern er sich (oder man ihm) nicht auch die Zeit läßt, sich der Aufmerksamkeit, die er daranwendet, bewußt zu werden und auch dessen, daß diese Aufmerksamkeit genügt, damit er verstehen kann. Sonst werden solche Eindrücke nichts anderes sein als die vorgezeichneten Figuren in den Rillen einer Schallplatte: er wird im besten Fall den geistigen Vorgang mechanisch wiederholen können, aber der Vorgang wird nicht ein organisch integrierter Teil des ganzen Menschen geworden sein.

4. In der Rückenlage den Fuß heben

Legen Sie sich auf den Rücken und ziehen Sie die Füße an wie vorhin, die Knie aus-, die Fußsohlen zueinander. Heben Sie den rechten Fuß, strecken Sie beide Arme zwischen den Knien hindurch und greifen Sie Ihren rechten Fuß wie zuvor: die rechte Hand mit allen Fingern, auch dem Daumen, unter der Ferse, mit der linken Hand die vier kleineren Zehen haltend. Benützen Sie beide Hände, um den Fuß in einer fließenden, ruhigen Bewegung von ihrem Körper wegzuheben, gegen die Zimmerdecke hin; lassen Sie dann die Bahn des Fußes sich gegen den Kopf hin neigen und heben Sie zugleich den Kopf, gleichsam dem Fuß entgegen. Senken Sie den Fuß zurück, in eine bequeme Stellung, ohne ihn loszulassen. Wiederholen Sie das 25mal, aber ohne die Bewegung zu forcieren.

Wählen Sie für den Fuß durch die Luft eine Bahn, die Ihnen eine leichte und geradezu sanfte Bewegung ermöglicht. Das wird Ihnen eher gelingen, wenn Sie jede Absicht ausschalten, »es besser zu machen«. Beobachten Sie die Änderungen in der Bahn des Fußes und die verschiedenen Anstrengungen in Brust und Armen. Legen Sie sich hin und ruhen Sie sich aus.

5. Den Körper ins Sitzen bringen

Öffnen Sie wie vorhin die Knie und ziehen Sie die Füße an. Stellen Sie jetzt den linken Fuß bequem auf den Boden und greifen Sie Ihren rechten Fuß mit beiden Händen, wie zuvor. Benützen Sie Ihre Hände, um den rechten Fuß vom Körper wegzubewegen; drehen Sie dann Ihr Becken nach rechts, bis der rechte Oberschenkel gerade oberhalb der Kniescheibe und ein wenig rechts von ihr den Boden berührt. Kopf und Körper werden sich ebenfalls nach rechts drehen. Während Sie ausatmen, beugen Sie sich vor, um den Kopf, in einem großen Bogen dicht am Boden, gegen das rechte Knie hin zu bewegen und den Körper dadurch aufzusetzen.

182

Versuchen Sie es nochmals. Lassen Sie jetzt Ihr linkes Bein helfen, indem es sich vom Boden hebt, sich ausstreckt und sich dann zurück und ein wenig nach links bewegt, das Knie beugend, während Sie in die Sitzstellung übergehen. Es ist weder nötig noch sonst irgendwie wichtig, daß Ihnen das beim ersten- oder zweitenmal gelingt. Vielleicht werden Sie es auch weiterhin schwierig finden, sich auf diese Weise aufzusetzen. Legen Sie sich jedenfalls auf den Rücken und versuchen Sie sich leicht und ohne jede Anstrengung nach rechts zu drehen.

6. Kopfbewegung in einem Bogen dicht am Boden

Fahren Sie mit der Kopfbewegung dicht am Boden fort und ziehen Sie mit den Händen den rechten Fuß leise so, daß er dem Kopf dabei hilft, seinen Bogen dichter am Boden und zu einem vorgestellten Punkt auf dem Boden hin zu ziehen, der vor dem Knie und etwas rechts davon zu denken ist. Helfen Sie sich dabei mit Ihrem linken Bein wie vorhin. Behalten Sie im Sinn: Ihre Brust locker zu lassen; sich weniger Mühe zu geben; auf die Teile des Körpers zu achten, in denen Muskeln Kraft aufwenden, die nicht in Bewegung umgesetzt wird.

Wiederholen Sie das mehrmals. Beobachten Sie jedesmal

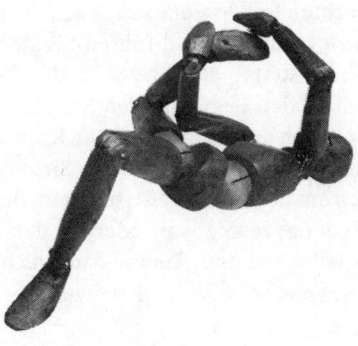

die Körperteile, die im Körper-Bild der Bewegung fehlen, und versuchen Sie das Bild zu vervollständigen.

Versuchen Sie das 25mal, aber erwarten Sie nicht von jeder Bewegung ein Ergebnis. Ruhen Sie sich etwa zwei Minuten aus.

7. Wieder in der Ausgangsstellung

Setzen Sie sich auf, die gebeugten Knie nach links und rechts umgelegt. Strecken Sie die Arme zwischen den Beinen hindurch und greifen Sie Ihren rechten Fuß wie zuvor. Heben Sie den Fuß vorwärts und aufwärts über Ihren Kopf und beobachten Sie, ob sich etwas geändert oder gebessert hat.

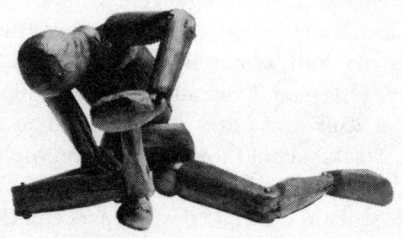

8. Rumpfschaukel von Seite zu Seite

Ohne Ihren rechten Fuß loszulassen, legen Sie das gebeugte linke Bein nach rechts um und führen Sie den linken Fuß nach hinten links, so daß die Innenseite des Knies und des Fußes auf dem Boden liegt. Bringen Sie gleichzeitig Ihren rechten Fuß vor sich auf den Boden, Ihr Kopf wird sich mit dem Rumpf nach vorne senken. Führen Sie ihn in der Richtung, die Ihnen am bequemsten ist, näher an den Boden vor Ihnen heran: vor das rechte Knie oder vor den Unterschenkel hin. Schaukeln Sie den Rumpf nach rechts und nach links, die Bewegung so klein und zugleich so bequem wie möglich.

184

9. Aus dem Sitzen ins Liegen rollen, nach rechts hin und wieder zurück

Nach einigen solchen kleinen Bewegungen: die Schaukel-bewegung vergrößern, bis Sie, Ihren Kopf nach vorne ge-senkt, nach rechts auf den Boden rollen und auf Ihren Rük-ken zu liegen kommen. Natürlich wird sich auch Ihr linkes Bein vom Boden heben. War die Schaukelbewegung eini-germaßen fließend und leicht, so wird die Rückenlage nur ein Durchgang sein und Sie werden danach fast auf Ihre linke Seite zu liegen kommen.

Stoßen Sie sich mit Ihrem linken Fuß vom Boden ab und beginnen Sie die Bewegung nach rechts zurück. Beugen Sie Ihren Körper und rollen Sie, die Bewegung mit dem Kopf führend, der dicht am Boden bleibt, bis er das rechte Knie erreicht. Wenn Sie im Sinn behalten, Ihr linkes Bein links am Körper nach hinten zu biegen, so werden Sie die Sitzstel-lung sicher wieder erreichen.

Achten Sie darauf, daß Sie, wenn Sie die Sitzstellung errei-chen, sich dabei nicht aufrichten, sondern Kopf und Rumpf nah am Boden lassen. Bewegen Sie in dieser Stellung mittels einer Bewegung des Rumpfes und des Kopfes den Körper ein bißchen nach links, um dadurch einen kleinen Anlauf zu bekommen, und rollen Sie dann wieder nach rechts bis in die Rückenlage. Wiederholen Sie die Rollbewegung 25mal. Ruhen Sie sich dann aus.

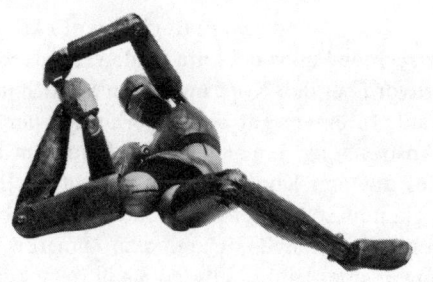

10. In der Vorstellung allein wiederholen

Ist es Ihnen nicht gelungen, aus dem Liegen ins Sitzen und wieder zurück zu rollen, so versuchen Sie die Bewegung nur in Ihrer Vorstellung auszuführen, und zwar sowohl in der Rückenlage als auch im Sitzen, in jeder Stellung fünfmal. Achten Sie dabei auf so viele Stellen Ihres Körpers wie möglich. Beobachten Sie die vorgestellte Bewegung und vergewissern Sie sich, daß sie ohne Unterbrechungen, daß sie also fließend ist. Achten Sie darauf, daß Ihre Atmung ihren ruhigen Rhythmus beibehält. Versuchen Sie dann die tatsächliche Bewegung von neuem.

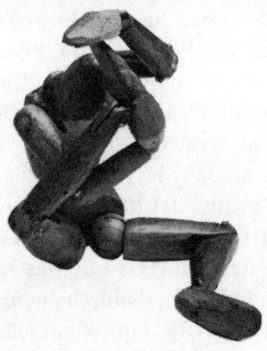

11. Im Sitzen den Fuß heben, in Wirklichkeit und in der Vorstellung

Auf dem Boden sitzend, wie zu Beginn der Lektion. Greifen Sie Ihren rechten Fuß wieder mit beiden Händen, heben Sie ihn wie zuvor über den Kopf und legen Sie sich ihn auf den Kopf drauf. In einem gut organisierten Körper bedarf es keiner Anstrengung, um sich die Wölbung am Innenrand des Fußes auf den Kopf zu legen. Macht es Ihnen aber Schwierigkeiten, so bleiben Sie einfach sitzen, schließen Sie die Augen und stellen Sie sich mit dem »inneren Auge« die Bewegung in jeder Einzelheit, jedoch als eine einzige, gleitende Bewegung vor. Beachten Sie, wie schwierig es ist, sich das Gefühl einer Bewegung vorzustellen, die man nicht auszuführen vermag.

12. Wortgebung an Stelle von Sinnesempfindung und Kontrolle

Die Bewegung in Wörtern zu denken, macht keine Mühe. Gesprochene Sprache hat – neben all ihren Vorteilen – den Nachteil, daß einer sich durch Wörter seiner eigenen, leibhaftigen Wirklichkeit (und Wirklichkeit überhaupt) so weit entfremden kann, daß er mitunter irrtümlich glaubt, sich etwas vorgestellt oder gedacht zu haben, wenn ihm in Wirklichkeit nur das passende Wort eingefallen ist. Das kann er sich leicht selber zeigen: versucht er, sich eine Handlung genau vorzustellen, so stößt er dabei auf die gleichen Hindernisse, wie wenn er diese Handlung auszuführen versucht.

Die Ausführung ist schwierig darum, weil die Befehle oder Impulse vom Nervensystem an die Muskeln nicht zu dieser bestimmten Handlung passen. Im vorliegenden Fall wird sich der Körper nicht genügend vorbeugen, weil die bewußte Anweisung, sich vorzubeugen, nicht ausgeführt werden kann, da die Antagonisten oder Gegenwirker – in diesem Fall: die Muskeln, welche den Rücken aufrichten – weiterhin zuviel Arbeit leisten, und zwar aus Gewohnheit, die von schlechter Haltung herrührt. Wird man sich ihres hinderlichen Tuns bewußt, sich's nicht nur sagend, sondern es in ihnen auch empfindend, so entsteht plötzlich eine neue Biegsamkeit gleich der eines Kindes oder Säuglings, und die Beugebewegung gelingt leicht, fließend und mühelos. Wem das durch Zufall passiert, dem scheint es ein Wunder, denn er weiß nicht, wie.

Im Augenblick, da dies geschieht, kommt es ihm vor, als sei ihm fast wörtlich ein Licht aufgegangen. Die Entdeckung beflügelt. Sie gleicht auch in ihren ferneren Auswirkungen dem Gefühl eines, der sich nach längerer Lähmung wieder bewegen kann; sie gleicht ihm nicht nur, sie entspricht ihm durchaus. Der fühlt sich von jetzt an mehr leben und fähiger dazu. Was er entdeckt hat: daß er sich lenken und bestimmen kann und daß für den Mangel an Beherrschung und Kontrolle seiner Bewegungen zum meisten nur er allein verantwortlich ist.

13. Vervollständigen Sie Ihr Körper-Bild

Schließen Sie die Augen und gehen Sie in Ihrer Einbildungskraft alle Bewegungen, Stellungen und Lagen dieser Lektion genau durch. Beobachten Sie während jeder vorgestellten Bewegung das Gefühl in Ihren Gliedern und wiederholen Sie in jeder vorgestellten Stellung vor dem inneren Auge jede Bewegung zwei- oder dreimal, mit reichlichen Pausen zwischen einer »Bewegung« und der nächsten. Versuchen Sie dann von neuem Ihren Fuß zu heben und beobachten Sie, ob er Ihrem Wunsch jetzt eher gehorcht und sich leichter über den Kopf heben läßt und ob Sie sich ihn jetzt auf den Kopf legen können.

14. Besserung unbegrenzt

Mag sein, daß für eine bestimmte Bewegung Widerstand und Hindernis so groß geworden sind, daß die Änderung, die wir hier beschrieben haben, im Lauf einer einzigen Lektion ohne Lehrer nicht zu erreichen ist. Bei persönlichem Unterricht an Gruppen von 40 bis 50 Frauen und Männern aller Altersstufen (etliche über 60) gelangen 90% der anwesenden Schüler mindestens dahin, die Stirn mit der großen Zehe zu berühren, und von diesen 90% bei weitem die Mehrheit so weit, wie es möglich ist, nämlich sich den Fuß auf den Kopf zu legen. Alle weisen bedeutende Besserung auf, und das ist, worauf es ankommt. Denn wenn einer dahin kommen kann, jedesmal, wenn er etwas tut, eine Besserung zu erzielen und wahrzunehmen, dann sind dem, was er erreichen kann, keine Grenzen gesetzt.

15. Wiederholen Sie jetzt in Ihrer Vorstellung alle Bewegungen spiegelverkehrt (nach links)

Stehen Sie auf, gehen Sie ein wenig herum und beobachten Sie, ob und inwiefern Sie die Seite, auf die Sie während der Übungen geachtet hatten, anders empfinden als die andere. Prüfen Sie Ihr Gesicht, die Augen, Ihre Bewegungen; drehen Sie sich nach rechts und nach links.

Legen Sie sich auf den Rücken und stellen Sie die Knie auf. Schließen Sie die Augen und beobachten Sie, ob und wie verschieden die rechte und die linke Seite Ihres Körpers mit dem Boden in Berührung sind. Stellen Sie sich alle Bewegungsphasen dieser Lektion spiegelverkehrt, d. h. auf Ihrer linken statt auf Ihrer rechten Seite vor – aber stellen Sie sich die Empfindungen vor, nicht die Worte. Wiederholen Sie in der Vorstellung jede Bewegung 3mal, mit ausgiebigen Pausen zwischen einer Bewegung und der nächsten.

16. Durch Vorstellung wird größere Besserung erzielt als durch Handlung

Setzen Sie sich auf und, in einer zur früheren symmetrischen Stellung, greifen Sie Ihren linken Fuß mit beiden Händen, führen Sie ihn über den Kopf und versuchen Sie ihn auf den Kopf zu legen. Sie werden finden, daß die Seite, auf der Sie die Übungen nur in Ihrer Vorstellung gemacht haben, Ihnen besser gehorchen und die Bewegungen besser ausführen wird als die andere Seite, auf der Sie die Übungen wirklich ausgeführt haben.

Die Seite, welche die Übungen wirklich ausgeführt hat, hat dabei auch viele falsche oder schlechte Bewegungen ge-

189

macht, wie das, wenn man eine neue Bewegung versucht, eben der Fall zu sein pflegt; das ist mit ein Grund, warum die andere Seite mehr erreicht und es besser tut.

17. Unterscheiden ist besser als mechanisches Wiederholen

Überlegen Sie sich die Tragweite dieser Folgerung. An der einen Seite haben Sie eine geschlagene halbe oder sogar ganze Stunde gearbeitet, an die andere nur wenige Minuten gewendet und nur in Ihrer Vorstellung obendrein, und doch ist an ihr die Besserung größer als an der ersten Seite. Dennoch arbeiten fast alle Turnmethoden mit bloßer Wiederholung von Bewegungen. Und nicht nur das Turnen: Lernen, wie wir es kennen, wird uns fast ausnahmslos durch Wiederholung ins Gedächtnis geprägt. Begreiflich daher, daß einer täglich etwas – z. B. Klavier, oder Rechnen, oder Autofahren – übt und doch keinen Fortschritt macht, während ein andrer es täglich besser kann. Das Wort »Talent«, mit dem man die bessere Leistung dieses zweiten zwar nicht begründet oder erklärt, wohl aber benennt oder beschreibt, – mag nichts anderes bezeichnen, als daß dieser zweite aufmerksam sich beobachtet und das, was er tut, d. h. die Art, wie er etwas tut; während der erste nur wiederholt und auswendig lernt in dem Glauben, es werde genügend häufige Wiederholung einer schlechten Leistung von sich aus zur Vollkommenheit führen.

Wovon viel weiter oben die Rede war: innerer und äußerer »Kontakt« besteht auch darin, bewußte Aufmerksamkeit für die Empfindungen im Inneren des Körpers auf seine Veränderungen hinsichtlich des Raumes um ihn zu übertragen. Einer, der zeichnet oder malt: was tut er, wenn er die Landschaft, den Menschen, den Gegenstand vor ihm anschaut und ausforscht und dann versucht, das Geschaute auf das Blatt vor ihm zu übertragen? Kann er das überhaupt, ohne auf das Gefühl in seiner Hand zu achten, während sie

Stift oder Pinsel lenkt? Kann er es tun, ohne sich dessen bewußt zu sein, was seine Augen sehen?

Ein jeder kennt es vom Lesen her: er muß zurück und wiederlesen, denn er weiß nicht, was er gelesen hat; er hatte beim erstenmal ohne Aufmerksamkeit gelesen, war »nicht dabei« gewesen. Obwohl er wahrscheinlich schon beim erstenmal jedes einzelne Wort gelesen – und die Wörter stumm sogar gebildet hatte, hat er nichts verstanden und nichts behalten. Was ist es, worauf wir beim zweiten Lesen merken? Macht es denn so viel aus, daß einer beim Lesen auf das achtet, was in ihm vorgeht und wie?

Neunte Lektion
Beziehungen im Raum als Mittel zu
koordinierter Handlung

Was Sie in dieser Lektion lernen werden:
daß Ihre Bewegungen koordiniert und fließend werden,
wenn Sie auf die räumlichen Beziehungen zwischen den be-
wegten Gliedern bewußt achten;

daß unnütze Muskelspannung in einem Körperteil gelöst
werden kann, wenn Sie den betreffenden Teil aufmerksam
und systematisch »durchnehmen«;

daß Sie durch mechanisches Handeln nichts lernen und Ihre
Fähigkeiten nicht verbessern können;

daß bei gewöhnlichen Bewegungen eine besondere Art,
diese auszuführen, meistens ein Zeichen nicht besserer Ei-
genart, sondern schlechter Koordination ist;

daß eine Bewegung, indem sie besser wird, der Durch-
schnittsbewegung, d. h. der Bewegung, wie sie allgemein aus-
geführt wird, näherkommt.

1. Uhr vor der Nase

Setzen Sie sich auf den Boden, die Knie auseinander, bequem. Legen Sie die Hände hinter sich auf den Boden so,
daß Sie sich auf sie stützen können. Stellen Sie sich vor, Sie
hätten vor sich das Zifferblatt eines Küchenweckers, und
bewegen Sie Ihre Nase im Kreis, als ob Sie die Uhr um einige
Stunden vorstellen wollten. Der Kreis, den Ihre Nase ziehen
wird, muß klein sein, denn wenn Sie ihn zu groß machen,
wird Ihre Nase über den linken und den rechten Rand des
Zifferblatts hinausgehen und den Kontakt mit dem Zeiger
verlieren. Machen Sie diese Bewegung sehr langsam und
viele Male und achten Sie darauf, daß durch sie Ihre Atmung
nicht gestört wird.

2. Bahn des Ohrläppchens

Stellen Sie sich vor, Ihr linkes Ohrläppchen sei durch ein dünnes Gummiband mit dem Rand Ihrer rechten Schulter verbunden. Überlegen Sie, während Sie mit der Nase die Kreise ziehen: in welcher Phase dieser Bewegung wird das Gummiband gedehnt werden und in welcher wird es sich zusammenziehen, und wie groß wird die Dehnung, wie groß die Verkürzung sein? Die Nasenbewegung ist rund, ihre Geschwindigkeit gleichmäßig. Wird auch die Bahn des Ohrläppchens kreisrund sein? Versuchen Sie zu spüren, wo Ihr Ohrläppchen ist, wenn Ihre Nase bei 12, 3, 6, 9 und wieder bei 12 Uhr ist. Wiederholen Sie das viele Male und jedesmal ruhiger. Versuchen Sie dem Ohrläppchen nur mit dem Gefühl zu folgen: richten Sie Ihre Aufmerksamkeit aufs Gefühl, bis Sie klar spüren können, wo sich das Ohrläppchen im Verhältnis zum Schulterrand befindet.

3. Wir können tun, ohne zu wissen, was wir tun

Was wir da beschrieben haben, ist keineswegs einfach zu machen. Es wird Ihnen nicht gleich gelingen, und es gibt auch keinen Grund, warum es Ihnen gleich gelingen sollte. Die Lösung, die Sie gleich finden könnten, wäre nur ausgedacht, nach geometrischen Formeln gefolgert, die Sie einmal gelernt haben – und solch eine Lösung trüge zu Ihrer Bewußtheit nichts bei. Aber ist es nicht überraschend, daß an einer Stelle Ihres Kopfes etwas vor sich gehen kann, von dem Sie nicht einmal eine verschwommene Ahnung, geschweige denn eine klare Vorstellung haben, während Ihnen das, was eine andere Stelle an Ihrem Kopfe tut, völlig klar ist? Offenbar können wir etwas tun, ohne zu wissen, daß wir es tun. Tatsächlich empfinden wir nicht, was alles sich bei einer Kopfbewegung am und mit dem Kopf bewegt, wenn wir ihn bewegen und an einen bestimmten Aspekt der Kopfbewegung denken. Auch unser Gehirn können wir weder empfinden noch fühlen.

193

4. Verlegen Sie den Brennpunkt vom Ohrläppchen zur Nase

Verschieben Sie, ohne das Kreisen Ihrer Nase zu unterbrechen, den Brennpunkt Ihrer Aufmerksamkeit zum Ohrläppchen hin. Ziehen Sie mit dem Ohrläppchen imaginäre Kreise und zwar so, daß die Nase in ihrer gleichmäßigen Bewegung fortfahren kann. In welcher Richtung bewegt sich nun Ihr Ohr? Beobachten Sie, was jetzt das Gummiband macht, das Ihr Ohrläppchen mit der Schulter verbindet: die Bewegung ist jetzt nicht mehr die gleiche wie vorhin. Hat die Nase ihre Bahn geändert? Sind es noch Kreise, was sie zieht? Bringen Sie Ihre Aufmerksamkeit zur Nase zurück: lassen Sie sie Kreise ziehen. Richten Sie Ihre Aufmerksamkeit wieder auf das Ohrläppchen, prüfen Sie seine Bahn. Ohne uns eingehender damit befaßt zu haben, hätten wir wohl annehmen können, daß Nase und Ohr, da sie Teile desselben Kopfes sind, die gleiche Bewegung machen, daß, wenn der eine Teil einen Kreis zieht, der andere und der ganze Kopf mit ihm ebenfalls einen Kreis ziehen würde. Aber die Sache scheint nicht ganz so einfach zu sein.

5. Schauen Sie mit Ihrem linken Auge

Kehren Sie die Richtung der Nasenkreise um, so daß die Nase jetzt die Zeiger gegen die Uhr drehen, die Zeit zurückstellen wird; schließen Sie beide Augen und richten Sie Ihre Aufmerksamkeit aufs linke. Wohin schauen Sie eigentlich mit diesem Auge? Versuchen Sie mit Ihrem geschlossenen linken Auge nach rechts gegen die Nasenwurzel hin zu schauen, zwischen den beiden Augen, und dann nach linksaußen hin, gegen den linken Augenwinkel, während Sie mit der Nase weiterhin kreisförmige Bewegungen machen. Die meisten geben das nach wenigen Versuchen auf, ohne eine klare Antwort gefunden zu haben. Vielleicht läßt sich die Antwort nicht so schnell, sondern erst dann finden, wenn man sich an die Bewegung gewöhnt hat.

Versuchen Sie Ihr – noch immer geschlossenes – linkes Auge im Kreis zu bewegen und beobachten Sie, wie sich das auf die Kreisbewegung Ihrer Nase auswirkt.
Ruhen Sie sich aus.

6. Streichen Sie Ihre linke Kopfhälfte mit einem imaginären Pinsel an

Setzen Sie sich bequem auf den Boden, die Beine gekreuzt. Lassen Sie Ihre Nase in Uhrzeigerrichtung kreisen und versuchen Sie gleichzeitig mit einem imaginären, etwa zwei Finger breiten Pinsel die linke Hälfte Ihres Kopfes anzustreichen, und zwar so: stellen Sie sich vor, daß Ihre linke Hand den Pinsel halte und ihn links von der Mittellinie, die den Kopf in zwei Hälften einteilt, zunächst vom großen Schulterwirbel zum Nacken hinauf- und über die Schädeldecke weiterführe, herunterkommend zur Stirn, zum linken Auge, zur linken Wange, Ober-, Unterlippe, dem Kinn, unter den linken Unterkiefer, links der Kehle, bis zum Schlüsselbein, und dann wieder zurück, und dabei einen zwei Finger breiten Farbstreifen ziehe, den nächsten Strich, wieder hinten beginnend, links an den ersten lege, von hinten über den Kopf und das Gesicht bis zum vorderen Halsansatz und wieder zurück, und ziehen Sie Strich an Strich über die ganze linke Kopf-, Gesichts- und Halshälfte bis zur linken Schulter hin, so daß jetzt, am Ende, diese ganze Seite mit Farbe gestrichen ist.

7. Bewegen Sie, während Sie die linke Kopfhälfte anstreichen, die Nase nach rechts

Ruhen Sie sich kurz aus und lassen Sie dann die Nase in der entgegengesetzten Richtung kreisen. Streichen Sie sich abermals die linke Kopfhälfte an, aber ziehen Sie die Pinselstriche im rechten Winkel zu den vorherigen, also von rechts nach links und zurück, wie den Schuß zur Kette. Beobachten

Sie, ob die Anstreichbewegung die Bewegung der Nase stört; wenn ja, an welchen Stellen, in welchen Phasen beider Bewegungen? Dann, wenn der Pinsel die Richtung wechselt? Und empfinden Sie den Pinselstrich an allen Stellen gleich deutlich, oder gibt es Stellen, die Ihnen unklar bleiben, wenn der Pinsel über sie streicht? Gibt es in den Bewegungen Stellen, bei denen die Atmung gestört wird? Wo setzte Muskelspannung ein, gab es in der Bewegung Unterbrechungen: im Auge? im Hals? in den Schultern? im Zwerchfell?

Ruhen Sie sich aus.

8. Die Aufmerksamkeit von Stelle zu Stelle verschieben

Fahren Sie fort, die Nase gegen den Uhrzeiger im Kreis zu bewegen, und nehmen Sie sich während dieser Bewegung vor, Kreise zu ziehen mit Ihrem Kinn. Denken Sie sich ein paar Minuten später, daß Sie in Wirklichkeit die Ecke – nur die Ecke – Ihres linken Unterkiefers bewegen, die Stelle nämlich etwas unterhalb Ihres linken Ohrs. Verschieben Sie Ihre Aufmerksamkeit von neuem, diesmal zur linken Schläfe; dann zu einem Punkt zwischen dem linken Ohr und dem Halswirbel beim Schädelansatz.

Nehmen Sie sich nach jeweils 5 bis 10 solchen Kopfbewegungen vor, eine andere Stelle oder einen anderen Teil Ihres Kopfes die Bewegung führen zu lassen, einen nach dem andern, aber kehren Sie zwischen diesen Wechseln immer wieder zur Nase zurück. Fahren Sie damit fort, bis es Ihnen möglich geworden ist, alle Teile der linken Gesichts- und Kopfhälfte zugleich und gleichermaßen im Geiste gegenwärtig zu haben und sich ihrer klar bewußt zu sein.

Ruhen Sie sich aus.

9. Knien, mit dem rechten Fuß auf dem Boden

Knien Sie sich auf Ihr linkes Knie, stellen Sie den rechten Fuß auf den Boden. Strecken Sie Ihren rechten Arm vor sich aus, den linken hinter sich, beide auf Schulterhöhe. Schließen Sie die Augen und stellen Sie sich ein dünnes Gummiband vor, das von Ihrem linken Ohr zu Ihrer linken (nach hinten gestreckten) Hand führt, und ein weiteres Gummiband, das ebenfalls von Ihrem linken Ohr nach vorne führt zu Ihrer rechten Hand. Machen Sie mit Ihrer Nase erst 25 Kreisbewegungen in der einen, dann 25 weitere in der anderen Richtung (mit der Uhr und gegen die Uhr) und versuchen Sie, dem Sichdehnen und dem Sichzusammenziehen der beiden Gummibänder im Raum zu folgen.

Ruhen Sie sich aus.

10. Linker Fuß auf dem Boden

Nach einer kurzen Rast ins Knien zurückkehren, jetzt aber mit dem linken Fuß auf dem Boden. Strecken Sie Ihren linken Arm vor sich aus, den rechten nach hinten, beide auf Schulterhöhe. Wiederholen Sie die Nasenbewegungen und beobachten Sie dabei die Bewegungen der beiden Gummibänder.

Stehen Sie auf und gehen Sie herum. Fühlt sich Ihre Kopfhaltung links anders an als rechts? Ist das Raumgefühl auf den beiden Seiten verschieden? Ist ein Unterschied zwischen dem Gefühl in den Zehen Ihres rechten und dem in den Zehen Ihres linken Fußes?

11. Turnübungen um des Turnens willen bringen nichts bei

Alle Bewegungen, die wir hier gemacht haben, waren symmetrisch sowohl hinsichtlich des Raumes um uns als auch unserer Muskulatur. Woher dann dieser Unterschied zwi-

197

schen links und rechts? Beide Seiten haben genau die gleichen Bewegungen gleich viele Male gemacht, und doch hat sich auf der rechten Seite kaum etwas geändert. Auch wenn Sie sich nicht erinnern können, wie sich die rechte Seite vorher angefühlt hat, oder wenn sich einer auf sein Gedächtnis nicht verlassen kann, so besteht doch kein Zweifel, daß sich die linke Seite anders anfühlt als die rechte. Bedeutet das nicht, daß Bewegung allein, Bewegung an sich nicht viel wert ist? Auf der Seite hat sich am meisten geändert, auf die Sie bewußt Ihre Aufmerksamkeit gerichtet hatten. Ist demnach anzunehmen, daß mechanisches Wiederholen nichts bewirkt, als daß es den Blutkreislauf anregt und uns unsere Muskeln gebrauchen macht? Ist das der Grund, warum einer sein Leben lang turnen und doch um nichts fähiger und besser dran sein kann als einer, der nicht turnt? Andre wiederum beobachten ihre Empfindungen, achten auf ihre Körpergefühle ihr Leben lang, wie sie es zur Zeit ihres Wachstums getan hatten, und sie fahren fort zu lernen und sich zu entwickeln, ihr Leben lang.

12. Individuelle und allgemeine Bewegung

Wie kommt es, daß verschiedene Menschen die gleiche Kopfbewegung verschieden ausführen? (Wir fragen »wieso?«, nicht »warum?«.) Der eine mag, wenn er den Kopf dreht, dabei auch sein Ohr empfinden und im Sinn haben und die Bewegung so als angemessen empfinden; ein zweiter mag die Stellung seines Ohrs zu seiner Schulter mitempfinden, ein dritter das Falten seiner Haut am Hals, während ein vierter auf die Änderung in der Stellung seiner Augen gleichsam horcht... Die Anzahl der hier möglichen Kombinationen ist so groß, daß jede Bewegung, die einer macht, völlig persönlich scheinen wird und ihm allein eigentümlich.

Wenn eine große Gruppe von Schülern zum erstenmal versucht, mit der Nase Kreise zu ziehen, so kann man eine

Vielzahl verschiedenster Kopfbewegungen beobachten, manche davon so seltsam, daß man seinen Augen nicht traut. Gegen Ende der Lektion zeichnet sich eine allgemeinere, gemeinsame Bewegung ab. Was die Nase jetzt zieht, sind ziemlich genaue Kreise, genau sowohl nach dem eigenen, subjektiven Gefühl als auch in Wirklichkeit. Wenn einer sich seines Ich-Bildes während der Bewegung klar und deutlich bewußt ist und wenn er sich sowohl objektive als auch subjektive Bewegungs- und Verhaltensweisen überhaupt so leicht vergegenwärtigen und sie prüfen kann, wie er sonst einen Gegenstand mit Augen anschaut, dann wird die Handlung leicht, genau und angenehm. Zugleich wird sie sich der Handlungsweise eines jeden genähert haben, dessen Bewußtheit entwickelt ist. Das Besondere, nicht das Absonderliche macht den einzelnen aus.

Zehnte Lektion
Die Bewegung der Augen organisiert
die Bewegung des Körpers

Was Sie in dieser Lektion lernen werden:

daß die Bewegungen der Augen die Körperbewegungen koordinieren;

daß die Bewegungen der Augen mit denen der Halsmuskeln verbunden sind;

daß die Kontrolle der Körperbewegungen erhöht und die Bewegungen selbst leichter werden, wenn man diese Verbindungen zwischen Auge und Halsmuskulatur einzeln prüft und ausprobiert;

Augen und Kopf, danach Kopf und Rumpf in entgegengesetzten Richtungen zu bewegen, wodurch Bewegung eine neue Qualität erhält, der sich nur wenige bewußt sind.

daß diese Übungen das Feld jeglicher Tätigkeit erweitern und dazu beitragen, gewohnheitsmäßig fehlerhafte Bewegungen auszuschalten;

zwischen den Muskeln zu unterscheiden, welche die Bewegungen der Augäpfel bewirken, und denen, die zum eigentlichen Sehen gehören, und die Wirkung dieser Unterscheidung auf die Beherrschung des Körpers.

1. Schwenken nach links und nach rechts, im Stehen

Stellen Sie sich hin, die Füße leicht auseinander, und schwenken Sie Ihren Körper nach rechts und nach links, die Arme locker an den Seiten hängend. Wenn Sie nach rechts schwenken, bewegt sich Ihre rechte Hand nach rechts hinter Ihren Rücken und die linke Hand bewegt sich vor dem Körper ebenfalls nach rechts als wollte sie den rechten Ellbogen überholen. Wenn Sie nach links schwenken, bewegt sich Ihre linke Hand hinter Ihrem Rücken nach links und auch die rechte Hand bewegt sich nach links, vor dem Körper, und überholt vorne die linke Hand.

2. Mit geschlossenen Augen

Fahren Sie mit den Schwenkbewegungen fort und schließen Sie die Augen. Vergewissern Sie sich, daß die Kopfbewegungen fließend sind. Beobachten Sie bei jedem Richtungswechsel, welcher Teil sich als erster zurückbewegt: die Augen, der Kopf oder das Becken. Schwingen Sie so oft hin und her, von rechts nach links und wieder zurück, bis die Antwort Ihnen völlig klar ist und Sie während der Bewegung alle Teile und Glieder beobachten können, ohne die Bewegung am Anfang oder am Ende des Schwunges zu unterbrechen.

3. Mit offenen Augen

Öffnen Sie die Augen und schwenken Sie weiter wie bisher. Beobachten Sie, ob Ihre Augen weiterhin – wie als sie noch geschlossen waren – auf Ihre Nase schauen oder ob sie etwas anderes tun, und wenn es etwas anderes ist, was ist es? Nehmen sie die jeweilige Kopfbewegung vorweg? Überspringen sie dabei Teile des Horizonts ihres Gesichtsfeldes?

4. Koordinierung der Augen und Glätte der Bewegung

Schließen Sie die Augen wieder und versuchen Sie zu spüren, wann die Schwenkbewegungen glatter, fließender sind: ob bei offenen Augen oder wenn die Augen geschlossen sind. Versuchen Sie jetzt, bei offenen Augen die Bewegungen ebenso glatt und fließend auszuführen wie bei geschlossenen. Man möchte erwarten, sie müßten bei offenen Augen in jeder Hinsicht besser sein, aber die Praxis zeigt oft, daß sie dann weniger fließend, in ihrer Glätte vielmehr unterbrochen sind, etwa so, als bliebe man an schlecht geölten Stellen kurz hängen, und daß sie überdies kleiner, kürzer als bei geschlossenen Augen sind. Der Grund dafür liegt darin,

daß bei vielen die Bewegungen der Augen nicht richtig koordiniert sind mit der übrigen Muskeltätigkeit. Achten Sie
genau auf Ihre Bewegungsempfindung im Becken und in
den Beinen und merken Sie auf die kleinen Fehler in der
Schwenkbewegung, damit Sie sich der Änderungen in der
Beherrschung aller Bewegungen des Körpers bewußt werden können.

5. Den Körper im Sitzen nach rechts drehen

Setzen Sie sich auf den Boden. Beugen Sie das linke Bein
nach links zurück. Stützen Sie den rechten Handteller auf
den Boden. (Das linke Bein liegt rückwärts, mit seiner Innenseite am Boden, so daß der linke Fuß auf seiner Innen-,
d. h. seiner rechten Seite liegt.) Beugen Sie Ihr rechtes Bein
so, daß Ihre rechte Wade quer zu Ihrem Bauch vor Ihnen
liegt und daß Ihre rechte Fußsohle den linken Oberschenkel
in der Nähe des linken Knies berührt.

Heben Sie den linken Arm und strecken Sie ihn in Augenhöhe vor sich aus. Drehen Sie den Rumpf nach rechts, aber
lassen Sie die linke Hand diese Bewegung führen: folgen Sie
mit den Augen (und dem Kopf, und dem Rumpf) der Bewegung Ihrer linken Hand nach rechts. Der linke Arm bleibt
dabei ausgestreckt und gerade: er bewegt sich nach rechts
nicht vom Ellbogen, sondern von der Schulter aus.

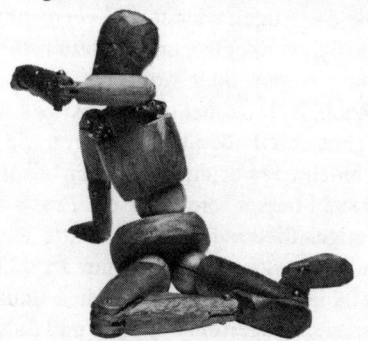

6. Den Blick auf die Hand geheftet

Kehren Sie zur Ausgangsstellung in die Mitte zurück und drehen Sie sich dann wieder nach rechts, jedoch – wie bei allen Bewegungen in diesen Lektionen, sofern die Anweisung es nicht ausdrücklich anders verlangt – immer nur so weit, wie es bequem und ohne Anstrengung möglich ist. Beugen Sie jetzt dabei den linken Ellbogen, damit die Hand sich noch weiter nach rechts bewegen kann. Achten Sie darauf, daß Ihre Augen ruhig, d. h. auf die Hand geheftet bleiben mit Ihrem Blick, während sich Kopf und Schultern nach rechts hinüberdrehen. Fahren Sie mit dieser Bewegung fort ohne jegliche Eile und Hast und versuchen Sie nicht, sich weiter nach rechts zu drehen als Ihnen leichtfällt und bequem ist. Achten Sie auch darauf, daß Ihre Augen sich nicht weiter nach rechts drehen als Ihr Kopf.

Versuchen Sie das Rückgrat dabei nicht zu verkürzen, d. h. sich nicht zu steifen, sondern lieber Brust und Rippen zu entspannen und den Kopf hoch oben gleichsam schweben zu lassen, ohne sich irgend zu bemühen oder gar anzustrengen, um »gerader«, um mehr aufrecht zu sitzen. Achten Sie darauf, daß Ihre Augen der Hand folgen, während sie sich bewegt. Viele drehen ihren Blick noch immer weiter nach rechts, wenn die Hand sich zu bewegen schon aufgehört hat, manche tun dies selbst dann, wenn man sie darauf aufmerksam gemacht hat.

Legen Sie sich hin, um auszuruhen, und prüfen Sie den Kontakt Ihres Rückens mit dem Boden.

7. Drehung des Rumpfes nach links

Setzen Sie sich auf den Boden und bringen Sie Ihre Beine und Füße in die umgekehrte Lage, also »spiegelverkehrt«, bzw. symmetrisch zur vorigen Lage, diesmal nach rechts. Stützen Sie links vom Körper die linke Hand auf den Boden. Der rechte Fuß liegt rechts vom Körper am Boden, das rechte Bein ist in seinem Knie gebeugt und ruht auf seiner

203

Innenseite. Das linke hingegen liegt auf seiner Außenseite, sein Fuß beim rechten Knie.

Strecken Sie den rechten Arm vor sich aus, die Hand in Augenhöhe, und drehen Sie, während die Augen Ihrer Hand folgen, den ganzen Rumpf nach links. Während die Hand sich nach links bewegt, beugen Sie den rechten Ellbogen, so daß die Hand noch weiter nach links hinüber kann. Kehren Sie ebenso zur Ausgangsstellung zurück; machen Sie die ganze Bewegung 25mal und jede Bewegung leichter als die vorhergehende. Richten Sie Ihre Aufmerksamkeit auf die Bewegung selbst, auf die Art und Weise, wie Sie sie ausführen, darauf auch, wie sie sich Ihnen anfühlt, und nicht darauf, daß Sie sich möglichst weit nach links bewegen. Achten Sie auf das Becken, das Rückgrat, den Nacken, auf etwaige zu große Steifheit in den Rippen und was immer sonst die Bewegung hindern mag, leicht und mühelos zu sein.

Legen Sie sich auf den Rücken und ruhen Sie sich aus.

8. Die Augenbewegung erweitert den Drehwinkel

Setzen Sie sich auf und beugen Sie Ihr linkes Bein nach links zurück. Ziehen Sie das rechte Bein zum Körper, so daß die rechte Fußsohle den linken Oberschenkel beim Knie berührt. Drehen Sie den Rumpf nach rechts. Stützen Sie die rechte Hand auf den Boden. Die Hand ist jetzt weiter rechts als vorher, weil Sie den Rumpf schon nach rechts gedreht haben, bevor Sie die Hand auf den Boden stützten. Heben Sie den linken Arm, strecken Sie ihn vor sich aus, die Hand in Augenhöhe, und führen Sie ihn mit einer Bewegung des Rumpfes nach rechts. Beugen Sie den linken Ellbogen so, daß die linke Hand so weit nach rechts kommt, wie bequem ist, und bleiben Sie so.

Den Rumpf so abgedreht, bewegen Sie die Augen von Ihrer linken Hand weg noch weiter nach rechts und dann wieder zur Hand zurück. Machen Sie diese Augenbewegung etwa 20mal: von der Hand weg nach rechts und wieder zur Hand. Lassen Sie Ihren Kopf der Augenbewegung nachfolgen, von Ihren Augen geführt. Achten Sie darauf, daß die Bewegung der Augen waagerecht bleibt: sie neigen dazu, am rechten Ende der Bewegung ihre Bahn abwärts zu senken.

9. Den Körper nicht verkürzen

Um die Bewegung leichter zu machen, müssen Sie darauf achten, daß Sie den Hals im Nacken nicht verkürzen und daß die Wirbelsäule sich förmlich schwerelos bewegt – so etwa, als erleichterte Ihnen jemand, um Ihnen zu helfen, von oben her den Kopf, indem er ihn am Haarschopf sanft aufwärts zöge. Sie können sich die Bewegung auch dadurch leichter machen, daß Sie das linke Ischium (Hinterbacke, Gesäßknochen) vom Boden heben.

Ruhen Sie sich aus.

Versuchen Sie jetzt noch einmal, sich nach rechts zu drehen, die Bewegung mit der linken Hand führend, und stellen Sie fest, ob der Winkel bzw. der Bogen der Drehbewegung größer und trotzdem auch leichter geworden ist.

10. Die Augen sind nicht nur zum Sehen da

Sie bemerken: die Augen leisten Wesentliches, um die Muskulatur des ganzen Körpers zu koordinieren. Ihre Rolle ist noch größer und wichtiger als die der Nackenmuskeln. Die meisten Körperteile haben eine zwiefache Funktion: der Mund dient sowohl zum Essen als auch zum Sprechen, die Nase zum Riechen und zum Atmen, usw. Manche dieser Doppelfunktionen sind nicht auf den ersten Blick zu erkennen. So dient das innere Ohr nicht nur zum Hören: mittels seiner bewahrt der Körper in langsamen wie auch in schnellen Bewegungen sein Gleichgewicht. Analog dazu bestimmen die Augenmuskeln auf eine entscheidende Weise die Art, wie sich die Nackenmuskeln zusammenziehen, und, umgekehrt, die Halsmuskeln die der Augenmuskeln. Augen- und Halsmuskeln wirken auf die Muskulatur des ganzen Körpers. Eine Erinnerung oder auch nur Vorstellung mag als Beispiel dienen: wenn einer eine Treppe hinauf- oder hinuntergeht und seine Augen sehen am Ende der Treppe nicht den Boden oder den Treppenabsatz, so wird er merken, bis zu welchem Grad die Muskulatur seines Körpers von seinen Augen aus beeinflußt wird.

11. Jedes Auge einzeln, und beide Augen zusammen

Setzen Sie sich nieder, beugen Sie Ihr rechtes Bein nach rechts zurück und ziehen Sie Ihre linke Wade vor den Körper. Drehen Sie Ihren Rumpf nach links und stützen Sie sich dann auf Ihre linke Hand, diese so weit links, wie bequem möglich ist. Heben Sie Ihren rechten Arm auf Augenhöhe und bewegen Sie ihn waagerecht nach links. Richten Sie den Blick auf Ihre rechte Hand und drehen Sie dann Kopf und Augen nach links, die Augen auf einen beliebigen Punkt an der Wand, aber in Augenhöhe, gerichtet und, natürlich, um einiges weiter links als Ihre Hand. Schauen Sie dann wieder auf die Hand, dann wieder auf den Punkt an der Wand, und so etwa 20 mal hin und her, wobei Sie 10 dieser Bewegungen bei geschlossenem linken Auge machen und die Bewegung von der Hand zur Wand und zurück mit dem Blick nur des rechten Auges ausführen, 10 weitere Bewegungen mit dem des linken allein. Versuchen Sie dann die ganze Bewegung noch einmal, jetzt aber mit beiden Augen offen, und stellen Sie fest, ob die Drehbewegung nach links größer geworden ist, weiter reicht. Die Besserung kann manchmal geradezu verblüffend sein.

Beugen Sie Ihr linkes Bein nach links zurück, ziehen Sie die rechte Wade vor den Körper und versuchen Sie, die Bewegung auch nach rechts zu verbessern. Vergessen Sie nicht, die Übung erst mit dem einen, dann mit dem anderen und schließlich mit beiden Augen auszuführen.

12. Koordinierung der Augen – Verbesserung im Rumpf

Ruhen Sie sich aus. Welche Teile Ihres Körpers sind jetzt in engerer Berührung mit dem Boden? Der verbesserte Kontakt ist dadurch zustande gekommen, daß Sie sich der Bewegungen Ihrer Augen bewußt geworden sind. Wenn zu irgendeiner Zeit Ihr Rumpf sich wieder steift, werden Sie feststellen können, daß auch die Bewegungen Ihrer Augen dann weniger geschmeidig sein werden. Man kann die Bewegungen der Augen so koordinieren und organisieren, daß die Bewegungen des ganzen Körpers verbessert werden; und diese Technik läßt sich erlernen.

13. Drehen Sie sich nach rechts und schauen Sie nach links

Sitzstellung, das linke Bein links außen rückwärtsgebeugt, das rechte vorne an den Körper gezogen. Drehen Sie Rumpf, Schultern und Kopf so weit nach rechts wie bequem. Stützen Sie die rechte Hand hinter sich auf. Heben Sie den linken Arm, den Ellbogen gebeugt, auf Augenhöhe und bewegen Sie ihn nach rechts. Folgen Sie der Hand mit dem Blick. Bewegen Sie dann nur die Augen nach links und schauen Sie auf einen beliebigen Punkt an der Wand, dann wieder zur Hand zurück, dann wieder – waagerecht! – über die Hand nach links hinaus, usf., 25mal. Sie werden bei jeder Drehung der Augen ein wenig weiter nach links blicken.

14. Die Augen einzeln, abwechselnd

Schließen Sie das eine Auge und machen Sie mit dem anderen rund 10 solche Bewegungen. Schließen Sie das andere Auge und tun Sie ein gleiches. Achten Sie darauf, daß Ihr Gesicht still und ruhig bleibt, während Sie das Auge schließen. Öffnen Sie die Augen und machen Sie fünf weitere Bewegungen mit beiden zusammen. Behalten Sie dabei im

Sinn, daß »jemand Ihren Kopf sanft am Haarschopf vorwärts zieht«. Versuchen Sie dann eine einfache Bewegung nach rechts und stellen Sie fest, ob der Bogen, den Sie mit dieser Bewegung beschreiben, jetzt größer und leichter auszuführen ist.

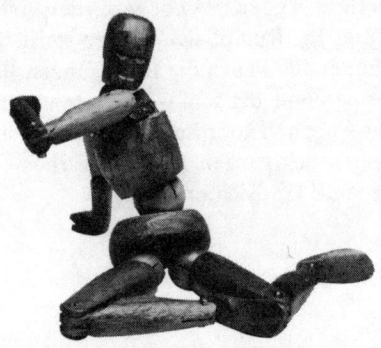

15. Drehen Sie sich nach links und schauen Sie nach rechts

Sitzstellung, das rechte Bein nach hinten, das linke vor den Körper gezogen. Drehen Sie Rumpf, Kopf und Schultern nach links, stützen Sie sich auf die linke Hand. Heben Sie den rechten Arm und führen Sie ihn in Augenhöhe nach links. Schauen Sie mehrmals erst mit dem einen, dann mit dem anderen Auge auf Ihre Hand, dann von ihr nach rechts hinüber und auf einen beliebigen Punkt an der Wand, in Augenhöhe, das jeweils andere Auge geschlossen. Dann 5 Bewegungen mit beiden Augen geöffnet. Die Qualität der Drehbewegung beachten, wie zuvor.

Legen Sie sich auf den Rücken und ruhen Sie sich aus.

16. Bewegung des Schultergürtels nach rechts

Sitzstellung. Beugen Sie Ihr linkes Bein nach hinten, ziehen Sie das rechte Bein vor den Körper. Drehen Sie den ganzen Rumpf nach rechts. Stützen Sie sich zuerst auf die rechte

208

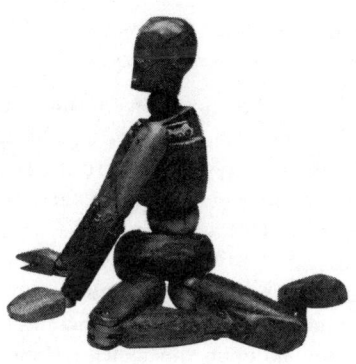

Hand, dann auch auf die linke, die beiden Hände am Boden ungefähr um Ihre Schulterbreite auseinander. Heben Sie den Kopf so, daß die Augen waagerecht sind, und bewegen Sie Ihren Schultergürtel nach rechts und zwar so, daß Ihre rechte Schulter sich nach rechts und nach hinten, Ihre linke Schulter sich nach rechts und nach vorne bewegt, ohne den Kopf dabei vor-, rück- oder seitwärts zu neigen. Vergewissern Sie sich, daß jede der beiden Schultern sich deutlich und entschieden in ihrer Richtung bewegt: die eine nach hinten, die andre nach vorn, bis der Druck auf Ihre beiden Hände gleichmäßig verteilt ist.

17. Kopf und Schultern gegeneinander bewegen

Kopf und Schultern pflegen sich aus Gewohnheit zusammen in die gleiche Richtung zu drehen. Versuchen Sie jetzt Ihren Kopf nach links zu drehen, während Sie Ihre Schultern nach rechts bewegen, und dann den Kopf nach rechts zur Bewegung der Schultern nach links.

Beobachten Sie Ihre Brust und Ihre Atmung und fahren Sie dabei fort, Kopf und Schultern so lange gegeneinander zu bewegen, bis Ihnen diese Bewegung leicht und angenehm wird.

209

18. Übergang von der Gegen- zur Mitbewegung
und wieder zurück

Bewegen Sie Kopf und Schultern weiterhin gegeneinander. Beobachten Sie dabei, ob Ihr Kopf durchweg senkrecht, aufrecht bleibt und die Augen waagerecht: er mag sich gegen Ende jeder Drehung ein wenig seitwärts neigen wollen; aber Neigen ist nicht Drehen. Denken Sie an den Zug aufwärts, am Haarschopf. – Verschieben Sie während dieser Gegenbewegung, also ohne anzuhalten (und natürlich auch ohne den Atem anzuhalten) Kopf und Schultern so, daß sie sich wieder miteinander in die gleiche Richtung drehen, nach links wie auch nach rechts. Bereiten Sie dies in Gedanken während der Bewegung vor. Dann, ebenfalls ohne die Bewegung zu unterbrechen, nehmen Sie die Gegenbewegung wieder auf.

Lassen Sie von der Bewegung und prüfen Sie nach, ob die Drehung sich gebessert hat und die Bewegung sich jetzt leichter, besser anfühlt. Legen Sie sich auf den Rücken und prüfen Sie, wie Ihr Rücken jetzt den Boden berührt.

19. Die gleiche Übung nach links

Sitzstellung, zur vorhergehenden spiegelverkehrt (linkes Bein vor dem Körper, rechtes Bein nach rechts hinten zurückgebeugt). Machen Sie die ganze Übung auf der anderen Seite, d. h. mit dem Rumpf nach links gedreht, Kopf und Schultern abwechselnd gegen- und miteinander bewegend, wie zuvor. Beobachten Sie Ihre Bewegungen und wie Sie sie empfinden, und lassen Sie sich Gelingen oder Mißlingen völlig gleichgültig sein.

20. Eine Handlung wird nicht besser,
wenn man sich anstrengt, sie gut zu machen

Wer immerzu sein möglichstes tun, sein äußerstes leisten will, kurz, wer stets bestrebt ist, bis an die Grenzen seiner

Fähigkeiten zu gelangen, der trägt nicht viel mehr davon als Muskelschmerzen und Überanstrengung in den Gelenken. Wer es auf Resultate abgesehen hat, wer ein Ziel erreichen will, sei's mit Gewalt, mit Kraft oder auch nur, indem er sich bemüht, der macht es sich selber unmöglich, sich auch nur einen Bruchteil der Besserung zu schaffen, zu der diese Übungen führen. Sie führen zu ihr, indem sie gewohnheitsmäßige Bewegungs- und Verhaltensschemen auflösen, sie mitunter förmlich zusammenbrechen lassen. Wenn einer die Bewegungen der verschiedenen Teile seines Körpers und deren Beziehung untereinander besser unterscheidet, sie nicht nur erkennt, sondern auch spürt, so wird sein *Tonus* (d. i. der Grad der Zusammenziehung, der von den unwillkürlichen Zentren aus bestimmt wird) verringert und seine bewußte Beherrschung merklich erhöht werden.

Schnappen Sie von Zeit zu Zeit einmal aus Ihrer Routine heraus und fragen Sie sich, ob Sie auch wirklich das tun, was zu tun Sie meinen – beim Zähneputzen, beim Lesen, beim Gehen, wobei auch immer. Auf die obige Übung angewandt: mancher wünscht seine Schultern zu bewegen, spürt eine Anstrengung und irrglaubt daraufhin, daß seine Schultern sich wirklich bewegen, im Verhältnis sowohl zum Boden als auch zu seinem Körper. Er möchte etwas tun, glaubt es zu tun und tut in Wirklichkeit etwas anderes.

Achten Sie darauf, daß jeder Kraftaufwand der Muskeln in Bewegung umgesetzt wird. Kraft, die vollständig in Bewegung umgesetzt wird, verbessert den Körper und sämtliche Fähigkeiten. Kraft, die nicht in Bewegung umgesetzt wird, führt zu Verkürzungen und Steifungen, und das Ergebnis ist nicht nur ein Verlust an Energie, sondern überdies ein Zustand, in dem die vergeudete Energie den Körper selbst beschädigt.

21. Bei nach rechts gedrehtem Körper den Kopf nach links und nach rechts neigen

Beugen Sie Ihr linkes Bein nach hinten und bringen Sie das rechte dicht vor den Körper. Drehen Sie den ganzen Rumpf nach rechts und stützen Sie sich auf die rechte Hand. Drehen Sie den Rumpf noch ein bißchen weiter und verschieben Sie die Hand noch ein bißchen mehr in der gleichen Richtung, so daß die Drehung ein klein wenig Spannung erzeugt. Legen Sie sich die linke Hand auf den Kopf: helfen Sie dem Kopf mit der Hand, sich nach links und nach rechts so zu neigen, daß sich das rechte Ohr der rechten Schulter, danach das linke Ohr der linken Schulter nähert. Achten Sie diesmal darauf, daß der Kopf sich nicht dreht, statt sich seitwärts zu neigen: Ihre Nase sollte auch dann in die gleiche Richtung vorwärts zeigen, wenn das rechte Ohr sich der rechten Schulter nähert und dann das linke der linken.

22. Der Körper nach links gedreht

Beugen Sie das rechte Bein nach hinten, bringen Sie das linke dicht vor den Körper, drehen Sie den Körper nach links und stützen Sie sich auf die linke Hand. Wiederholen Sie das Kopfneigen, diesmal mit der rechten Hand auf dem Kopf. Sie werden Ihren Kopf nach links und nach rechts tiefer neigen können, wenn Sie mit einer Bewegung der Wirbelsäule nachhelfen, die sich nach links durchbeugt, wenn Sie den Kopf nach rechts bewegen, und umgekehrt.

23. Schwenkbewegungen des Rumpfes im Sitzen

Sitzstellung auf dem Boden, beide Beine nach rechts. Machen Sie kleine, leichte Schwenkbewegungen mit Ihrem Rumpf von links nach rechts und zurück, und lassen Sie diese Bewegungen langsam größer werden. Lassen Sie Ihre beiden Arme in die Bewegung miteinbezogen werden und genau so mitgehen, wie Sie dies zu Beginn dieser Lektion beim Schwenken im Stehen getan haben. Atmen Sie frei, um die Schwenkbewegung zu erleichtern.

24. In die Gegenrichtung schauen

Kehren Sie, nach einigen Schwenkbewegungen, die Bewegungen des Kopfes und der Augen in die entgegengesetzte Richtung um, so daß Kopf und Augen sich jetzt nach links neigen, wenn der Rumpf nach rechts schwenkt, und umgekehrt. Ohne die Bewegung zu unterbrechen, lassen Sie Kopf und Augen sich jetzt wieder mit dem Rumpf bewegen, wechseln Sie dann wieder in die Gegenbewegung hinüber, usf. Fahren Sie damit fort, bis der Wechsel von der Mit- zur Gegenbewegung und der Wechsel zurück gleitend und einfach geworden ist. Machen Sie 25 Bewegungen in der Schwenk- und 25 in der Gegenrichtung. Ruhen Sie sich aus.

Wiederholen Sie diese Übung in der spiegelverkehrten Sitzstellung, mit beiden Beinen nach links. Ruhen Sie sich aus.

Setzen Sie sich auf und beobachten Sie, wie sich Qualität und Umfang der Drehbewegung seit Beginn dieser Lektion geändert haben.

25. Rumpfdrehung im Stehen, mit abwechselnd sich hebenden Fersen

Stehen Sie langsam auf. Stellen Sie Ihre Füße etwa um die Breite Ihres Beckens auseinander und schwingen Sie Arme und Rumpf von rechts nach links und zurück, den Kopf sich mit dem Körper bewegen lassend. Während Sie sich nach rechts bewegen, lassen Sie Ihre linke Ferse sich vom Boden heben, und während Sie sich nach links bewegen, lassen Sie Ihre rechte Ferse sich vom Bden heben. Achten Sie darauf, daß die Arme sich frei und locker bewegen, und fahren Sie mit der Bewgung fort, bis Sie 20 oder 30mal von rechts nach links geschwungen haben.

213

26. Kopfbewegungen in Mit- und Gegenrichtung

Wenn die Kopfbewegung leicht und fließend geworden ist, wechseln Sie ihre Richtung: drehen Sie nun den Kopf in der zur Körperbewegung entgegengesetzten Richtung, bis auch diese Bewegung gleitend und mühelos geworden ist. Kehren Sie die Richtung der Kopfbewegung wieder um und bewegen Sie den Kopf mit den Schultern zusammen. Versuchen Sie mehrmals die Richtung der Kopfbewegung zu ändern, ohne die Bewegung des Rumpfes deswegen zu unterbrechen.

Hören Sie mit der Bewegung auf. Gehen Sie langsam herum und beobachten Sie, inwiefern sich Ihre aufrechte Haltung, Ihre Bewegungen, Ihre Atmung geändert haben.

Elfte Lektion
Sich mittels der Teile, die einem bewußt sind, der unbewußten Teile bewußt werden

Diese Lektion handelt davon,

daß ein jeder an und in seinem Körper und in seinem Bewußtsein Teile hat, deren er sich völlig bewußt ist und die ihm vertraut sind: im allgemeinen ist sich einer seiner Lippen und seiner Fingerspitzen mehr bewußt als seines Hinterkopfs und seiner Achselhöhlen;

daß ein Ich-Bild, welches alle Teile des Körpers, alle Sinnesempfindungen, Gefühle zu gleichen Maßen vollständig enthielte, ein erstrebenswertes Ideal ist, das aber bei der bisherigen Unwissenheit schwer oder überhaupt nicht zu erreichen ist.

Diese Lektion schlägt Techniken vor, um das Ich-Bild dadurch zu vervollständigen, daß einer seine Empfindungen in den Körperteilen, deren er sich bewußt ist, mit seinen Empfindungen in den Teilen vergleicht, deren er sich nicht bewußt ist. Diese Erfahrung wird ihm helfen, sich der Teile bewußt zu werden, die sonst sein Leben lang außerhalb seines bewußten Gebrauchs und somit auch außerhalb seines menschlichen Handlungsbereiches bleiben würden.

1. Stellen Sie sich einen Finger vor, der auf Ihre Wade drückt

Legen Sie sich auf den Bauch. Strecken Sie Ihre Beine so aus, daß sie bequem auseinanderliegen, jedes von der Mittellinie, d. h. der vorgestellten Verlängerung der Wirbelsäule gleich weit entfernt. Legen Sie Ihre beiden Hände aufeinander auf den Boden. Legen Sie Ihre Stirn auf die obere Hand.

Stellen Sie sich vor: jemand drückt auf die Ferse Ihres rechten Fußes mit seinem Finger und zieht ihn dann die

Wade hinauf bis zur Kniekehle. Der Finger darf dabei weder nach links noch nach rechts abgleiten. Sein Druck sollte Sie die Härte des Knochens fühlen machen, den er drückt. Sie müssen daher auch den Fuß und die Zehen ausstrecken, während die Ferse weiterhin aufwärts zeigt.

2. Eine Kugel rollt auf den Hinterbacken

Stellen Sie sich jetzt vor, eine Eisenkugel rolle von der Mitte der Ferse Ihr Bein herauf bis in die Kniekehle und wieder zurück. Die Kugel wird dem Weg des geringsten Widerstandes folgen, d. h. der gleichen Bahn wie der imaginäre Finger, und sie wird daher an keiner Stelle seitwärts abweichen. Versuchen Sie sich jeden einzelnen Punkt entlang ihrer Rollbahn genau vorzustellen und ihn zu erkennen, um sicher zu sein, daß die Kugel keinen einzigen auslassen oder überspringen wird.

Denken Sie an den Druck des Fingers, dann an den Druck der Eisenkugel, bis Sie alle die Punkte und Stellen herausgefunden haben, deren Sie sich nicht sicher sind. Dazu bedarf es keinerlei Bewegung. Stellen Sie sich weiter vor, wie die Kugel von der Kniekehle über den Oberschenkel und auf den Glutäus, den großen Gesäßmuskel, rollt.

Finden Sie Ihren Oberschenkelknochen: beginnen Sie in der Kniekehle und spüren Sie dem Druck der Eisenkugel nach gegen die Hinterbacke hin. Je näher Sie der Hinterbacke kommen, desto weniger sicher werden Sie sich der einzuschlagenden Richtung sein. Versuchen Sie sich vorzustellen, wo die Kugel rollen würde, wenn Sie Ihr Bein heben würden. Fahren Sie fort die Kugel zu rollen, zur Kniekehle zurück und weiter zur Ferse, dann wieder hinauf auf die Hinterbacke, bis Ihnen die Rollbahn Stelle für Stelle und Punkt für Punkt vollkommen klar geworden ist.

3. Die Kugel auf dem linken Handrücken

Legen Sie Ihren linken Arm vor sich hin, oberhalb des Kopfes, im Ellbogen bequem gebeugt, und stellen Sie sich eine schwere Eisenkugel vor auf dem Rücken Ihrer linken Hand.

Finden Sie die Stelle, auf der die Kugel ruhen könnte, ohne von der Hand herunterzufallen. Versuchen Sie sie gegen den Ellbogen hin zu rollen und stellen Sie sich die Bahn genau vor, die sie rollen würde: zum Ellbogen und wieder zurück. Stellen Sie sich danach vor, jemand zöge seinen Finger diese gleiche Bahn entlang. Fahren Sie damit fort, bis die Bahn Ihnen an jeder Stelle klar und deutlich ist.

Fahren Sie damit ebenso fort für die Strecke vom Ellbogen zur Schulter und verfolgen Sie aufmerksam die Bahn der Kugel und des Fingers. Kehren Sie dann langsam zu Ihrem Handrücken zurück, danach wieder von der Hand zur Schulter und zum Schulterblatt: auch hier ist das letzte Stück Wegs nicht klar.

4. Zum rechten Bein zurück

Kehren Sie zum rechten Bein zurück. Heben Sie ein klein wenig Ferse und Wade und stellen Sie sich Punkt für Punkt die Reihe von Punkten vor, welche die Kugel berührt, wenn Sie auf der Rückseite Ihres Unterschenkels von der Ferse zur Kniekehle rollt. Lassen Sie sie vom Knie aus über den Oberschenkel weiterrollen und beobachten Sie, wohin sie rollen wird, wenn sie die Hinterbacke erreicht.

Beachten Sie, wie die Muskeln der linken Schulter mobilisiert werden, während die Kugel ihre Bahn rollt.

5. Vom rechten Oberschenkel zur linken Schulter und zurück

Versuchen Sie sich vorzustellen, wie die Kugel weiterrollt auf ihrer Bahn: vom Knie über den Oberschenkel auf das Bekken und gegen das linke Schulterblatt hin. Finden Sie die genaue Stelle heraus, an der die Kugel das Becken überquert, um zur Taille zu gelangen und von dort aus die Wirbelsäule entlang zum linken Schulterblatt zu rollen.

Heben Sie leicht das Schulterblatt und lassen Sie die Kugel über die gleiche Bahn zurückrollen: zur Wirbelsäule, zur Taille, aufs Becken, über den rechten Oberschenkel... Stellen Sie dabei den Punkt fest, an dem sie die Hinterbacke überquert auf ihrem Weg zur Kniekehle und zur Ferse. Zeichnen Sie in Ihrer Vorstellung die Linie dieser Bahn deutlich, genau und lückenlos auf.

6. Vom linken Handrücken zur rechten Ferse und zurück

Legen Sie die imaginäre Kugel wieder auf den Rücken Ihrer linken Hand. Heben Sie die Hand ein wenig, so daß die Kugel zum Handgelenk hinunterrollt; heben Sie sie noch ein wenig mehr, so daß die Kugel bis zum Ellbogen rollt; noch ein wenig mehr, bis sie zum Schulterblatt rollt. Damit die Kugel im Rollen bleibt, muß man den Körper so organisieren, daß der jeweils nächste Punkt auf der Rollbahn der Kugel tiefer liegt als die Kugel selbst, bzw. daß der Punkt, an dem sich die Kugel befindet, ein wenig höher liegt als der nächste Punkt auf ihrer Bahn.

Rollen Sie die Kugel vom Schulterblatt aus die Wirbelsäule entlang, über die Hinterbacke, den Oberschenkel, die Kniekehle und die Wade zur Ferse.

Heben Sie leicht Ihr rechtes Bein und lassen Sie die Kugel bis zum Gesäß rollen; dann längs der Wirbelsäule weiter. Bewegen Sie Ihren Körper so, daß die Kugel bis ans Schulterblatt und darauf rollen kann, weiter zum Ellbogen und über den Unterarm auf den Handrücken. Um ihr dies zu ermöglichen, muß der Arm so ausgestreckt sein, daß die Rollbahn durch keine starken Biegungen führt: sonst würde die Kugel hinunterfallen.

218

Heben Sie von nun an abwechselnd Ihren Arm und Ihr Bein und achten Sie darauf, daß die Bewegung der Kugel auf ihrer Bahn Ihnen völlig klar und deutlich ist, daß die Kugel sich mit gleichmäßiger Geschwindigkeit bewegt und daß Sie jederzeit genau wissen, wo sie ist.

7. Die Kugel rollt in einer Rille

Legen Sie Ihr linkes Ohr auf den Boden, biegen Sie Ihren linken Arm im Ellbogen etwas mehr gerade und heben Sie Ihren Körper so, daß die Kugel wie in einer Rille von der Hand zur Ferse und wieder zurück rollen kann.

Achten Sie auf die Richtung, welche die Kugel einschlägt, und daß es ihr klar ist, wohin sie zu rollen hat.

8. Beugen Sie den Körper

Heben Sie Arm und Bein und balancieren Sie Ihren Körper in dieser leicht durchgebeugten Haltung, aber ohne sich anzustrengen. Rollen Sie die Kugel in der Lendenhöhlung mit schnellen, leichten Bewegungen hin und her, so daß sie ein bißchen gegen den Arm und ein bißchen gegen das Bein hin rollt. Merken Sie auf die Kugel an jeder Stelle ihrer Bewegung und versuchen Sie herauszufinden, was Sie tun, um sie bald in die eine, bald in die andere Richtung rollen zu machen.

Fahren Sie fort, die Kugel in der Lendenhöhlung zu rollen. Heben Sie Arm und Bein mit leichten Bewegungen, immer das linke Ohr dem Boden zugekehrt. Vergrößern Sie diese Bewegungen nach und nach, so daß die Kugel jedesmal etwas weiter rollt, bis sie bei jeder Bewegung die ganze Strecke von der Hand zur Ferse rollt oder von der Ferse zur Hand.

Stehen Sie langsam auf und gehen Sie im Zimmer herum. Beobachten Sie, ob Sie im Stehen irgend etwas Ungewöhnliches oder Ungewohntes in Ihrem linken Arm und Ihrem rechten Bein spüren, der Bahn entlang, welche die Kugel gerollt ist.

9. Von der linken Ferse zur rechten Hand und zurück

Legen Sie sich wieder auf den Bauch, die Beine auseinander, den rechten Arm neben dem Kopf ausgestreckt. Legen Sie Ihr rechtes Ohr auf den Boden. Machen Sie jetzt die vorherige Übung spiegelverkehrt, d. h. lassen Sie die imaginäre Kugel von der Ferse Ihres linken Fußes zur Kniekehle rollen und wieder zurück; von der Ferse über die gleiche Bahn und die Wirbelsäule entlang zum rechten Schulterblatt; vom Schulterblatt dann zum Ellbogen und über den Unterarm auf den Handrücken; und wieder zur Ferse zurück.

Achten Sie darauf, ob Sie zuerst nicht das Gefühl haben, daß Sie über diesen Arm und dieses Bein sogar anders denken als über die andern. Denken Sie, wie zuvor, an die Kugel und an ihre Bahn, bis Sie in jedem Augenblick den Ort wissen, an dem sich die Kugel gerade befindet, und bis Sie eine klare und genaue Vorstellung von ihrer Rollbahn haben.

10. Bewegen Sie die Kugel so, daß ihre Geschwindigkeit gleichmäßig ist

Wenn die Rollbahn Ihnen wirklich klar sein wird, werden sich Arm und Bein wie von selber heben, um die Kugel zwischen Ferse und Handrücken einander zuzurollen. Lassen Sie dann Arm und Bein sich in kleinen, langsamen und sehr leichten Bewegungen heben: sonst irrt die Kugel ab von ihrer Bahn. Versuchen Sie sich so zu bewegen, daß die Kugel von einem Ende ihrer Bahn zum andern mit gleichmäßiger Geschwindigkeit rollt. Beachten Sie, daß man jeden Teil des Körpers zu einer anderen Zeit betätigen muß, wenn die Kugel sich auf ihr Ziel zu – oder zu ihrem Ausgangspunkt zurück – soll bewegen können. Man muß die Kugel zu der

220

Stelle hinlenken, an die man denkt; sonst wird sie selbstverständlich nicht wissen, wo ihre Bahn liegt.

11. *Die Kugel im Kreuz, mit einer Schaukelbewegung*

Die Kugel liegt jetzt unten auf Ihrem Rücken, im Kreuz. Heben Sie ein wenig Ihren Arm und Ihr Bein und schaukeln Sie mit kleinen Bewegungen die Kugel abwechselnd gegen den Arm und gegen das Bein hin. Vergrößern Sie die Schaukelbewegungen allmählich, bis die Kugel bei jeder Bewegung vom Handrücken bis zur Ferse rollt oder umgekehrt.

Stehen Sie auf und gehen Sie ein bißchen herum. Beobachten Sie, ob das Gefühl verschieden ist von dem, das Sie hatten, als Sie vorhin aufgestanden waren, und ob Sie die Änderungen in Ihrem Rücken und im Inneren Ihres Körpers feststellen können. An welchen Stellen fühlen Sie sich anders als zuvor?

12. *Vom Nacken zum Steißbein und zurück*

Legen Sie sich auf den Bauch, die Beine auseinander. Strekken Sie die Arme ausgebreitet über Ihren Kopf. Stützen Sie Ihr Kinn auf den Boden (nicht die Nase). Legen Sie sich die imaginäre Kugel auf den Nacken, zwischen Schultern und Kopf. Heben Sie ein wenig den Kopf und versuchen Sie mit einer langsamen Kopfbewegung die Kugel zwischen Ihre Schulterblätter hinunterzurollen. Dazu werden Sie Schultern, Brust und Rücken so organisieren müssen, daß die Kugel zum Rollen eine geeignete Bahn findet. Führen Sie sie von dort aus mit einer langsamen Bewegung weiter hinunter. Dazu müssen Sie das Brustbein so heben, daß sie den Teil des Rückens, der der Brust entspricht, bis zum Becken hinunterrollen kann, ohne – und darauf müssen Sie achten – seitwärts abzuweichen.

Bewegen Sie die Kugel zum Kopf hin zurück. Sie werden

die Hinterbacken heben und Bauch, Rücken und Schultern so organisieren müssen, daß sie auf den Nacken zurückrollen kann; der Nacken selbst muß gesenkt werden, damit die Kugel auf ihn rollen kann. Die Knie bleiben durchweg auf dem Boden liegen.

Rollen Sie die Kugel zum Becken und wieder auf den Nakken zurück. Machen Sie die nötigen Bewegungen mühelos, von Mal zu Mal langsamer und deutlicher, und lassen Sie sie von Mal zu Mal Ihnen klarer sein. Geben Sie darauf acht, daß der Kopf nicht seitwärts geneigt ist.

13. Mit gehobenen Beinen

Spreizen Sie die Beine und heben Sie sie diesmal ein klein wenig vom Boden. Rollen Sie die Kugel vom Nacken zum Becken und wieder zurück, ohne die Beine zu senken. Legen Sie die Beine wieder auf den Boden und rollen Sie die Kugel vom Nacken zum Becken und wieder zurück. Beachten Sie den Unterschied zwischen den beiden Bewegungsweisen.

14. Das rechte Bein und den linken Arm gehoben

Bringen Sie die Kugel ins Kreuz zurück. Heben Sie das rechte Bein und den linken Arm und rollen Sie die Kugel mit leichten Bewegungen zum Handrücken, dann, immer das Rückgrat entlang, zur Ferse. Lassen Sie die Bewegung jedesmal ein wenig größer werden, bis sie zuletzt zu kräftigen Schwüngen wird.

15. Den rechten Arm und das linke Bein gehoben

Heben Sie den rechten Arm und das linke Bein und rollen Sie die Kugel wie oben. Denken Sie dabei vor allem an den Weg, den die Kugel nimmt, um den Ort, an dem sie sich in jedem beliebigen Augenblick befindet, erkennen und um sie

222

jederzeit nach Belieben weiter oder anderswohin lenken zu können.

Bringen Sie die Kugel in die Mitte des Beckens zurück und rollen Sie sie zum Nacken und wieder zurück zum Becken.

16. Prüfen Sie Ihr Vorstellungsvermögen

Um Ihr Vorstellungsvermögen zu prüfen: legen Sie sich auf den Rücken, die Arme längs des Körpers zu beiden Seiten ausgestreckt, und stellen Sie sich mögliche Bewegungsmuster und -bahnen der Kugel vor, bis Sie das Bild der Vorderseite Ihres Körpers ebenso klar und deutlich empfinden, wie Sie nach den bisherigen Übungen dieser Lektion das Bild der Rückseite Ihres Körpers empfunden haben.

Zwölfte Lektion
Denken und Atmen

Wovon in dieser Lektion die Rede sein wird:
Es gibt Systeme, welche die Verbesserung der Atmung für
das oberste Mittel halten, um den ganzen Menschen zu ver-
bessern.

Wir atmen jedesmal anders: wenn wir zögern, aufmerken,
überrascht sind, uns fürchten, zweifeln, uns anstrengen, geeilt
sind, etwas zu tun versuchen, usw., usf. Unser Atemrhythmus
ist von Fall zu Fall verschieden: er reicht etwa vom vollständi-
gen Anhalten des Atems bis zum kurzen, schnellen »seichten«
Atmen, dem Außeratemsein, bei dem wir das Gefühl haben,
wir »kriegten keine Luft«.

Wer, seinem Körperbau und der Struktur seines Nervensy-
stems gemäß, voll und gleichmäßig atmet, erhöht dadurch
seine Vitalität. Die wenigsten atmen so; und die meisten wis-
sen gar nicht, daß es solch ein Atmen gibt und was es bedeutet.

In dieser Lektion werden Sie eine Art des Atmens probieren,
die Sie sich leicht aneignen und dadurch Ihre Fähigkeiten all-
gemein verbessern und steigern können.

1. Steigerung durch vermehrte Aufnahme von Sauerstoff

Jede lebende Zelle braucht Sauerstoff und scheidet ihn als
Kohlendioxyd wieder aus. Wenn die Gehirnzellen eines
Menschen auch nur zehn Sekunden lang keinen Sauerstoff
zugeführt bekommen, so nimmt der Körper schweren Schaden oder stirbt.

Eine gesunde Lunge faßt etwa vier und einen halben Liter
Luft. Davon kann sie einen halben Liter nicht einmal mit
bewußter Anstrengung ausstoßen. Unter gewöhnlichen
Umständen, d. h. wenn einer nicht in Eile oder sonst ange-
strengt ist und nicht besondere Kraft aufwendet, gebraucht
er seinen Atmungsapparat nur zu einem Teil: er atmet mit

jedem Atemzug ungefähr nur einen halben Liter Luft ein und stößt auch die gleiche Menge wieder aus. Solche teilweise, beschränkte Atmung reicht aus, solange einer ruht. Erweitert man sie jedoch, etwa zu einem Liter pro Atemzug, so werden alle Oxydationsprozesse und der allgemeine Stoffwechsel verbessert werden.

Solche Verbesserung kann nicht dadurch erzielt werden, daß einer seine Atmung beschleunigt; denn schnelles Atmen läßt keine Zeit, die Luft, bevor sie die Lungen erreicht, genügend anzuwärmen. Man erzielt sie am ehesten, indem man den ganzen Atmungsapparat gebraucht, und zwar auch dann, wenn man ihn dabei nicht voll, aber jedenfalls mehr ausnützt als bei der trägen Minimalatmung.

2. Struktur der Lunge

Die Lunge hat zwei Flügel, den rechten und den linken. Der rechte Flügel ist viel größer als der linke: er ist sowohl länger als auch breiter. Der linke Flügel muß Platz lassen in der Brust für das Herz und einen großen Teil des Magens. Der Größenunterschied zwischen den beiden Flügeln ist so groß, daß die Bronchien rechts drei Äste haben, links nur zwei.

Unterhalb der Lunge befindet sich ein Muskelgebilde, das etwa einer gewölbten Scheidewand ähnelt: das Zwerchfell, das durch zwei mächtige Muskeln mit dem dritten und vierten Lendenwirbel verbunden ist. Keine Muskeln in den Lungen selbst: die Muskeln, mit denen wir atmen, sind die oberen Brustmuskeln (die mit dem Nacken verbunden sind), die Rippenmuskeln und die Muskeln des Zwerchfells.

Die Lunge gleicht eher einer zähflüssigen Masse als einer festen, denn sie dehnt sich aus in einen leeren Raum, mit dem sie in Berührung ist, und füllt ihn dann überall aus. Sie ist eingehüllt von einer starken Membran, dem Brustfell; dieses ist mit der Brustwand verbunden, deren Bewegungen beim Ein- und beim Ausatmen das Volumen der Lunge verändern.

3. Das Atmungssystem

Unser Atmungssystem ist kompliziert. Wir atmen anders im Schlaf, als wenn wir laufen, beim Singen anders, als wenn wir schwimmen. Allen Formen des Atmens ist gemeinsam nur, daß beim Einatmen Luft in die Lungen strömt und daß sie beim Ausatmen ausgestoßen wird; denn das ganze System ist so gebaut, daß zum Einatmen das Volumen der Lunge vergrößert und daß es zum Ausatmen verkleinert wird.

Diese Vergrößerung des Volumens kann bewirkt werden durch eine Bewegung der Brust vorne, hinten oder an den Seiten, oder durch eine Aufundabbewegung des Zwerchfells. Im allgemeinen wird nur ein Teil dieses Systems benützt, in verschiedenen Kombinationen, und auch dieser Teil nicht voll ausgenützt. Wenn – wie z. B. nach langem Rennen – die Atmung beschleunigt werden muß, werden mitunter alle möglichen Formen des Atmens gleichzeitig benützt.

4. Das Zwerchfell

Wenn sich seine Muskeln zusammenziehen, so wird das Zwerchfell gegen die Lendenwirbel gezogen und seine Wölbung verringert. Die Lungenflügel werden dann ebenfalls abwärts gezogen, ihr Volumen vergrößert und Luft eingeatmet. Wenn die Muskeln sich entspannen, zieht die Lunge, dank der Elastizität des gedehnten Gewebes, das Zwerchfell wieder aufwärts zurück, und die Luft wird ausgeatmet. Selbstverständlich sind auch die Brust- und Rippenmuskeln an dieser Bewegung beteiligt. Beim Ausatmen wird die Wölbung des Zwerchfells erhöht, bis es einen Bogen bildet. Beim Einatmen wird sie verringert und es wird abwärts gezogen.

5. Die Brust

Auch die Bewegungen der Brust sind nicht einfach. Wenn wir einatmen, bewegt sich das Brustbein nach vorn und aufwärts. Die Rippen machen ebenfalls eine Doppelbewegung, die der Bewegung des Brustbeins ähnlich ist. Die Muskeln, welche am oberen Teil der Brust die Atembewegung erzeugen, ziehen zugleich die Halswirbel nach vorn. Die Bewegung der unteren, der sogenannten falschen Rippen, die mit dem Brustbein nicht verbunden sind, verursacht eine größere Erweiterung der Lunge als die der oberen Rippen, die unmittelbar unterhalb des Schlüsselbeins liegen. Im oberen Teil der Brust, wo die Lungen schmal und flach und von den Rippen eingeengt sind, führt eine große Muskelanstrengung nur zu einer verhältnismäßig kleinen Erweiterung des Lungenvolumens. Die falschen Rippen hingegen bewegen sich viel freier, öffnen sich mit verhältnismäßig wenig Kraft viel weiter und dehnen dabei die Lungen dort aus, wo sie am größten sind.

6. Koordinierung von Brust und Zwerchfell bei normalem und bei paradoxem Atmen

Wenn, damit Sie einatmen können, Ihre Brust sich weitet, senkt sich zugleich das Zwerchfell, ebnet sich aus und trägt so dazu bei, das Volumen der Lungen zu vergrößern. Wenn Sie ausatmen, zieht sich Ihre Brust zusammen und Ihr Zwerchfell wölbt sich wieder aufwärts. Es gibt auch eine paradoxe Art zu atmen, bei der sich das Zwerchfell umgekehrt verhält, und mancher atmet immer auf diese Art. Die meisten Tiere, die röhren oder brüllen, atmen auf diese paradoxe Art: sie vergrößern das Volumen ihres Bauchs beim Ausatmen und erzeugen auf diese Weise einen starken Laut. Im Fernen Osten ist es üblich, die paradoxe Atemweise zu üben: man nimmt an, daß man durch sie seine Glieder besser als bei gewöhnlicher Atmung beherrschen und auch eine bessere aufrechte Haltung erreichen könne.

Tatsächlich wenden wir, auch ohne es zu wissen, die para-

227

doxe Atmung jedesmal an, wenn wir eine plötzliche heftige Anstrengung machen müssen. Es wird daher von Nutzen sein, etwas über sie zu lernen.

7. *Die Lunge – ein passives Organ*

Wenn die Brust sich weitet, werden die Lungen durch ihre Deckmembran auswärts gesogen und die eintretende Luft drückt sie gegen die Brustwand. Wenn die Muskeln, welche die Brust geweitet haben, sich entspannen, beginnen wir Luft auszustoßen, wobei das Gewicht der Lungen selbst wie auch die Elastizität der Bindegewebe nachhelfen. Indem die Luft austritt, zieht sich die Lunge von der Brustwand zurück und schrumpft zusammen. Man kann das Volumen der Lunge auch absichtlich verkleinern, indem man die Luft, die in ihr ist, bewußt ausstößt, d. h. die Rippen absichtlich zusammenzieht.

8. *Atmung und Haltung*

Luft muß durch Nase und Mund in die Luftröhre, die Bronchien, die Lungen gelangen und von dort wieder ausgestoßen werden und dem Organismus jederzeit und unter allen Umständen genügend Sauerstoff zuführen, solange er lebt. Wird die Atmung im Innern zerrissen, so kann kein Lebewesen mehr als nur einige Sekunden weiterleben – obwohl wir sonst den Atem minutenlang anhalten können. Die meisten Muskeln des Atmungssystems sind mit der Halswirbelsäule und den Lendenwirbeln verbunden, so daß die Atmung sich auf Stabilität und Haltung der Wirbelsäule auswirken muß, wie auch umgekehrt die Stellung der Wirbelsäule Geschwindigkeit und Qualität der Atmung beeinflussen wird. Gute Atmung bedeutet daher gute Haltung ebenso, wie gute Haltung auch gute Atmung bewirkt.

9. In der Gegend der rechten Schulter atmen

Legen Sie sich auf den Rücken. Stellen Sie die Knie so auf, daß die Füße auf dem Boden stehen, schließen Sie die Augen und versuchen Sie sich an die Bewegungen der Lungen und des Zwerchfells zu erinnern, die wir hier beschrieben haben. Atmen Sie langsam, mit kleinen Bewegungen der Brust und des Unterleibs bei jedem Ein- und Ausatmen. Beobachten Sie in Ihrer Vorstellung Ihre Lunge, wie sie jedesmal zwischen Schlüsselbein und Schulterblatt an Ihrer rechten Schulter zieht, wenn Luft in diese Gegend eingesogen wird. Beobachten Sie diese Stelle beim Einatmen und lassen Sie das Ausatmen aus Ihrer Vorstellung weg. Luft kommt dahin von der Körpermitte her, aus einer Gegend etwa halbwegs zwischen Brustbein und Fußboden, wo die Bronchien sind, drei rechts und zwei links. Die Brust saugt die Lungen gleichzeitig nach verschiedenen Richtungen auseinander: zur rechten Schulter hin, zwischen Schlüsselbein und Schulterblatt (in die Richtung des Ohrs); unter die Achselhöhle; zum Schulterblatt hin, das auf dem Boden liegt; und gegen die Vorderseite der Brust.

Solange Sie noch einige Zeit brauchen, um sich alle diese Einzelheiten bildhaft vorzustellen, mögen Sie, während Sie ihre Abfolge bedenken, mehrere Teilatmungen machen. Beobachten Sie, wie die an der Bewegung beteiligten Muskeln ihren Zug ausüben.

10. Der Luftweg zur rechten oberen Bronchie

Lassen Sie Ihre Vorstellungskraft jetzt die Luft begleiten auf ihrem Weg durch die Nasenlöcher nach hinten an den Rachen und in die Luftröhre hinein. Denken Sie jedesmal, wenn Sie einatmen, nur an diesen Weg, Stelle für Stelle, bis Sie alle diese Teile kennen und mit ihnen vertraut sind. Wenn diese erste Etappe Ihnen klargeworden ist, verfolgen Sie die Luft weiter auf ihrem Weg von dort bis zur rechten oberen Bronchie. Gehen Sie jetzt zu den Nasenlöchern zurück, und wenn diese Ihnen – auch durch den Luftstrom, der durch sie einzieht – hinlänglich deutlich und gegenwärtig geworden sind, verfolgen Sie den Luftweg weiter zum Rachen, dann die Luftröhre hinunter, und beobachten Sie dabei die Gegend um die Luftröhre herum; weiter zur Luft, welche die Lungen flach an die Brustwand preßt und selber emporgedrückt wird und auch nieder, gegen den Boden hin; auch zur Schulter hin und zur Achselhöhle.

11. Zur rechten unteren Bronchie

Folgen Sie jetzt mit Ihrem inneren Auge der Luft auf ihrem Weg, wie sie durch die Nasenlöcher eintritt, am Rachen vorbei in die Luftröhre und weiter fließt in die dritte, untere Bronchie, durch welche die Luft den unteren Teil des rechten Lungenflügels erreicht, wo dieser an die Leber grenzt. Beobachten Sie jetzt bei jedem Atemzug diesen Weg allein.

Behalten Sie, während Sie diesen Weg beobachten, auch den Raum um diese dritte, die untere Bronchie im Sinn und die Richtung, in der die Luft um die Leber und gegen die Hüfte drückt: vorwärts, seitwärts, rückwärts gegen den Boden und abwärts gegen die Beine hin.

12. Die zwei rechten Bronchien

Begleiten Sie jetzt bei jedem Atemzug mit Ihrer Aufmerksamkeit den Luftweg durch die Nasenlöcher, am Rachen vorbei, durch die Luftröhre und durch beide Bronchien, die obere und die untere. Fühlen Sie in Ihrer Vorstellung, wie der rechte Lungenflügel sich ausdehnt. Der obere Lappen bewegt sich aufwärts, während der untere sich gleichzeitig abwärts bewegt, so daß die ganze rechte Seite gestreckt und die Entfernung zwischen Becken und Achselhöhle vergrößert wird.

Denken Sie bei jedem Atemzug daran, wie die Luft den

Raum oben und den Raum unten füllt und wie der rechte
Flügel vom Zwerchfell gestreckt wird. Beobachten Sie, ob
Sie dabei etwas in den Lendenwirbeln spüren. Indem die
beiden Muskeln des Zwerchfells die Lunge abwärts ziehen,
sollten der dritte und vierte Lendenwirbel sich vom Boden
heben.

13. Die mittlere Bronchie

Wenden Sie sich in Ihrer Vorstellung nun der mittleren
Bronchie zu. Denken Sie an den ganzen Luftweg von den
Nasenlöchern über den Rachen und bis in die mittlere
Bronchie. Da der rechte Flügel auf- und abwärts gestreckt
worden ist, ist er auf jeden Fall auch in der Mitte schon gestreckt. Zusätzlich zu dieser Dehnung wird sich der Flügel
auch vor- und rückwärts weiten, d. h. er wird dicker, tiefer
werden zum Boden hin und gegen die Zimmerdecke hinauf.
Denken Sie an die inneren Teile der Lunge und daran, wie
die Brust sie nach allen Richtungen »saugt«.

14. Wiederholen Sie den ganzen Vorgang

Gehen Sie diesen ganzen Vorgang des Einatmens: des Deh-
nens, Streckens, Weitens und Ausbreitens von Anfang an
bis zum Ende noch einmal durch und stellen Sie fest, welche
Teile Sie klar und deutlich, welche Sie überhaupt nicht fühlen können. Wiederholen Sie dies so lange, bis der ganze
Vorgang Ihnen lückenlos gegenwärtig und vertraut ist. –
Denken Sie dann an das Schrumpfen des rechten Lungenflügels beim Ausatmen. Die Luft zieht sich jetzt zurück von
der Schulter, vom Schulterblatt und der Brust durch die
Bronchien in die Luftröhre, streicht über den Rachen und
strömt durch Ihre Nasenlöcher hinaus. Beim Ausatmen wird
die Luft aus Ihren Lungen wie aus einer Pumpe gepreßt.

15. Unterer und mittlerer Teil

Tun Sie in Ihrer Vorstellung das gleiche mit dem unteren und dem mittleren Teil Ihres rechten Lungenflügels. Beobachten Sie, wie die Lunge sich vom Zwerchfell und den Rippen zurückzieht, vom Boden aufwärts- und vom Brustbein abwärtsgeht und die Luft hinauspreßt. Atmen Sie langsam und ganz wie Sie's gewöhnt sind, damit Sie das Einströmen der Luft spüren können und wie sich die rechte Seite streckt, und dann, wie die Luft ausgeatmet wird und sich die rechte Seite zusammenzieht. Stehen Sie auf und beobachten Sie den Unterschied, den Sie jetzt zwischen rechter und linker Seite fühlen können.

16. Den rechten Flügel gleiten lassen

Setzen Sie sich auf den Boden und kreuzen Sie die Beine. Schließen Sie die Augen, neigen Sie den Kopf nach vorn, verschränken Sie die Finger, legen Sie sich die Hände so auf den Hinterkopf, lassen Sie die Ellbogen locker zwischen Ihren Knien hinunterhängen.

Fällt es Ihnen schwer, sich so vorzubeugen, dann werden Sie finden, daß an der Stelle, wo Ihre Wirbelsäule sich nicht beugt, Ihre Lunge sich nicht bewegt und nicht atmet: was auszuführen schwierig ist, läßt sich auch schwer vorstellen. – Denken Sie in dieser Sitzstellung wieder daran, wie die Luft durch die Nasenlöcher über den Rachen in die Luftröhre zieht; wie der rechte Lungenflügel sich oben zum Schulterblatt hindehnt und unten an der Leber vorbei; an den Luftweg durch die mittlere Bronchie. Prüfen Sie, ob Sie in dieser Stellung denken können, daß Sie Ihre Lunge der ganzen Länge Ihres Brustfells entlanggleiten fühlen. Bemerken Sie, an welchen Stellen in Ihrem Denken sie nicht frei gleitet. Wenn Sie diese Stellen erkannt haben und sie leicht denken können, wird sich Ihr Kopf weiter und leichter vorneigen.

Stehen Sie auf und gehen Sie herum. Beobachten Sie, wie merklich verschieden sich Ihre Atmung rechts und links anfühlt.

Es scheint kaum glaubhaft, nicht wahr, daß bloßes Denken an die Bewegung der Luft durch Kehle und Bronchien sie zu den Stellen nur in Ihrer rechten Lunge gesteuert habe. Vielleicht haben auf der Körperseite, an die Sie gedacht haben, die Muskeln nach wenigen Minuten Übens ein wenig anders zu arbeiten begonnen, so daß dort auch Ihr Ein- und Ausatmen etwas verändert worden ist. Jedenfalls haben während jedes Atemgangs die Muskeln auf der linken Seite der Brust und des Zwerchfells ebenso gearbeitet wie auf der rechten, denn es ist sehr schwer zu lernen, nur die eine Seite der Brust zu bewegen. Sie haben gewisse Muskeln bei der Arbeit beobachtet und wie sie sich dabei innerhalb Ihres Körpers verschieben; und der Unterschied, den Sie fühlen, rührt lediglich von Änderungen in der Organisation und Arbeitsweise dieser Muskeln her. Diese Änderungen sind dadurch entstanden, daß Sie Ihre Aufmerksamkeit gleichzeitig auf die Tätigkeit dieser Teile gerichtet haben und auf ihre Orientierung im Raum. Aber genau genommen haben diese Änderungen im oberen Teil Ihres Nervensystems stattgefunden und nicht in den Muskeln selbst – und sie betreffen die ganze rechte Seite Ihres Körpers. Sie werden daher eine entsprechende Änderung auch in Ihrem Gesicht feststellen, und Ihr rechter Arm und Ihr rechtes Bein werden sich leichter anfühlen. Was das Gesicht betrifft, so wird ein Blick in den Spiegel Ihnen zeigen, daß Ihr Gefühl Sie nicht täuscht: Ihr rechtes Auge wird weiter offen, die Falten in Ihrer rechten Gesichtshälfte werden weniger deutlich sein als links.

17. Parallele Bewegungen auf der linken Seite

Setzen Sie sich auf den Boden, kreuzen Sie die Beine und denken Sie diesmal daran, wie sich der linke Lungenflügel

233

weitet. Bei jedem Einatmen hebt sich ein wenig der Kopf. Beobachten Sie, wie sich während dieser Kopfbewegung die Luft entlang der ganzen Wirbelsäule ausbreitet. Wo die Wirbelsäule starr ist und die Brust sich nicht bewegt und daher die Lunge nicht genügend an die Brustwand saugt, dort wird die Lunge nicht gleiten. Fahren Sie damit fort, bis Sie annehmen können, daß sie gleitet. Können Sie die Bewegung erkennen, mit der das Zwerchfell die Lendenwirbel zieht?

Stehen Sie auf und gehen Sie herum. Was sind es für Unterschiede, die Sie spüren, nachdem Sie sich nun einiges vom Atmungsvorgang bewußt gemacht haben?

18. Mit der linken Lunge atmen, den Kopf nach rechts geneigt

Setzen Sie sich wieder auf den Boden. Beugen Sie Ihr rechtes Bein nach hinten, ziehen Sie das linke vor den Körper, die linke Sohle beim rechten Knie, stützen Sie sich auf den Boden mit Ihrer linken Hand und neigen Sie mit der rechten den Kopf so, daß sich das rechte Ohr der rechten Schulter nähert. Bleiben Sie in dieser Stellung und füllen Sie Ihren linken Lungenflügel mit Luft. Dehnen Sie ihn in Ihrer Vorstellung gleichzeitig bis in die linke Schulter hinauf, gegen das Ohr hin, und abwärts: er wird, gleitend, sich so dehnen, daß er den ganzen Hohlraum der linken Brustseite ausfüllen wird. Atmen Sie aus und stellen Sie sich dabei vor, wie sich die Lunge von der Brustwand zurück- und zusammenzieht. Beachten Sie Ihren Kopf, der jetzt nicht mehr bis auf die Schulter geneigt sein wird. Die Unfähigkeit, den Kopf noch weiter zu neigen, rührt daher, daß die Brust nicht genügend biegsam ist: ihre Muskeln sind noch immer zu stark zusammengezogen. Wo immer die Brust nicht vollkommen biegsam ist, dort wird auch nicht vollständig geatmet.

234

19. Rechter Lungenflügel

Sie sitzen auf dem Boden wie zuvor. Atmen Sie wie zuvor und stellen Sie sich jetzt vor, wie der rechte Lungenflügel länger wird, und wie er sich dann beim Ausatmen von der Brustwand wieder zurückzieht: das Gefühl des Schrumpfens, als würde er wörtlich von der Wand weg- und in sich zusammengezogen. Beobachten Sie: wenn Sie Ihre Aufmerksamkeit auf das richten, was auf der rechten Seite geschieht, so neigen sich Kopf und Rumpf, während sichs rechts in Ihnen weitet und streckt, nach links und kehren beim Ausatmen wieder in die Mitte zurück.

Postskriptum

Verhaltensforschung an Tieren in ihrer natürlichen Umgebung hat in unserer Zeit immer mehr Tatsachen geliefert, aus denen sich schließen läßt, daß die Elemente unserer gesellschaftlichen Strukturen nicht in dem gleichen Sinn Menschenwerk sind wie z. B. Musik und Mathematik. Die Verbundenheit mit einer bestimmten Wohnstelle oder einem bestimmten Revier; Treue zur Herde, zum Rudel, zum Schwarm; Feindschaft gegenüber Mitgliedern benachbarter Herden; auch die Rangordnung innerhalb des Herdengefüges: dies alles deutet darauf hin, daß Eroberungskriege wie auch das Ringen um Stellung und Macht auf den tierischen Ursprung des Menschen zurückgehen und keineswegs seine eigene Erfindung sind.

Der Aggressionstrieb war dem Menschen immer ein Stolperstein bei seinen Versuchen, sich Besserung zu schaffen, d. h. sich zu verbessern. Die wenigen, die ein echtes, friedliches Auskommen suchten, über den eigenen Nutzen und den der nächsten oder erweiterten Gruppe hinaus, und die sich solidarisch fühlten nicht nur bis an die Grenze der Stammes- oder Interessengemeinschaft – diese wenigen weisen alle Zeichen auf dafür, daß sie nicht etwa ihre Leidenschaften unterdrückt, sondern vielmehr ihre Bewußtheit weit entwickelt und der Vollständigkeit angenähert hatten.

Wenn es zutrifft, daß unsere Instinkte ebenso durch Vererbung auf uns kommen wie unsere Fähigkeit zur Bewußtheit, so werden wir besser daran tun, diese zu vervollkommnen, als das Tier in uns zu unterdrücken. Bewußtheit ist die heute höchstmögliche Stufe menschlicher Entwicklung. Wo sie vollständig ist, übt sie harmonische »Herrschaft« über die Tätigkeit des Körpers aus. Intensität, Umfang und Ausdauer seiner Leidenschaften, seiner Fähigkeiten und seiner Vitalität machen die Stärke des einzelnen aus; unterdrückt man eine, so wird seine gesamte Leistungsfähigkeit, sein

Potential herabgemindert. Es ist daher besser, Bewußtheit zu entwickeln und zu erhöhen, als instinktive, primäre Triebe zu unterdrücken. Der Vorgang entspricht einem Erziehungsprozeß. Je mehr sich einer seiner selbst bewußt wird, desto eher wird er seine Bedürfnisse und Leidenschaften befriedigen können, ohne dabei oder dadurch seiner Bewußtheit Abbruch zu tun. Uns dessen erinnernd, was wir am Anfang dieses Buches erwogen und wozu wir danach praktisch angesetzt haben, kann man auch sagen: es wird dann jede seiner Handlungen menschenähnlicher, dem Menschen gemäßer geworden sein.

Auch in den letzten Jahrzehnten haben sich die jeweils jüngeren Generationen von den Sitten, Bräuchen und Spielregeln ihrer Vorfahren und Vorgänger befreit, am deutlichsten in der Moral (im weitesten Sinn), im Geschlechtsleben und in der Ästhetik. Nur auf wenigen Gebieten – wie z. B. denen der exakten Wissenschaften und der Erzeugung materieller Güter – kann auch die heutige junge Generation an die Arbeit ihrer Vorgänger unmittelbar anknüpfen, ohne dadurch ihren eigenen Gefühlen zuwiderzuhandeln: hierin, und vielleicht nur hier, setzt sie die eingeschlagenen Wege fort. Auf allen anderen Gebieten steht sie entweder in offener Revolte – deren Ursachen einzusehen dem Leser an dieser Stelle nicht mehr schwerfallen dürfte – oder befindet sich einfach in Verwirrung.

Viele wissen, was sie nicht wollen; einige, was sie möchten; die wenigsten, wie dies auch zu erreichen wäre. Bewußtheit kann die Verwirrung lösen: in ihr scheint einem auf, was vonnöten ist und der Weg dahin. Damit setzt sie die schöpferischen Kräfte frei.

Zu dieser Ausgabe

Dieses Buch erschien zuerst 1968 unter dem Titel *Der aufrechte Gang. Verhaltensphysiologie oder Erfahrungen am eigenen Leib mit zwölf exemplarischen Lektionen* im Insel
Verlag Frankfurt am Main. Auf Wunsch des Autors wurde
der Titel für die Taschenbuchausgabe im suhrkamp taschenbuch geändert: *Bewußtheit durch Bewegung. Der aufrechte
Gang* erschien 1978 als st 429 im Suhrkamp Verlag Frankfurt
am Main.

Die hier vorliegende Ausgabe wurde um die Nachbemer-
kung von Franz Wurm erweitert.

Nachbemerkungen zu Moshé Feldenkrais

And the whole man must move together.
Sir Richard Steele (1672-1729)

Die Vorgeschichten sind bekannt. Es gibt ihrer mehrere, verschiedene, einige davon hat Feldenkrais selbst in die Welt gesetzt. Für die Öffentlichkeit begann es etwas später, mit einem Buch, »Body and Mature Behaviour«, 1949 in London, seither immer wieder in New York und Tel-Aviv erschienen und in zahlreiche Sprachen übersetzt. *Sir Julian Huxley*, Biologe und erster Generaldirektor der UNESCO, begrüßte es als das erste wissenschaftliche Werk der Humanethologie seit *Darwins* 1872 erschienenem »The Expression of the Emotions in Man and Animals« (»Gemütsausdruck bei Mensch und Tier«), *Lord Horder*, Leibarzt *König Georgs VI.* von England, als revolutionären Klassiker der Medizin. Das hatte es zwar nicht sein wollen, ist es aber gleichsam nebenbei geworden, und beides dürfte es bis heute geblieben sein. Beides auch dürfte dafür gesorgt haben, daß es in Fachkreisen unbeliebt blieb, weil unbequem. Denn die Verhaltensforschung, sofern sie sich mit dem Menschen befaßt, kommt von der Psychologie her, von Anthropologie, Soziologie, Tierforschung und geizt nicht eben mit Fehlschlüssen durch falsche Analogien und hängt, wie die Schulmedizin und wie die meisten von uns, an ihren überlieferten Überzeugungen um so mehr, als sie mit viel Zeit und Geld erworben worden sind. So leicht lernt und denkt man nicht um.

Moshé Feldenkrais, 1904 in Slawuta (Ukraine) geboren, war Physiker. Fünfzehnjährig – der Erste Weltkrieg war nur eben zu Ende gegangen – war er nach dem damaligen Palästina ausgewandert, hat, nach einem Studium an der Sorbonne, mit *Langevin* und am Institut Pasteur mit *Joliot-*

241

Curie gearbeitet, mit ihm (1938) die erste Kernspaltung auf französischem Boden gemacht, daneben den Judo-Club de France gegründet und (ebenfalls 1938) erste Arbeitshypothesen zu einer rationalen Erklärung der Akupunktur aufgestellt, die ihn bald zur Neurophysiologie führten. Er untersuchte östliche Praktiken und übersetzte sie in unsere Begriffe, um eine Verhaltensforschung im Geist der Experimentalphysik zu entwickeln. Mit Joliot-Curie erarbeitete er die künstliche Induktion von Radioaktivität. 1940 wurde er von der französischen Regierung nach England eher spediert als geschickt; er wußte zuviel, als daß man ihn hätte in Feindeshand fallen lassen können.

Sein Gepäck waren hauptsächlich zwei Koffer, die mit dem französischen Staatssiegel verschlossen waren und die er einer französischen Exilregierung übergeben sollte, wenn diese sich würde gebildet haben. Der Inhalt der Koffer war ihm nicht bekannt. Sie sollten bald bei de Gaulles Verhandlungen mit Churchill eine Rolle spielen. In ihnen befand sich u. a. das Rezept für die Phosphorbombe. – Von 1940 an arbeitete Feldenkrais bis Mitte der vierziger Jahre in der Forschungsabteilung der britischen Admiralität an Projekten zur akustischen Detektion von U-Booten (»ASDAC«, einer Vorstufe des Radar), später auch an der Schulung von Fallschirmjägern. 1951 wurde er Leiter der wissenschaftlichen Forschungsabteilung der israelischen Streitkräfte.

Mit den Ergebnissen seiner Forschungen über theoretische und praktisch angewandte Verhaltensphysiologie trat Feldenkrais erstmals 1943 hervor durch eine Reihe von Vorlesungen, die er 1943/44 vor der Association of British Scientific Workers in Fairlie (Schottland) hielt und die dann »Body and Mature Behaviour«, aber auch dem gleichzeitig geschriebenen »The Potent Self« (deutsch: »Das starke Selbst.« Insel Verlag Frankfurt am Main 1989) als Grundlage dienten. Als in den späten sechziger Jahren unter anderen *Ben Gurion* Feldenkrais für den Nobelpreis für Medizin vorschlug, bekam er jedoch zur Antwort, Feldenkrais habe nie in medizinischen Fachzeitschriften publiziert, sei auch nicht Arzt und komme daher für den Preis nicht in Betracht. Feldenkrais gab den Schweden recht. Er unterrichte, sagte er, während Ärzte behandeln und heilen. Die Auswirkung sei zwar öfters die gleiche, sie werde aber auf verschiedenen Wegen erreicht und sei so gleich nicht, wie sie aussehe. Zudem wüßten weder die Ärzte noch er, was »Krankheit« sei – mit dem Unterschied, daß er wisse, daß er es nicht wisse. Zwar hatte im Jahre 1950 die Universität London ihm den Dr. med. *honoris causa* angeboten, er aber hatte abgelehnt, weil er, um auch die Lizenz zum Praktizieren zu erhalten, noch hätte eine Prüfung ablegen müssen. Er würde Wissen lieber verarbeiten als es auswendig lernen; zudem sei er nicht Heiler, sondern Lehrer. Fast dreißig Jahre später, als er schon in den höheren Siebzigern stand, kehrte er von einer seiner inzwischen regelmäßigen Vortrags- und Arbeitsreisen in den USA zurück, machte, wie immer, bei uns Station, leerte am Abend seiner Ankunft eine Aktentasche auf den Tisch: lauter Briefe. Es waren dreiundvierzig Angebote von Lehrstühlen, manchmal mehrere von der gleichen Universität. »Zwanzig Jahre zu spät«, sagte Feldenkrais und räumte die Briefe wieder in die Tasche. Nicht lange danach warfen die späten Folgen eines Unfalls ihn hier nieder. 1984 starb er, achtzigjährig, in Tel-Aviv.

In »Body and Mature Behavior« legt Feldenkrais die theoretischen Grundlagen seiner Arbeit dar, die er in dem gleichzeitig geschriebenen »Das starke Selbst« nur beiläufig berührt und in seinen späteren Büchern ohne Erklärungen beschreibt, um daraus Konsequenzen für die praktische, die Nutzanwendung zu ziehen. Der Text ist oft so knapp, daß man zwischen den Zeilen lesen und die theoretischen wie die praktischen Folgerungen selber weiter- und zu Ende denken, ja, daß man gründlich nachdenken muß, um zwischen der Theorie und der methodischen Praxis, die sich aus jener für Feldenkrais ergeben hat, den Zusammenhang zu erkennen – ganz im Sinn des Autors, der Wissen nicht schlucken, nicht auswendig lernen, sondern verarbeiten wollte, der von Wissen ohne die dazugehörige Erfahrung weniger als nicht viel hielt und der manchmal Fallen einbaute, um den Leser zu wecken oder wachzuhalten. So wird, wer beim Lesen des »Fall Doris« nicht wenigstens zwei-, dreimal stolpert und stutzt, zwar eine Art spannender Detektivgeschichte gelesen haben, aber nicht begreifen, wie es zur Lösung gekommen ist. Wissen aus Erfahrung – auch eigenes Durch- und Ausdenken ist Erfahrung – bleibt verfügbar, man kann es überprüfen, bestätigen, ändern, verwerfen, anwenden oder beiseite lassen, kann es brauchen.

»Brauchen« bedeutet zweierlei: »benötigen« und »gebrauchen«. Ein Beispiel: Wer als Patient eine psychiatrische oder sonst eine Behandlung erfolgreich beendet hat, wird sich – sie sei denn sein Beruf – für Therapie so wenig interessieren wie, nachdem er hat seine Brille reparieren lassen, für Optik. In Feldenkrais' Worten: »Solange noch gewohnheitsmäßige propriozeptive Impulse da sind, denen die bewußte Kontrolle widersprechen bzw. zuwiderhandeln muß, wird diese Kontrollinstanz von einer zusätzlichen Aufgabe, nämlich unablässige Aufmerksamkeit, beansprucht, und das ist eine Belastung, die normal erwachsene Menschen nicht kennen.« Wenn ich mich bei jedem Schritt fragen muß: »Wie stelle ich es an, ihn zu machen?«, komme ich nicht vom Fleck. Aber es kann lohnen, sich eine solche Frage ab und zu zu stellen. Vielleicht könnte man seinen Gang verbessern und damit sich auch sonst. Denn das Selbstverständliche wird nicht gemacht, sondern es wird getan, indem es geschieht (und in diesem Satz treffen Dichtung und Wissenschaft auf- und ineinander). Davon wird noch die Rede sein.

Ähnlich *Freud*: »Wo Es war, soll Ich werden.« Das ist der Beginn eines Lernprozesses. Ist aber das Gelernte einmal integriert, so wird es auch »vergessen«, nicht zwar in dem Sinn, daß es wieder abhanden käme oder verlernt oder verloren würde, sondern es kann aus dem Bewußtsein entlassen werden. Es ist wirksam geworden, und man kann sich darauf verlassen; man kann es sich aber vergegenwärtigen, es erinnern, etwa, um es zu verbessern oder zu ersetzen. Erweitert also: Wo Es zu Ich geworden war, muß Ich zum Selbst werden. Und das Selbst bleibt verfügbar. Das Selbst? »The whole man must move together.«

In anderer Form und ausführlicher läßt sich dies auch in *Kleists* Aufsatz »Über das Marionettentheater« nachlesen. Zahlreiche Parallelen finden sich auch bei *Robert Musil* und *Ludwig Wittgenstein* – beide, wie Feldenkrais, ursprünglich Ingenieure – und anderswo.

Feldenkrais traute der Sprache wenig Genauigkeit zu. Zudem wollte er nicht fertiges Wissen vermitteln, sondern seine Zuhörer und Leser dazu bringen, selber zu denken. Er zielte genau, bevor er einen Pfeil abschoß, verriet aber nicht, wohin. Die folgende Anekdote ist ein Beispiel für diese seine Art auch beim Schreiben. In den siebziger Jahren kam eine Gruppe Mitarbeiter des russischen Neurologen *Alexander Luria* zu einer Tagung an der Universität Stanford und stellte dort eine neuartige Operation gegen Epilepsie vor, die darin bestand, daß man den Herd des Übels im Gehirn einschläferte, statt ihn, wie bisher, abzutrennen oder zu exstirpieren – ein Verfahren, dessen Erfolg meistens nicht von Dauer gewesen war. Nun aber warf dieses neue Verfahren das gleiche Problem auf andere Weise auf: die Anästhesie sollte und konnte nicht permanent sein, und da die Vernetzung im Hirn äußerst vielfältig und dicht ist, mußte das unmittelbare Umfeld der eingeschläferten Partie »umerzogen« werden, solange die Anästhesie anhielt, um bei deren Wiedererwachen den gewohnten, bisherigen Impulsen widerstehen zu können. So blieb die Frage, wie dies zu bewerkstelligen wäre. Daraufhin soll *Karl H. Pribam*, der Leiter der amerikanischen Gruppe, sich an den Kopf gegriffen und gesagt haben: »Wir brauchen weder die alte, noch die neue Operation. Ich bringe gleich die Lösung.« Sprach's, verschwand, kehrte mit »Body and Mature

Behaviour« zurück, zeigte auf das Buch und sagte: »Da steht sie, zwischen den Zeilen – seit fünfundzwanzig Jahren.« Es hätte sie auch schon länger geben können. Feldenkrais hatte *Speransky* und *Magnus* und – wie, unabhängig von ihm, auch *Milton H. Erickson* – *Lashley* nicht nur gelesen, sondern den Denkanstoß aufgenommen, weitergedacht und das Ergebnis praktisch erprobt.

Also doch Krankheit und Therapie? Nur auch. Davon wird, wie gesagt, später noch die Rede sein. Um solchem Mißverständnis vorzubeugen, habe ich beiläufig Kleist, Musil, Wittgenstein erwähnt. »Das ganze Vorgehen«, heißt es am Ende von »Body and Mature Behaviour«, »ist eines der Umerziehung und nicht der therapeutischen Behandlung; und das sollte es auch sein. Denn es geht um Lehren und Lernen, und nicht um Krankheit und Heilung.« Lernen kann Krankheit wie Heilung bewirken und ist demnach primär. Also auch Grundlage einer Pädagogik? Ja, wieso denn nicht? Lernen ist, wie Feldenkrais sagt und zeigt, unter anderem auch Vorbeugung und Therapie.

Als ich, nach beendetem Studium, 1947 von Oxford nach London kam, fand ich ein Zimmer im Nordwesten der Stadt, an der Belsize Grove. Ich hatte es kaum bezogen, da klopfte es eines Abends an meiner Tür. Im Türrahmen blieb ein Mann stehen, der – aber das erfuhr ich erst später – von unserer Wirtin gehört hatte, ich habe Wörterbücher, und der – das erfuhr ich etwas früher – mein Zimmernachbar war. Stand also im Türrahmen und sagte: »Guten Abend. Sie haben wieder einmal Migräne und lesen ein Buch, das Sie sehr bewundern, aber von dem Sie glauben, daß Sie es nicht verstehn. Was nehmen wir zuerst?« (Das »wieder einmal« wie das »von dem Sie glauben« ist mir erst viel später aufgefallen.) Verblüfft, optierte ich für die Migräne. Eine halbe Stunde später war ich sie los, nicht lange danach – das hat sich erst im Lauf der Zeit herausgestellt – für immer. Natürlich wollte ich wissen... Er holte in seinem Zimmer eine

Ladung Matjesheringe, Brot und Zwiebeln und einen Stoß Papiere, aus denen er vorzulesen begann, während ich uns noch Tee kochte. Ich verstand von seiner Arbeit so wenig wie er von meiner, es entstand ein Kreuzfeuer von Fragen. Ob die Papiere das Manuskript von »Body and Mature Behaviour« oder das von »Das starke Selbst« waren, weiß ich nicht mehr. Er schrieb ja an beiden abwechselnd. Und er – das war Moshé Feldenkrais.

In beiden Büchern legte er zum ersten und einzigen Mal die Grundlagen seiner Arbeit dar, im einen als Naturwissenschaftler, im andern mehr vom Blickwinkel des Psychologen aus. Diese Trennung lief zwar seinem Denken zuwider, aber um sich verständlich zu machen, mußte er sich ihrer bedienen. Daß er die praktischen Konsequenzen seiner Arbeit je länger, desto zurückhaltender erläuterte und über sie ungern schrieb, hat gerade darin seinen einfachen Grund. Wenn man das Mentale und das Körperliche, Psyche und Soma oder wie immer man diese beiden Aspekte des Menschen benennen mag, nur als Aspekte ein und derselben Einheit Mensch versteht, deren Beziehung zueinander umkehrbar ist, dann läßt sich diese Synthese sprachlich nicht adäquat darstellen und erst recht nicht analysieren, da schon die Trennung der beiden Aspekte eine Folge der seriellen Natur der Sprache ist. Wir können zwei Dinge sowenig gleichzeitig sagen, wie wir sie gleichzeitig denken können. Unsere Sprachen aber sind seit mindestens zweieinhalb Jahrtausenden von solchen Dichotomien geprägt, die ihrerseits von noch viel älteren, primitiveren »Gegensatzpaaren« abstammen wie Tag und Nacht, Heiß und Kalt, Links und Rechts, Gut und Böse, usw., die wiederum auf Asymmetrien unserer Gehirnhälften – analog zur Inkongruenz unserer Hände – zurückgehen dürften, und wir leben daher in dem Aberglauben, daß, wo ein Begriff ist, auch etwas sein müsse, das dem Begriff entspricht und wofür er steht. So kommt es, daß bis auf den heutigen Tag viel Psychologie ohne den Körper auszukommen meint, der doch ihr Träger ist, wie anderseits Anatomie und Physiologie ohne den Geist, der sie betreibt. Als Feldenkrais später das Phänomen des nicht-verbalen Denkens untersuchte, fand er darin zwar Bestätigung, aber keine Erleichterung; denn wie wäre Nicht-Verbales in Sprache zu fassen, um es anderen darzustellen? Manches Irritierende an Feldenkrais' Schreibweise – wie z. B. jenes Abschießen ohne Angabe des Ziels – erklärt sich zum Teil daraus. Der Leser muß aus dem, was er liest, selber die Schlüsse ziehen.

Und noch ein anderes mußte seine, vor allem die späteren, Ausführungen einschränken. Der Stoff unseres Körpers – das Skelett, die Gewebe – und die phylogenetisch bestimmten Funktionen sind vererbt; aber schon die Art, wie diese Funktionen sich entwickeln, wird erst durch Erfahrung nach der Geburt bestimmt und wirkt auf die Struktur zurück, die der Träger der jeweils betreffenden Funktion ist. Ein jeder wird mit der Möglichkeit geboren, Sprache zu lernen; aber welche Sprache er lernen wird, hängt von seiner Umgebung ab, und davon sowohl die Form seines Sprechapparats als auch die Art oder Form seines Denkens. Die Struktur ermöglicht die Funktion, aber die Funktion modifiziert die Struktur. Das ermöglicht die Entwicklung neuer Funktionen, die wieder die Struktur verändern werden. (Man könnte sagen, daß die Entdeckung des über 3 Millionen Jahre alten Skeletts »Lucy« (1974) in dieser Hinsicht Feldenkrais bestätigt.) Weitergedacht bedeutet dies: Die Summe individueller Erfahrungen macht jeden von uns zu einem einmaligen Einzelwesen, deren keines einem andern gleicht. Unsere Individualität liegt in der Art des Gebrauchs, den wir von unseren Erfahrungen machen. Eine Lehrmethode, die das nicht berücksichtigt, wird zur Dressur, zum Drill, zur bloßen Technik. Feldenkrais aber war es darum zu tun, daß jeder einzelne auf seine Weise lernen könne. Er mußte also auf dem aufbauen, was ausgangs allen gemeinsam ist: auf dem Körper und seinen basischen Funktionen, vornehmlich der, die allen Funktionen, auch den sogenannt »abstrakten« der Sinnesempfindung, des Fühlens und Denkens, gemeinsam ist, nämlich Bewegung, und die jeder selbst an sich nachprüfen kann. »Ich unterrichte nicht«, pflegte er zu Gruppen zu sagen, »aber ihr lernt.« Seine Gruppenmethode, »Bewußtheit durch Bewegung« genannt (englisch: »Awareness through Movement«), ist eine so durchdachte Verallgemeinerung des Lehr- und Lernvorgangs, daß jede Lektion zwar nicht spezifisch gehalten, wohl aber spezifisch in ihren unterschiedlichen Auswirkungen auf jeden einzelnen ist.

Anders der Einzelunterricht, ein nicht-verbaler Vorgang, ein Gespräch ohne Worte, die »Funktionale Integration«. Auch da wird durch den Körper gelernt, aber je nachdem, wie er sich heute, hier und jetzt präsentiert: Maßarbeit je nach den individuellen Bedürfnissen, wie sie sich im Augenblick kristallisieren, wobei die augenblickliche Konstellation als Teil oder Ausdruck der konstanten zu verstehen ist. Dies aber läßt sich verallgemeinern nur insofern, als ein Mensch wie der andere ist. Da jedoch durch die unterschiedliche – eben: individuelle – Art, wie einer von sich Gebrauch macht, keine zwei Menschen gleich sind, ließe sich aus den Aufzeichnungen selbst Tausender solcher Lektionen kaum ein Dutzend allgemeingültiger Ausgangslektionen herausdestillieren; sonst reduzierte man das Lehren auf eine Reihe von Tricks, die Methode auf eine Technik und schränkte den Lernprozeß ein und mit ihm das Lernvermögen des Schülers. Das gleiche ist nie dasselbe. Technik aber beruht auf Wiederholbarkeit, auf Reproduzierbarkeit, das heißt auf Nachahmung. Zwar sind wir bei vielerlei Lernen aufs Nachahmen angewiesen – Sprache, Sprechen, Schreiben sind naheliegende Beispiele –, aber kein Affe ahmt so viel und so sinnlos nach wie der Mensch. Man mache einem Affen etwas vor: er wird es nachmachen, ausprobieren und, wenn er damit nichts anfangen kann, es bald sein lassen und vergessen. Oft, gewiß, fehlt es ihm an der Fähigkeit, die vorgemachte Handlung seinen Bedürfnissen anzupassen, das heißt, ihr einen Sinn zu geben; aber darin übertreffen wir ihn eher, als daß wir ihm ähneln würden. Bringt man uns etwas durch Vormachen bei, ohne daß wir es verstehen, das heißt ohne daß wir es so gebrauchen, wie es unserem Bedürfnis entspräche, werden wir es häufig so lange nachmachen, bis wir dafür einen Sinn erfinden. Das beginnt in früher Kindheit, ist mindestens während der ersten Schuljahre oft nicht anders – man denke auch an die manipulativen Leitbilder sämtlicher Arten von Werbung – und kann ein ganzes Menschenleben zerstören. – Um dem vorzubeugen, hat Feldenkrais sich gescheut, Fallberichte zu publizieren, und wo er es dennoch (wie im »Fall Doris«) getan hat, mehr verschwiegen als gesagt, um nicht Vorbilder, Modelle zu liefern, sondern Denkanstöße.

In seinen zwei ersten Büchern spielt das Thema Sexualität eine hervorragende Rolle. Feldenkrais hätte als Beispiel auch eine andere basische Funktion wählen können; aber er hätte sie nicht ebensogut wählen können, denn es ist die Sexualität, die als letzte reift. Infolgedessen schlagen sich in ihr Entwicklungsstörungen auch anderer Funktionen deutlich nieder und sind, umgekehrt, durch Umlernen an ihr auch zu beheben. (Hierin liegt denn auch der triftige Grund dafür, daß Freud die Libido in den Mittelpunkt seiner Untersuchungen gerückt hat.) So sind Störungen der Sexualfunktion symptomatisch für Entwicklungsstörungen schlechthin und können – zum Beispiel – ebenso von einer Störung der primären Funktion des Verhaltens zur Schwerkraft herrühren wie ihrerseits diese verursachen oder eine dritte bedingen oder von einer dritten verursacht sein. Das Beispiel rührt an eine andere Denkgewohnheit: die das kausalen Denkens. Ursache und Wirkung können umkehrbar sein oder überhaupt irrelevant. Wer Feldenkrais weiterdenken will, wird gut daran tun, *Wie?* und *Wozu?* zu fragen und erst danach vielleicht auch manchmal *Warum?*. Physikern und Biologen ist das längst geläufig, während die Psychologie weitgehend noch immer kausal orientiert ist.

250

Bevor ich versuche, weiter in Feldenkrais' Denken einzuführen und es um dieses oder jenes zu ergänzen, das er in keinem seiner Bücher vorträgt – dabei muß ich einiges aus diesem Buch wiederholen –, sei mir erlaubt, aus meinem Vorwort zur deutschen Ausgabe von »Das starke Selbst« zu zitieren. Ich tue es auch darum, weil die Inhaltsverzeichnisse dieses Buchs und von »Body and Mature Behaviour«, wenn man sie einander gegenüberstellt, zeigen, wie sehr die einzelnen Kapitel hier und dort einander entsprechen: Parallelen des Ansatzes.

»Erzogen, geformt, gebildet – verzogen, verformt, verbildet, jedenfalls aber genormt hat uns vor allem die Umwelt: die Eltern, Geschwister, Freunde, Lehrer, Kollegen, Partner, die Vorgesetzten und Untergebenen, die Vor- und Leitbilder, nicht zu vergessen die Gegend, die Gesellschaftsform, die Sprache... Sind wir mit dem Ergebnis zufrieden? Oder auch nur einverstanden? Wie abhängig sind wir? Wie unabhängig könnten wir sein? Aber wie wollen wir das wissen, solange wir es nicht ermessen können? Wir sind das Ergebnis, aber wir kennen es nicht.

Und solange wir es nicht kennen, können wir es weder bejahen noch ändern. ›Erkenne dich selbst!‹ – leicht gesagt; aber wie getan? Selbsterkenntnis nicht als Selbstzweck, sondern als Mittel, falsche Häute abzustreifen. Feldenkrais deutet die Mittel an, sich einzusehen, sich am eigenen Leib, sich am wörtlich Eingefleischten zu erkennen, um sich dann, nach Belieben, sein zu lassen oder zu ändern; um aus dem, der man hat sein *sollen* und werden *müssen*, der zu werden, der man *ist*.«

Der Mensch geht auf zwei Beinen. Ist das so selbstverständlich? Wir können es nicht von Geburt an, müssen es, wie fast alles andere, erst lernen. Warum nicht auf allen vieren? Verglichen mit dem des Vierbeiners, ist unser Stand in der aufrechten Stellung geradezu prekär, das Gleichgewicht labil, längeres Stillstehen so anstrengend, daß man davon ohnmächtig werden kann, die Habtachtstellung zum Nachdenken die ungeeignetste. Gewiß, auch Vierbeiner richten sich manchmal auf; aber sie tun es nie, um sich schnell fortzubewegen, ausgenommen diejenigen, die dann nicht laufen, sondern springen, und ihnen wiederum fällt es schwer, die Richtung zu ändern – was im Sprung ohnehin fast unmöglich ist. Wir teilen die Lebewesen zwar ein nach der Art, wie sie sich fortbewegen, aber wir lassen es bei der Feststellung bewenden und fragen nicht weiter. Wozu der aufrechte Gang? Und wie ist er beschaffen?

Und keiner geht wie der andere. Freunde, Bekannte erkennen wir von weitem, oft nach Jahren und von hinten, an Gang und Haltung. Woher diese Unterschiede? Sind Körper so verschieden von Geburt? Oder hat jeder eine andere Gangart gelernt? nachgeahmt? oder im Lauf der Zeit seine ihm eigentümliche entwickelt? Anders gesagt: Zu welchem Teil ist unser Verhalten das Ergebnis unserer Erbmasse, zu welchem das unserer Erziehung und Lebensumstände, zu welchem schließlich das Resultat von Verhaltensweisen, die wir uns selber auferlegt, anerzogen, die wir gewählt haben?

Und worin liegt der Vorteil der aufrechten Stellung? Darin etwa, daß die Hände frei werden zu anderem Gebrauch als dem bloß der Fortbewegung? Aber auch Affen, Eichhörnchen und manche anderen Tiere gebrauchen ihre Vorderpfoten zuweilen zu etwas anderem, können sich mehr oder weniger aufrichten. Alles, was sich in dieser Hinsicht über den Menschen sagen läßt, ist, daß er die Hände auf spezifisch menschliche Art gebraucht; das heißt, wir können beschreiben, wie er sie gebraucht und wozu, aber nicht, warum, und daß sie anders gebaut sind als etwa die Hände von Affen.

Bei idealer aufrechter Stellung ist der menschliche Körper in einem labilen Gleichgewicht, ist das Skelett beinahe selbsttragend. Bei labilem Gleichgewicht liegt der Schwerpunkt des Körpers am höchstmöglichen Ort. Die potentielle Energie ist daher dann am größten und keine zusätzliche

252

Energie nötig, um die Stellung zu ändern oder den Körper in eine der fünf Richtungen in Bewegung zu setzen. Er ist so auch jederzeit bereit, sich sofort, ohne vorbereitende Umstellung, nach jeder beliebigen Richtung zu bewegen. Da er, verglichen mit anderen Tieren, von Natur aus kaum bewaffnet und in seiner Fortbewegung nicht sonderlich schnell ist, ist das ein wesentlicher Faktor für seine Überlebenschancen. Er ist in dieser Hinsicht beweglicher als der Körper irgendeines anderen Tiers. Dabei spielt das geringe Trägheitsmoment eine wichtige Rolle. Es entsteht dadurch, daß Becken, Rumpf und Kopf beinah zylindrisch übereinandergestellt sind. Wäre der Brustkorb zylindrisch, wir wären, von diesem Standpunkt aus, beinah vollkommen. Geringes Trägheitsmoment und labiles Gleichgewicht bewirken, daß kein anderer Körper so sehr wie der menschliche dafür gebaut scheint, sich zu bewegen, kein anderer aber so wenig geeignet, stillzustehen.

Das labile Gleichgewicht und die Abweichungen von ihm bestimmen das Gesamtverhalten des einzelnen Menschen. – Dieser Satz ist umkehrbar.

Die aufrechte Stellung ist eine biologische Eigenschaft des menschlichen Körpers und bräuchte daher mit keinerlei absichtlichem Tun, Halten oder sonstiger Arbeit verbunden zu sein. Sie hat kaum etwas mit dem zu tun, was man unter »sich geradehalten« versteht; wer sich gerade*halten* muß, ist *ipso facto* nicht aufrecht. »Gerade« meint hier meistens »senkrecht«. Es gibt aber im Skelett nur zwei kleine Teile, die mehr oder weniger senkrecht übereinanderliegen: die obersten Halswirbel und die Wirbel zwischen Hüfte und Brust. Wir verwechseln »gerade« mit »senkrecht« und »senkrecht« mit »aufrecht«, wie »Haltung« mit »sich halten«. Unser mißverständlicher Sprachgebrauch fordert hier zu einem Kraftaufwand auf und heraus, der irre- und oft zu Schäden führt.

Die aufrechte Stellung ist bei jedem das Ergebnis sowohl dessen, was der Körper dank angeborener Mechanismen von sich aus tun würde, wie dessen, was einer durch Anpassung an seine Umgebung (im weitesten Sinn) zu tun gelernt hat – wie schließlich auch das Produkt der Erfordernisse des Augenblicks. Wir haben viel Nachteiliges gelernt, denn oft geschah es unter affektivem Druck oder auch sonst in Notlagen, etwa da unmittelbare Abhängigkeit uns unsere tatsächlichen (organischen) Bedürfnisse ver- oder entstellte. Da sich aber alteingesessene, im wahrsten Sinne des Wortes »eingefleischte« Verhaltensweisen – man kann sie ebensogut Gewohnheiten nennen – als richtig anfühlen, ist auf unser Gefühl so lange kein Verlaß, als wir nicht unseren kinästhetischen, den Muskel- und Bewegungssinn nach objektiven Maßstäben erzogen haben: sie sind die Realität, an die wir uns zu unserem Wohl und Vorteil sollten anpassen können – können, nicht müssen; denn wir können dann jederzeit uns selbst verfügbar sein. Ein solcher Maßstab ergibt sich aus der Untersuchung des Körpers in seinem Verhältnis zur Schwerkraft. Für den Beobachter ist »Verhalten« identisch mit Verhalten im Schwerefeld.

Wir haben für das mechanische Gerüst des Körpers das Prinzip des labilen Gleichgewichts und maximaler potentieller Energie festgestellt. Jede Abweichung von diesem Prinzip ist als ein Fehler zu betrachten, der sich aber kaum je direkt oder willentlich beheben läßt. Anders gesagt: Bei optimaler aufrechter Stellung kann der Körper 1) eine Bewegung in jede Richtung mit gleicher Leichtigkeit beginnen, 2) jede Bewegung ohne vorherige Anpassung (Vorbereitung, Umstellung) beginnen, 3) jede Bewegung mit einem Minimum von Arbeit, das heißt mit einem Maximum an Wirksamkeit ausführen. Zu solcher Ökonomie sind wir angelegt. Hält man aber den Körper so, daß sein Schwerpunkt tiefer zu liegen kommt, als er liegen könnte, so werden die Vorteile dieses Prinzips zunichte. Im Idealfall bräuchte überhaupt keine Arbeit gegen die Schwerkraft geleistet zu werden; einzig der Widerstand – die Reibung – in den Gelenken bliebe zu überwinden, die sich ihrerseits so ausrichten, daß der Schwerpunkt auf einer waagrechten Ebene fortbewegt wird.

254

Es ist seltsam, daß die Wissenschaften vom Menschen bisher kaum in Betracht gezogen haben, daß wir uns in einem Schwerefeld befinden und daß die gesamte Evolution in diesem Feld stattgefunden hat. Offensichtlich kann und konnte man auch hier so leicht nicht sehen, was offen vor einem dalag. Daß Äpfel nicht aufwärts fallen, hat man schon immer gewußt; aber erst *Newton* – und zumindest der Legende nach er auch erst, nachdem ihm ein Apfel auf den Kopf gefallen war – hat sich gefragt, *wieso* sie nicht aufwärts fallen. Meines Wissens ist Feldenkrais der erste, der die fundamentale Bedeutung der Schwerkraft für das menschliche Verhalten bedenkt, sowohl hinsichtlich der Struktur als auch der Funktion und somit im Hinblick auf unser Gesamtverhalten, und der aus den Ergebnissen seiner Untersuchungen eine Methode exakter Verhaltensanalyse und Verhaltenskorrektur entwickelt hat.

Für den Menschen ist es leichter, sich zu bewegen, als reglos zu stehen. Ein Kind kann vorwärts torkeln, bevor es ohne Stütze stehen kann; Jahre vergehen, bevor es auf einem Bein stehen kann, viele Erwachsene können es nicht, erst recht nicht für längere Zeit und mit geschlossenen Augen. Wenn wir nachdenken wollen, gehen wir auf und ab oder spazieren oder setzen oder legen uns hin. Wir legen uns auch hin, wenn wir müde sind oder krank oder manchmal beim Psychiater. Kaum jemand findet Stillstehen dem Denken förderlich. Im Extremfall regloser Habtachtstellung bei überdies parallel gerichteten Innenkanten der Füße sind denn auch rund neunzig Prozent des Nervensystems damit beschäftigt, uns gegen den Zug der Schwerkraft auszubalancieren. Wir entlasten es mehr als durch irgend etwas sonst, wenn wir es von dieser immensen Arbeit befreien, also wenn wir liegen, das heißt, unser Gewicht auf die größtmögliche Fläche verteilen. Damit entfällt auch der Druck der Unterlage gegen die Fußsohlen und mit ihm die gewohnheitsmäßige Druckverteilung an ihnen, die unserer ebenso gewohnheitsmäßigen aufrechten Stellung entspricht. Das bedeutet bzw. ermöglicht biologische Regression. Dergestalt entlastet, werden die eingefleischten Konfigurationen verfügbar, und man kann sie auflösen, wiederherstellen oder ändern.

Wieso die aufrechte Stellung ein derartiger Balanceakt ist? Der Körperbau ähnelt drei auf den Kopf gestellten Pyramiden, deren jede mit der Spitze auf der Basis der nächsten steht: der schwere Kopf (4,5 bis 6 kg) mit dem schmalen, leichten Hals auf den Schultern, der Oberkörper mit der Taille auf dem Becken, das Becken auf den Füßen. Stellt man die Innenkanten der Füße an- und parallel zueinander, so bekommt das Körpergebäude die kleinstmögliche Basis.

Es ergibt sich folgende Zwischenbilanz: Der menschliche Körper, den wir als einen Aspekt des Menschen betrachten, ist so beschaffen, daß er der Schwerkraft mühelos widerstehen und sich im Schwerefeld fast ohne Energieverbrauch bewegen kann, bewegen könnte. Entwicklungsgeschichtlich ist er zur Fortbewegung viel früher fähig als zur Reglosigkeit (im Stehen). Mit anderen Worten: für ihn ist, gegenüber der Statik, die Dynamik biologisch primär.

Das Verhalten zur Schwerkraft läßt sich beobachten und messen. Indem man sein Muskulärverhalten untersucht, kann man einen Menschen ebenso und mit den gleichen Ergebnissen analysieren wie durch die Analyse seiner psychischen Prozesse. Daß dem so sein muß, liegt auf der Hand, denn diese beiden Aspekte sind reziprok. Wir haben für beide nur eine Muskulatur. Eine optimale »Norm« kann von der individuellen Körperstruktur deduziert und als Zielbild verwendet werden. Abweichungen von dieser Norm sind nicht von vornherein zu interpretieren, erst recht nicht als »Symptom«, schon darum nicht, weil wir, um sie so deuten zu dürfen, zuerst einmal wissen müßten, was »Krankheit« ist; von »Gesundheit« ganz zu schweigen.

Historisch gesehen, ist die Medizin, wie wir sie kennen, eine Heilkunde und Heilkunst. Wir gehen zum Arzt, wenn wir uns weniger wohl fühlen als sonst, und wir erwarten von ihm, daß er unser gewohntes Selbstgefühl wiederherstellt, allenfalls auch verhindert, daß wir es erneut verlieren – und nicht mehr als das. Abweichungen, Störungen zu fühlen, an die wir uns – oft von klein auf – gewöhnt haben, scheinen wir außerstande. Tatsächlich kann man jahre- und jahrzehntelang Schmerzen haben und es erst merken, wenn sie zum erstenmal behoben worden sind.

Feldenkrais fand, daß dem, was wir gemeinhin »Krankheit« nennen, Verhaltensfehler, das heißt Abweichungen vom struktur- und funktionsgerechten Verhalten vorausgehen, sie auch begleiten, mitunter als Folge zurückbleiben. Aber um sie als »Krankheit« zu deuten, fehlt es zur Definition von »krank« und »gesund« an Kriterien. Er zog es darum vor, von »Abweichungen« zu sprechen, zumal sich beschreiben läßt, wovon sie Abweichungen sind. Was wir »Gesundheit« nennen, ähnelt am ehesten dem Grad der Stör- und schlimmstenfalls Zerstörbarkeit komplexer Systeme. Bei ihnen wie bei uns spielen der Grad der Störung und die Stelle, an der sie auftritt, die entscheidende Rolle.

Die Abweichungen sind Zeichen funktionellen Mißverhaltens. Sie können schwanken, kommen und gehen, zur Gewohnheit werden, sich steigern, zu Krankheiten im herkömmlichen Sinn führen, auch – wie Feldenkrais in den vierziger Jahren gezeigt hat – zum Absinken der Immunitätsschwelle, zur Anfälligkeit für Infektionen. Gewöhnlich spricht man von Krankheit, wenn die Abweichungen groß sind und ihre Zahl gering. Sie können aber auch klein und zahlreich sein. An ihnen kann man Altersbeschwerden Jahre, oft Jahrzehnte im voraus erkennen.

»Altwerden« beginnt – oft frühzeitig – damit, daß man Haltungen und Bewegungen wählt, die der Vorstellung angemessen scheinen, die man sich von sich gemacht hat, etwa der Würde der gesellschaftlichen Stellung, dem Erfolg, der Sportlichkeit, der Stärke oder Schwäche, die man darstellen oder verdecken möchte, usw. Dadurch schaltet man andere Bewegungen und Haltungen aus, zu denen man bald nicht mehr fähig ist. Man springt nicht mehr über Gräben, klettert nicht mehr über Zäune, setzt sich nicht mehr auf den Boden, vermeint, sich nur mehr mit Mühe bücken zu können – bis man das schließlich »nicht mehr kann«. Versuche haben gezeigt, wie solche meist unwillkürlich selbstauferlegten Einschränkungen viel dazu beitragen, daß und wie man altert. Gliedert man diese Handlungen dem gewöhnlichen Gebrauch wieder ein, so wird nicht nur die Beweglichkeit verbessert, sondern der ganze Mensch gleichsam verjüngt und neu belebt. Vermehrte Bewegungsdifferenzierung wirkt auf andere Funktionen zurück, genauer: betrifft sie gleichzeitig. In einer Zusammenfassung von Feldenkrais: »Wo kein vererbter Mangel oder sonst irreparabler Schaden vorliegt, ist jedermann potentiell ›gesund‹, er weiß bloß nicht, wie er es werden kann.« Dieses praktische *Wissen, wie* bringt Feldenkrais durch seine Methode jedem im Rahmen von dessen individuellen Möglichkeiten bei.

Anfang der vierziger Jahre hatte Feldenkrais beobachtet, daß psychiatrische Behandlung eine dauerhafte Wirkung nur dann erzielt, wenn zugleich eine Änderung im Körperverhalten eintritt. Geschah dies nicht, so war die Behandlung ein hinausgezogener rein verbaler Vorgang ohne effektive Wirkung auf Dauer: seitens des Patienten war und blieb die Sprache ohne Realitätsbezug – wie wenn man Wörter aus einer Sprache in eine andere übersetzt, ohne den Sinn der Sätze zu verstehen, oder, anders gesagt, als verstünde man nicht, was man weiß. Denn das Verstehen zeigt sich im Gebrauch, den man vom Wissen macht.

Für Feldenkrais lag es nahe, das Verfahren umzukehren. Die Änderungen im Körperverhalten, welche durch erfolgreiche psychiatrische Behandlung herbeigeführt worden waren und sich der Beobachtung darboten, tendierten zu eben jenem Optimalverhalten gegenüber der Schwerkraft, behoben oder verringerten Abweichungen von ihm beziehungsweise von *Maupertuis'* Prinzip der kleinsten Wirkung. Feldenkrais fand, daß Gemüts- oder Geistesstörungen ebenso wie funktionelles Mißverhalten körperlicherseits von Funktionsstörungen des Nervensystems herrühren und mit diesen mindestens weitgehend interdependent sein müssen. Konsequent weitergedacht, bedeutet dies: Fast alles, was wir »Krankheit« nennen, müsse der Behandlung über den Körper oder über die Psyche gleichermaßen zugänglich sein, Ischias oder Schnupfen der psychiatrischen Behandlung ebenso wie Geisteskrankheiten der Feldenkraisschen Schulung oder Erziehung des Körperbewußtseins.

Ich habe bereits gesagt, daß man einen Menschen nach seinem Muskulärverhalten auf die gleiche Weise und mit analogem Ergebnis analysieren kann wie durch Psychoanalyse. Darin steckt mehr, als man auf den ersten Blick vermuten mag. Man bedenke, daß Freud auf dem Weg sprachlicher Kommunikation auch somatische Störungen behob, daß sich also derartige Störungen vielleicht auch im Sprachgebrauch des Patienten zeigten. Freud war es auch, der einmal sagte, das Unbewußte basiere auf der Chemie physiologischer Prozesse – eine Ansicht, die er selbst zwar nicht weiter verfolgt und von der er keinen Gebrauch gemacht hat, die aber zur – bewußten? – Grundlage der Psychopharmakologie geworden ist und im übrigen seit Urzeiten da und nur nicht bedacht worden war: man denke an die Wirkung von Alkohol und anderen Drogen, ja, an diejenige von Kaffee und Tee und sogar gewöhnlicher Speisen. Feldenkrais seinerseits dürfte, durch seine Erforschung der physiologischen Wirkung psychiatrischer Verfahrensweisen und der psychologischen Auswirkung körperlichen Verhaltens, mindestens den Ansatz zu einer Antwort geliefert haben auf die Frage, welcher Art die Beziehung der höheren Funktionen des Gehirns zu den übrigen ist. (Als ich ihn kennenlernte, untersuchte er u. a. auch, wie sich Bewußtseinsveränderungen, wie sie von Drogen bewirkt werden, ohne Zuhilfenahme chemischer Mittel herstellen ließen, vor allem durch Atmung und durch Hypnose. Eine weitere Entdekkung, die seither Eingang in alle Lehrbücher gefunden hat, ergab sich damals für ihn am Fall Boston: Er nahm an, daß die Magenwände durchlässig seien für den pH des Bluts, der seinerseits u. a. von der Qualität der Atmung abhängt.)

Die Vorgänge in unserem Zentralnervensystem können wir nicht unmittelbar wahrnehmen. Wir merken sie nur insofern, als unsere Augen, unser Gesicht, der Körper überhaupt sie uns spürbar macht, und auch die spürbaren erst von einiger Intensität an. Diesen sehr bescheidenen Ausschnitt nennen wir Bewußtsein. Ein gleiches gilt für alle Sinnesempfindungen, Gefühle und Gedanken: solange sie sich nicht durch Mobilisierung motorischer Teile und einer entsprechenden Rückmeldung an den sensoriellen Kortex bemerkbar machen, sind sie für uns nicht vorhanden, werden wir ihrer nicht inne. Wir merken zwar Veränderungen im Gefühl – etwa als Wohl- oder Unbehagen –, nehmen sie aber nicht als die physiologischen Änderungen wahr, die ihnen zugrunde liegen, das heißt: die dabei in unserem Körperverhalten geschehen.

Zusammenfassend: Es gibt keine Sinnesempfindung, kein Gefühl, kein Denken und, selbstverständlich, keinerlei Bewegung, die sich nicht als Veränderung im Gesamtverhalten zeigten. Wir können uns keines Gedankens oder Gefühls bewußt werden, bevor er oder es durch eine Mobilisierung in der Motorik seinen Ausdruck findet und dorther als Rückmeldung zur sensoriellen Großhirnrinde gelangt. Umgekehrt bringt Änderung im Körperverhalten Änderungen im Sinnesempfinden, im Gefühl und Denken mit sich.

Arbeitet man, nach Feldenkrais, mit einer Körperpartie, die nur beidseits (links und rechts) gleichzeitig bewegt werden kann, beispielsweise mit dem Becken oder dem Kopf, und lenkt man dabei die Aufmerksamkeit des Schülers auf Aspekte der Orientierung nur auf einer Seite, so wird sich eine Änderung im Tonus nur auf der Seite einstellen, auf welche die Aufmerksamkeit gerichtet worden ist, und dies, obwohl die andere Seite während der ganzen Zeit mitbewegt worden war. Die Änderung wird sich aber nicht nur an der betreffenden, der bewegten Stelle einstellen, sondern in der gesamten (gleichseitigen) Körperhälfte, vom Gesicht bis zu den Zehen, und nur auf ihr. Das bedeutet, daß sie 1. im Gehirn, 2. über eine Bahn entstanden ist, welche die Pyramidenbahn umgeht, und daß 3. die funktionelle Zuordnung von Feldern im sensoriellen Kortex noch weniger scharf umrissen sein dürfte als im motorischen. Das ermöglicht eine Art des Vorgehens, bei der sowohl beim Lehrer als auch beim Schüler die Zielstrebigkeit ausgeschaltet ist, und stellt somit bereits ein Beispiel absichtsloser Aufmerksamkeit dar. – Feldenkrais vermutete, die dabei entstehenden Verhaltensänderungen würden durch die retikuläre Formation integriert.

Man kann eine Münze als Geldstück oder als runde Metallscheibe ansehen, und ihre Eigenschaften und Funktionen werden für uns je nachdem verschieden sein. Das gleiche gilt für Psyche und Körper: sie sind zwei Aspekte ein und desselben Systems. Wenn man jemand sprechen sieht, so kann man beobachten und aus eigener Erfahrung wissen, welche Organe er in Bewegung setzt und wie, um als Schallwellen diese Laute zu erzeugen. Indem man ihm zuhört, kann man auf Tempo, Rhythmus, Klang und Melodik dieser Laute achten – oder, wie meistens, auf deren Sinn. Das Sprechen kann also, je nach der Betrachtungsweise des Beobachters, als eine physische oder als eine psychische Tätigkeit aufgefaßt werden.

Ohne motorische Funktionen könnte ein Gehirn gar nicht denken; mindestens gewährleisten diese Funktionen die Kontinuität des Denkprozesses. Ein Beispiel: um die Zahlen von einundzwanzig bis dreißig zu denken, brauchen wir viermal länger als für die Zahlen von eins bis zehn, obwohl es sich in beiden Fällen um die gleiche Anzahl Zahlen handelt. Der Zeitunterschied ist proportional zu dem, den wir konstatieren können, wenn wir die beiden Zahlenreihen laut sprechen. Das deutet darauf hin, daß wir beim Denken die Gehirnpartie mobilisieren, die den Sprechapparat regiert. Die meisten Menschen können nicht klar denken, ohne die motorischen Funktionen dabei soweit zu mobilisieren, daß sie der Wortkonstellationen innewerden, die dem Gedanken entsprechen. Analog spürt man deutlich die Spannung in den Augenmuskeln, wenn man versucht, sich bei geschlossenen Augen etwa einen Gegenstand vorzustellen. Durch Übung lassen sich die motorischen Aspekte des Denkprozesses weiter hemmen und die Denkgeschwindigkeit erhöhen – so beispielsweise beim Lesen; werden sie aber vollends gehemmt, so gleiten zwar die Augen über die Zeilen, aber man weiß nicht mehr, was man »liest«.

Wir behalten beharrlich die gleichen Denk- und Handlungsweisen bei, gebrauchen unseren Sprechapparat immer auf die gleiche Weise, erzeugen dadurch immer die gleiche Stimme und Sprechweise (von Redensarten ganz zu schweigen), so daß wir über Jahrzehnte hinweg daran erkannt werden können, und merken es meistens selber nicht. Das gleiche gilt für unsere Handschrift, unsere Haltung, unseren Gang, usw. Solange sich hier nichts ändert, ändern sich auch unsere Witze nicht, nicht unsere Denk- und Gefühlsgewohnheiten überhaupt, die Ausdruck unseres Gesamtverhaltens sind – und umgekehrt. Wir wiederholen uns und stagnieren.

Es gibt also zwei Wege, das Verhalten zu verbessern: über den Körper oder über die Psyche. Man erinnere sich an unser Beispiel von der Münze. Feldenkrais zeigt, daß diese Unterscheidung lediglich verbal ist und daß eine Änderung nur dann eintritt, nur dann eintreten kann, wenn sie in Körper und Psyche gleichzeitig geschieht. Tut sie das nicht, ist sie also nicht integral (was auf der Ebene des Intellekts etwa dem entspricht, daß einer etwas weiß, ohne es zu verstehen), dann wird sie nur so lange vorhalten, als der oder die Betreffende sich der Änderung bewußt bleibt, auf sie merkt, und das heißt so lange, als sie oder er nicht auf die gewohnte

Weise zu reagieren beginnt. Meistens genügt eine Ablenkung, und man findet aus dem Rückfall nicht mehr ohne Hilfe hinaus. Auch hier trifft zu, was Feldenkrais in Anlehnung an *Cuviers* Korrelationsprinzip gesagt hat:»Der Teil löst das Ganze wieder aus.« Ist man aber einmal in der Lage, sein Körperbild zu prüfen, so kann man die Rückkehr der unerwünschten, gewohnheitsmäßigen Konfiguration beizeiten bemerken und sie mit der Zeit nach Belieben absichtlich hemmen oder erleichtern. Das läßt sich lernen.

Zwischenbemerkung: Lernen genügt sich selbst. Es ist ein Prozeß, wie leben. Wohin, wozu es führt, stellt sich von selbst heraus, ist während des Prozesses nicht abzusehen und belanglos.

Jeder Mensch bildet seine ihm eigentümlichen Nerven- und Muskelkonfigurationen (-muster, -schemata). Das kommt daher, daß die Nervenbahnen der absichtlichen Muskulatur – Feldenkrais zieht später die Bezeichnung »absichtlich« der herkömmlichen, aber noch mißverständlicheren »willkürlich« vor – sich entwickeln, indem die Beherrschung der Motorik erlernt wird. Ein Kind lernt gehen, sprechen, sich seinen Eltern und der Umwelt anpassen, und zwar alles zugleich. Es lernt nicht nach einem vorbestimmten oder von seinen Eltern vorgefaßten Zeitplan, sondern nach seiner jeweiligen eigenen Bereitschaft; sonst wird seine Entwicklung gestört. Man braucht nur an Menschen zu denken, deren Eltern sie vorzeitig zum Sprechen bringen wollten oder dazu, sich aufzurichten und zu gehen: die Auswirkung zeichnet sie fürs Leben. Alle diese sich gleichzeitig entwickelnden Verhaltensmuster also sind auf beiden Ebenen, der mentalen wie der körperlichen, gleichermaßen eng miteinander verwoben. Jeder Haltung, in des Wortes wörtlichem wie figürlichem Verstand, entspricht ein Gemütszustand und eine Konfiguration der Muskulatur.

Während ihrer ersten Entwicklungszeit hat jede Funktion

verwundbare Stellen. An ihnen am ehesten werden Fehler auftreten. Auch die Einstellung auf die Schwerkraft, die hauptsächlich bei Geburt einsetzt, weist solche Stellen auf. In früher Kindheit ist die Wirbelsäule beinahe gerade. Dann bildet sich die Nackenbeuge, und zwar vor der Kreuzwölbung. Unvollständiges oder fehlerhaftes Lernen wird daher meistens in der Schulter-, Hals- und Kreuzgegend seine Schranke finden und zum Stillstand kommen. Vom mechanischen Standpunkt aus sind das die Gegenden, die der größten Justierung der Muskulatur bedürfen, denn hier werden sehr große Gewichte übereinandergepaßt. Zudem wirken hier viele der Muskeln auf mehr als nur ein Gelenk, und ihre Beherrschung ist um so heikler. Und schließlich finden Drehbewegungen und Wendungen des Körpers – für die er vor allem geeignet ist – in diesen Gegenden statt.

Hält sich jemand ständig anders als er es, den angeborenen Reflexen gehorchend, tun würde, dann ist die absichtliche Beherrschung der Muskeln – die durchweg von individueller Erfahrung bestimmt und somit nicht angeboren, sondern erlernt ist – für das Fehlverhalten verantwortlich. Da in den meisten Fällen keine Schäden vorliegen, zumindest nicht von vornherein, kann man folgern, daß ein durch Erfahrung deformiertes Körper- und das heißt auch Selbstgefühl überhaupt hier Anweisungen gibt, die den reflektorischen Impulsen der Zentren, welche uns gegen die Schwerkraft organisieren, zuwiderlaufen. Ist dies der Fall, dann müssen sich Muskelkontraktionen nachweisen lassen, die für eine funktionsgerechte Stellung überflüssig wären. Feldenkrais zeigt, daß es sich dabei tatsächlich um fehlerhafte Verteilung von Muskelarbeit handelt, das bedeutet, einige Muskeln leisten unnütze Arbeit, während andere ohne Tonus sind. Energie aber, die nicht in Bewegung umgesetzt wird, wird bekanntlich zu Wärme. Der Organismus ist, ungestört, durchaus in der Lage, seinen Wärmehaushalt nach Bedarf zu regulieren. Durch parasitäre Muskelarbeit entstandene Wärme ist daher überschüssig; sie schlägt sich mit Vorliebe in den Gelenken nieder und richtet dort mit der Zeit Schäden an. Abkürzend: Gestörte und somit gehemmte Entwicklung hinterläßt ihre Spuren in sämtlichen Funktionen ausnahmslos: Atmung, Verdauung, Muskelkontrolle, Beweglichkeit, Sozialverhalten, Geschlechtsakt, usw., sie alle werden gleichzeitig betroffen.

Unbedingte Reflexe sind vererbt und von Erfahrung unabhängig. Bedingte Reflexe sind das nicht, sondern von der Umwelt bestimmt, die für jeden anders ist. Durch den Kontakt mit seiner Umwelt lernt jedes Kind nach und nach eine Reihe von Reaktionen, die dann mehr oder weniger automatisch werden. Der Unterschied zwischen gewohnheitsmäßigem und reflektorischem Verhalten ist, daß Reflexe dadurch definiert sind, daß sie sich wiederholen, während Gewohnheit zur Wiederholung bloß tendiert.

Ontogenetische, das heißt individuell erworbene, erlernte Verhaltensweisen werden von den Sinnen her bestimmt. Sie lassen sich ändern, indem man ihre Qualitäten erkennt: den Kraftaufwand, ihre Koordinierung in der Zeit, das Körpergefühl, das sie begleitet, die räumlichen Konfigurationen der Körpersegmente, Haltung, Atmung, Diktion, usw. Die Fähigkeit, sie zu erkennen, setzt Differenzierungsvermögen voraus, das uns als Kleinkindern unmittelbar zu eigen war.

An Lebewesen unterscheiden wir gewöhnlich zwei Zustände: Wachen und Schlaf. Ein Tier, wenn es wach ist, geht in diese Richtung oder in jene, wie wir. Wie ein Tier, so können auch wir hierhin oder dorthin gehen, ohne uns Rechenschaft abzulegen, daß wir nach links gehn oder nach rechts, oder wie wir uns bewegen, usf. Wir denken dabei vielleicht an etwas ganz anderes. Wir sind wach, sind bei Bewußtsein, würden eine Verkehrsampel beachten, einen Bekannten auf der Straße erkennen... Was ich damit sagen will: daß Bewußtsein oft nichts anderes meint als Wachsein. Wir sind bei Bewußtsein, wenn wir weder schlafen noch ohnmächtig sind oder tot.

Aber wir können nach rechts, nach links, vor- oder rückwärtsgehen und es spüren. Wir können uns an Träume erinnern und wissen, daß sie Träume waren, die wir geträumt haben. Wenn das Unterscheiden zwischen Signalen oder Meldungen, die vom eigenen Körper, und solchen, die von der Um-, der Außenwelt kommen, der Beginn des Bewußtseins ist, so ist die Erkenntnis, daß *ich* – und nicht »mein Körper«, denn wer und wo bin ich, wenn der Körper »mir gehört«? – zum Nicht-Ich hin, zur Umwelt im weitesten Sinn des Wortes orientiert bin, der Beginn dessen, was Feldenkrais auf englisch »awareness« nennt und was sich ungefähr mit »Innesein, Gewahren, Merken« und auch mit »Bewußtheit« übersetzen läßt. Gemeint ist: gleichsam merken oder spüren, daß man bei Bewußtsein ist. Ich gehe beispielsweise täglich mehrmals die Stiege zu meiner Wohnung hinauf und wieder hinunter und weiß doch nicht, wie viele Stufen es sind. Ich könnte die Stufen zählen, während ich sie mit den Beinen nehme, oder vom Treppenabsatz aus durch Augenbewegungen, oder schließlich die Bewegungen aus dem Gedächtnis in meiner Vorstellung nachzählen. In jedem dieser Fälle richte ich meine Aufmerksamkeit auf Empfindungen in mir und auf meine äußere Umgebung, bis die beiden zur Deckung kommen, und das erlebe ich dann als »awareness«, als Innewerden. Bei Bewußtsein bin ich ja auch, wenn ich sonst, etwa bei anderen Gedanken, über die Stiege gehe; aber ich war mir dabei weder des Gehens noch des Denkens bewußt; ich wußte weder, was ich tat, noch, wie ich es tat. Sagen wir also: »awareness« bedeute Bewußtsein *und* das Innesein dessen, was wir tun und was in uns vorgeht, während wir bei Bewußtsein sind – und *wie* wir es tun.

Von unserem Verhalten ausgehend, können wir das Zentralnervensystem in drei Teile gliedern: in das rhinische, das limbische und das supralimbische System. Diese Einteilung ist zwar weniger gebräuchlich, ist aber in unserem Zusammenhang nützlich und entspricht auch der Entstehung des

Systems. Das rhinische System reift im Embryo binnen weniger Wochen. Es reguliert die Funktionen der inneren Organe und den größeren Teil der glatten Muskulatur, den Wärmehaushalt und den chemischen Zustand des Körpers und damit die Lebensbedingungen für das Nervensystem überhaupt. Seine Gestalt ist symmetrisch, seine Struktur vererbt.

Das limbische System besorgt den Ausdruck der lebenswichtigen inneren Bedürfnisse nach außen: Hunger, Durst, Ausscheidung. Es befaßt sich auch mit allem, was potentiell zur Bewegung im Schwerefeld gehört. Ihm unterstehen die symmetrischen Organe und die gestreifte Muskulatur. Die Mehrzahl der sogenannten Instinkte geht von ihm aus. Seine Struktur und Funktion sind vorwiegend vererbt, Instinkte nicht so endgültig, wie oft angenommen wird: es kommt vor, daß sie sich an neue Umstände anpassen, ein Vorgang, der dem, was wir als Verstehen und als Lernen bezeichnen, nahekommt (»das Verstehen zeigt sich in der Art des Gebrauchs«). Zwar läßt er sich auch bei Tieren beobachten, aber spezifische Eigenschaften des menschlichen Nervensystems scheinen in ihm erstmals auf.

Die dritte Gruppe von Strukturen im Zentralnervensystem befaßt sich mit den Tätigkeiten, welche den Menschen vom Tier unterscheiden. Das supralimbische System ist im Menschen weiter entwickelt als in irgendeinem Lebewesen sonst. Seine Funktionsweise wird weitgehend von individueller Erfahrung bestimmt. Zu ihm gehören die spezifisch menschlichen Tätigkeiten: Manipulieren (Hände), Orientierung (Sinnesbewußtsein, einschließlich des sechsten, des kinästhetischen, d. h. des Muskel- oder Bewegungssinns), Sprache (Mund, Kehle, Atmung) und vor allem: alles bewußte Lernen. Ihm verdankt der Mensch, daß er nicht bloß sagt und tut, sondern auch weiß, daß und was er sagt und tut, und wie er es sagt und tut.

Dieser dritte Teil ist niemals vollständig myelinisiert, daher nie endgültig fixiert; seine Tätigkeit kann auf jeder Altersstufe und jederzeit verändert, entwickelt, verbessert, erweitert werden. Anders als in den beiden anderen Systemen, ist seine Tätigkeit asymmetrisch, und diese Asymmetrie liegt unserem Unterscheiden zwischen Links und Rechts zugrunde, einer Polarisierung, die noch verstärkt wird durch die dem Menschen eigentümliche Gegenüberstellung des Daumens zu den anderen Fingern und die dadurch verstärkte und verdeutlichte Inkongruenz der beiden Hände. Daher auch die Neigung primitiven Denkens zu kontrastierenden Begriffspaaren, zu Dichotomien, während klares semantisches Denken in solchen Gegenüberstellungen kaum Sinn finden kann. Fehlverhalten äußert sich unter anderem oft in solchem primitiven Kontrastdenken beziehungsweise -empfinden, das verhindert, Nuancen, Unterschiede des Grades wahrzunehmen, und damit das Differenzieren erschwert oder sogar unmöglich macht.

Das supralimbische System* ist mit dem Thalamus weniger eng verbunden als die beiden anderen und dadurch vor Störungen durch starke Affekte strukturell geschützt, die klares Denken beeinträchtigen würden. Aber Denken ohne Empfinden wäre ohne Realitätsbezug; es bedarf mindestens des Gefühls, daß ein Gedanke richtig, das heißt mit der subjektiven Realität verknüpft sei. – Ferner sind in diesem System die Nervenbahnen länger als in den beiden anderen; denn obwohl es mit den ausführenden Mechanismen auch direkt verbunden ist, wird die Mehrzahl der Handlungen, die es auslöst, durch die beiden anderen Systeme ausgeführt. Diese Vermittlung, die buchstäblich eine lange Leitung ist, verzögert die Ausführung, und diese Verzögerung zwischen der Bildung eines Handlungsschemas im Gehirn und dessen Umsetzung in Muskeltätigkeit läßt Zeit, die Ausführung zu hemmen – wie, wenn etwas uns zum Lächeln reizt, wir etwa

---

* Zum supralimbischen System gehören die Assoziationsbahnen der Hirnrinde und, nach Brodmans Einteilung, die postzentralen Zonen 5, 7, 18, 19, 20, 37, 39, 41 sowie die präzentralen Zonen 8, 9, 10, 11, 39, 41, 44, 45 und 46.

zu lächeln beginnen und das Lächeln dann gefrieren machen oder unterdrücken oder sich ausbreiten lassen können; oder uns etwas denken, es dann prüfen, um es schließlich zu sagen oder zu ändern oder für uns zu behalten. Die Möglichkeit zu dieser Pause – eben die lange Leitung – ist die Grundlage unseres Vorstellungsvermögens, der Einbildungskraft, des differenzierenden und urteilenden Denkens, die physische Grundlage der »awareness«, des Gewahr- und Inneseins. Dank ihr kann man merken, wie man von sich Gebrauch macht, wie und inwiefern man über sich verfügt, und die Gebrauchsweise ändern. Sie ist es, die uns befähigt, zu wählen. Sie ist die Grundlage unseres Lernvermögens, und dieses zeitlich unbegrenzte Lernvermögen macht die Einzigartigkeit des Menschen aus.

Die Funktion des supralimbischen Systems wird ein Leben lang von individueller Erfahrung geformt. Jeder lernt die Sprache, in die er geboren wird und die nicht zwangsläufig die Sprache seiner Vorfahren zu sein braucht, sondern ebensogut auch eine andere sein könnte, und diese Sprache wird die Entwicklung seines ganzen Sprechapparats und – wieder erinnere ich an Freuds Handhabung der Psychoanalyse, aber nicht minder an die *Milton H. Ericksons* der Hypnotherapie – seiner Gefühls- und Denkweisen so sehr bestimmen, daß sie jede später erlernte Sprache entsprechend färben werden. Es lag für Feldenkrais auf der Hand, sich im Lauf der Jahre mit mir immer wieder über Zusammenhänge zwischen seiner Arbeit und der Sprache, zwischen Sprache und Denken zu unterhalten. Der gleiche Satz, verschieden gesprochen, wird beim Schüler unterschiedliche Wirkungen zeitigen. Wortwahl, Wortfolge, Lautstärke, Tonfall, Rhythmus, Betonung, Tempo zeigen ihre Bedeutung sichtbar in der Reaktion des Schülers, müssen mitunter seinen individuellen Gewohnheiten angepaßt werden. Syntaktische Strukturen können Schwierigkeiten ebenso auf- wie abbauen. Man denke zum Beispiel an so seltsame Sprachformen wie »es regnet«: wer oder was ist »es«, und wie stellt

»es« das an, daß »es« regnet? Erinnert das nicht an *Nietzsches* Wort: »Ich glaube, wir werden Gott nicht los, weil wir noch an die Grammatik glauben«? Oder an das schon erwähnte Beispiel »ihr Kopf, seine Hand«? Wer ist hier er, wer ist sie, und wo sind beide, und wie? *Sind* sie nicht Hand und Kopf? Oder haben, besitzen sie sie, wie fremde Gegenstände? Bei Kopfschmerzen tut mir nicht mein Kopf weh, auch habe ich nicht Schmerzen im Kopf, sondern –?

Diese Struktur ist also unbeschränkt modifizierbar, individuell und von den erbmäßig vorhandenen Strukturen wie auch von den beschränkten Kombinationsmöglichkeiten bei anderen Lebewesen grundsätzlich verschieden. Außerdem können hier durch Anwendung des Feldenkraisschen Lernprozesses die Funktionen beschädigter Partien auf (vermutlich benachbarte) Partien übertragen und damit wieder verfügbar gemacht werden. Und analog zur Darstellung der Körper-Psyche-Relation (unsere Münze) läßt sich sagen, daß Struktur und Funktion zwei Aspekte ein und desselben sind. Für einen Marsmenschen ist ein stehendes Auto eine schwer einzusehende Ansammlung von Metall, Kunststoff, Gummi. Kaum sieht er es fahren, begreift er den Sinn, die Funktion. – Zu dem fast unbegrenzten Lernvermögen, das Feldenkrais vor allem anderen betont und das den Menschen von allen anderen Lebewesen unterscheidet, gehört auch, was *Konrad Lorenz* »die ›Vererbung‹ erworbener Eigenschaften durch kumulierte Tradition« genannt hat, die Überlieferung von Erfahrungen früherer Generationen.

Aber dieses Vermögen, individuelle Nervenbahnen beziehungsweise Verhaltensmuster zu bilden, birgt zugleich die Möglichkeit, fehlerhaftes Verhalten zu erlernen. Je früher ein Fehler entsteht, desto fester verwurzelt wird er sein; denn die Nervenbahnen gleichen Feldwegen, die desto tiefer und fester ausgetreten sind, je öfter sie begangen werden; bis man einen weniger oder noch nicht gebahnten Weg gar nicht mehr wählen mag. Fehl-, funktionelles Mißverhalten zeigt sich in den ausführenden Mechanismen. Es schlägt sich in allen Funktionen nieder, besonders nachhaltig in denen, die vor der Pubertät weitgehend oder voll entwickelt worden sind, daher die Sexualität so etwas wie ein Knoten ist, in dem sie geschürzt sind. Um solches Fehlverhalten zu ändern, zu verbessern, zu berichtigen, müssen die entsprechenden Strukturen aufgelöst und zu funktionsgerechten umgruppiert werden. Das geschieht durch Umlernen, und dieses zu ermöglichen, darin besteht Feldenkrais' praktische Arbeit, seine Methode. Man hat sie deswegen in England als »praktisch angewandte Verhaltensphysiologie« bezeichnet. Das Verfahren beschreibt er in seinen drei späteren Büchern.

Unser Selbstempfinden leitet sich her vom Gefühl der Orientierung des Körpers im Raum. Orientierung macht rund achtzig Prozent unseres Bewußtseins aus. (Niemand, der aus einer Ohnmacht ins Bewußtsein zurückkehrt, fragt als erstes: »Was ist geschehen?«, jeder: »Wo bin ich?«) Ein jeder handelt nach dem Bild, das er sich von sich gemacht hat: von den Konturen des Körpers, den Beziehungen der Glieder zueinander, den räumlichen und zeitlichen Relationen, kurz: durch sein kinästhetisches Empfinden. Er ißt, geht, denkt, schaut, spricht, hört auf seine ihm eigentümliche Weise. Er identifiziert sich mit dem Bild, das, selber eine Gewohnheit, aus seinen Verhaltensgewohnheiten besteht. Daher der Widerstand, es zu verbessern, die Schwierigkeit, es ohne Identitätsverlust zu verändern, und die Verantwortung des Lehrers, der hierzu die Mittel gibt. Der Widerstand wird je nach dem Grad der Motivation verschieden sein. Er kann – denn so ist es zu unserm Vorteil in uns angelegt – durch Unbehagen gelockert, durch Wohlgefühl überredet werden. Lernen muß Neugier wecken und befriedigen, Spaß machen, angenehm sein. Was wir unter Drohungen, Schmerzen, Druck gelernt haben, ist, wenn wir es nicht benötigen und gebrauchen, leicht vergessen; was uns Spaß gemacht hat, bleibt. Der Lehrer wird daher grundsätzlich nicht zurechtweisen und nicht berichtigen, sondern unterstützen; er wird hinter das Entwicklungsstadium zurückgehen, in dem die Abweichung entstanden ist, und in Richtung der Abweichung vorgehen und nicht gegen sie. Dadurch wird das System zum Innewerden und für die Möglichkeit der Selbstkorrektur geweckt, der Schüler nicht »geformt«, erst recht nicht »genormt«, sondern sich in die eigenen Hände gegeben.

Die Pathologie ist zwar eine, wenn nicht die Hauptquelle unseres Wissens über den Menschen, aber die Feldenkrais-Methode ist vornehmlich ein Lerngang. Daß er sich prophylaktisch und therapeutisch auswirkt, ist eine logische Nebenerscheinung. Krankheit, Vorbeugung, Heilung spielen dabei eine Rolle nur insofern, als »Krankheit« mit beziehungsweise durch funktionelles Fehlverhalten entstehen und mit diesem behoben werden kann. Fehlverhalten zeigt sich. Da gleiche Abweichungen individuell verschiedene Ursachen zu haben pflegen, tut die Ursache nichts zur Sache. Der Lerngang führt durch individuelle Erfahrung, aus der allein sich der Maßstab für funktionsgerechtes Verhalten allmählich ergibt. Dem Schüler – da Krankheit sich allzuoft als fehlgesteuertes Lernen, deren Heilung sich als ein Umlernen verstehen läßt, spricht Feldenkrais durchweg von Schülern, auch dort, wo andere von Patienten sprechen würden –, dem Schüler wir klargemacht, daß es nicht darum gehe, ein Modellverhalten nachzuahmen, und abgeraten, sich willkürlich zu korrigieren, da er die Korrekturen nach und nach entdeckt, indem sie sich einstellen und als Verbesserungen empfunden werden, und er mangels unmittelbarer Erfahrung im voraus gar nicht wissen kann, was zu korrigieren wäre, und erst recht nicht, wie. Das Gelernte wird während des Lernprozesses nicht eingeübt, sondern in immer neuen Variationen ausprobiert, von Zeit zu Zeit erinnert. Die Variationen sind als solche oft kaum erkennbar; dadurch schärfen sie das Differenzierungsvermögen und dienen der Integrierung des Gelernten. Einmal Gelerntes bleibt abrufbar.

Das gilt natürlich auch für Fehler. In Grenzsituationen, wie bei Gefahr, werden frühere Muster häufig sich wieder durchsetzen, löschen aber die neuen nicht aus. Wir alle haben sprechen gelernt, aber bei akuter Gefahr oder heftigen Gefühlen »verschlägt es uns die Sprache«, und wir stoßen unartikulierte Laute aus. Andererseits brauchen wir nicht jedesmal, wenn wir den Mund aufmachen, erst wieder zu üben oder uns an den Vorgang des Lernens zu erinnern, es sei denn, wir wollten unser Sprechen verbessern oder sonst ändern. Wir reden drauflos.

Zwischenspiel. Ich möchte Ihnen ein »handgreifliches« Beispiel geben davon, wie gering unsere »awareness« ist. Es ist schwer, eines zu finden, das auf eine größere Anzahl Menschen anwendbar ist. Versuchen wir es so:

Legen Sie sich die Hand flach auf die Nabelgegend – wenn Sie Rechtshänder sind, die rechte so, daß die Finger dabei nach links zeigen. Bewegen Sie jetzt, ohne daß die Handfläche sich abhebt, den Ellbogen vorwärts, bis zwischen Unterarm und Handrücken ungefähr ein rechter Winkel entsteht. Wenn das nicht geht, stützen Sie die Hand auf den Tisch oder auf den Boden oder auf den Oberschenkel und vergewissern Sie sich, daß es ohne weiteres möglich ist, einen solchen Winkel zu bilden. Behalten Sie diese abgewinkelte Haltung der Hand bei und versuchen Sie so, sich die Hand wieder auf den Bauch zu legen. Gelungen? Wenn nicht: Haben Sie bemerkt, in welchem Augenblick, in welcher Phase der Bewegung die Hand die gewünschte Stellung verlassen und sich – in die entgegengesetzte Richtung gebeugt hat, um sich auf den Bauch zu legen? Dann hätte sie – nein, dann hätten *Sie* doch das Gegenteil dessen getan, was zu tun Sie die Absicht hatten. Wie kommt es, daß die Hand, die doch sonst »Ihr« folgsamster, geschicktester, verläßlichster Körperteil ist, der ständig zu absichtlichen Handlungen gebraucht wird, sich so unabhängig, so selbständig macht, daß sie – es sei denn, Sie haben die gewünschte Stellung ohne

Zögern erreicht – sich einwärts beugt, während Sie die Absicht hatten, die Kontraktion ihrer Strecker beizubehalten? – Versuchen Sie's mit der anderen Hand. Geschieht das gleiche? Wirklich das gleiche, bis in die kleinste Einzelheit?

Es wäre ein leichtes, Ihnen die Lösung zu geben, und Sie würden keine zehn Sekunden brauchen, um sie auszuführen. Nur: dann hätten Sie sich einen Trick angeeignet und nichts (über sich) gelernt. Ich hätte Ihnen die Lösung gleichsam anbefohlen, statt Sie dahin zu führen, Ihre eigene Lösung selber zu finden. Sie könnten es dann tun, ohne es zu verstehen. Das wäre dann der übliche schulische Lernvorgang. Indessen: wir alle haben schlucken, greifen, uns aufrichten, gehen usw. gelernt, ohne daß uns jemand hätte auch nur sagen – für das Schlucken nicht einmal zeigen – können, wie man das macht. Das waren organische Lernprozesse. Ein solcher ist hier durchweg gemeint.

Gelingen oder Mißlingen auch dieser Handlung ist nicht verallgemeinernd zu interpretieren. Sollte sie Ihnen nicht gelungen sein, so mag Ihr Gefühl dabei eine Andeutung dessen gewesen sein, was einer empfindet, der zwangsläufig immer etwas anderes tut, als er tun möchte, in noch krasserem Fall, als er zu tun glaubt. Etwas weniger kraß: das Gefühl einer Hemmung. Und eine solche ist es auch, in dem Sinn, daß vorläufig in Ihrem Gehirn die nötige Konfiguration zu einer solchen Handlung nicht freigesetzt, also gehemmt und die Handlung daher nicht verfügbar ist. Auch hier liegt ein Ansatz, um Fehlverhalten durch Lernen zu ändern. Denn Lernen bedeutet: auf gegebene Reize neue Reaktionen bilden. Solcher Lernprozeß liegt aller Entwicklung zugrunde. Dabei bleibt jedem freigestellt, sich neue Handlungs- und damit Verhaltensweisen anzueignen oder die frühere beizubehalten. Vorsicht jedoch vor dichotomischem Denken! Nur zweierlei Möglichkeiten zur Verfügung zu haben, bedeutet keine Wahl, Entweder-Oder ist ein Dilemma. Um frei wählen zu können, braucht man mindestens drei verschiedene Möglichkeiten. Dann werden auch weitere sich früher oder später einstellen, wird, was man durch einzelne Handlungen gelernt hat, sich auf andere, auch auf andere Gebiete, übertragen. Dieses Übertragen ist individuell; keiner tut's wie der nächste, es hängt von dem ab, was ich einmal »den guten Willen der Intelligenz« genannt habe (mancher denkt nur, wenn er muß).

Die Lektionen von Feldenkrais wirken alle in Richtung einer Verbesserung des Gesamtverhaltens, sind daher nichtspezifisch, sondern spezifisch in ihrer (unterschiedlichen) Wirkung auf die einzelne Person. Das bedeutet, daß ihr Ergebnis mindestens für den Schüler nicht voraussehbar ist, und verlangt daher Aufmerksamkeit ohne Zielstrebigkeit, das heißt ohne eigenen oder äußeren Leistungszwang, eine Verfassung also oder Einstellung, die gegen unsere »Kultur des Erfolgs«, wie *Arno Gruen* sie nennt, vorerst zu erlernen ist und in kürzester Zeit gelernt werden kann. Aufgabe des Lehrers ist es, Bewußt*werden herbeizuführen*, indem er die Neugier weckt und die Aufmerksamkeit lenkt, nicht aber, bewußt*zumachen*. Der Schüler lernt nicht eine bestimmte Handlung, erst recht nicht, ein bestimmtes Ziel zu erreichen, sondern *wie* zu handeln sei. Er lernt, wie man lernt. So wird er sich selbst verfügbar, und nur dann kann er sich weiterentwickeln, statt im einmal Erreichten zu stagnieren. Wie das Gute des Besseren Feind ist, so steht das Ziel dem Weg im Weg.

Ich habe vorhin von Hemmung gesprochen. Dem Begriff haftet oft etwas Negatives an, was aber von irreführender Verallgemeinerung herrührt, wie dies bei Werturteilen überhaupt allzuoft der Fall ist. Wenn ich mit dem Finger auf etwas zeigen oder auf dem Klavier eine Taste anschlagen möchte, muß ich erstens alle anderen Richtungen hemmen, in die er sonst zeigen oder anschlagen könnte, und zweitens alle anderen Finger obendrein, damit nicht auch sie zeigen oder anschlagen. Hier kann man von absichtlicher Hemmung sprechen, und ohne diese wären wir koordinierter

275

Handlungen nicht fähig. Wenn wir umlernen, wird früher Gelerntes nicht ausgelöscht, sondern modifiziert oder ersetzt, das heißt mehr oder weniger gehemmt.

Worin unterscheidet sich organisches Lernen von bloßer Therapie? Von Therapie erwarten wir die Wiederherstellung des *status quo ante* und nicht mehr als das. Lernen ist, wie leben, ein Prozeß der Zeit und währt, wenn man bereit ist, es sich zu gewähren, ein Leben lang. Dieser Prozeß aber führt über das (früher schon einmal) Erreichte, über den *status quo* hinaus zu immer neuer Selbstfindung. Es ist der *spielerische*, absichtslose Lernprozeß, durch den wir als kleine Kinder gelernt haben und der dann irgendwann zum Stillstand gebracht worden ist. Was auf diese Weise gelernt worden ist, ist gekennzeichnet durch Mühelosigkeit.

Das Gefühl von Anstrengung ist kein Maßstab der tatsächlich geleisteten Arbeit, sondern der Art, wie sie ausgeführt worden ist. Das entspricht dem Körperbau durchaus. Größe und Stärke der Muskeln – ihr Querschnitt und die Anzahl ihrer Fasern – nehmen von der Peripherie zur Körpermitte zu, und der Kraftaufwand ist daher in allen aktivierten Teilen gleich groß beziehungsweise könnte es sein. Korrekt koordiniertes Handeln fühlt sich daher als mühelos an. Feldenkrais beschreibt es wie folgt:

1. Wenn ein Körper sich aus einer Stellung in eine andere bewegt – etwa aus dem Liegen ins Sitzen oder aus dem Sitzen ins Stehen –, so ist die Bahn eines jeden Knochens im Skelett die gleiche, wie wenn er am Kopf oder am gestreckten Arm in die betreffende Stellung emporgezogen würde, das heißt die kürzestmögliche Bahn.
2. Die Muskulatur arbeitet so, daß sie die betreffende Stellung herbeiführt. Sie gehorcht dabei den Knochenbahnen.
3. Bei idealer Haltung ist der Mobilisierungsgrad für jeden Muskel gleich, die Beanspruchung jedes Muskels proportional zu seinem Querschnitt.

276

4. Diese drei Bedingungen entsprechen Maupertuis' Prinzip der kleinsten Wirkung.
5. Der Energieaufwand ist minimal.
6. Die Entropie ist an jedem Punkt der Bewegung und in jedem Augenblick ebenfalls minimal.

Danach lassen sich für jeden Knochen und für jeden Muskel die Differentialgleichungen aufstellen. Ihre Integrierung für den ganzen Körper würde alle nötigen Informationen liefern, um die funktionsgerechte Bewegung eines jeden Gelenks zu bestimmen. Feldenkrais und *Katzir* haben die Gleichungen vollständig ausgeschrieben.

Bewegung, welche diesen sechs Bedingungen genügt, genügt auch dem Feldenkraisschen Prinzip der Umkehrbarkeit; das bedeutet: entlang ihrer gesamten Bahn und an jedem ihrer Punkte kann der Schwerpunkt des Körpers und der jedes einzelnen Knochens jederzeit die Bewegung fortsetzen, anhalten, ihre Richtung ändern oder eine neue, andere Bewegung beginnen. In diesem Sinn wird jede funktionsgerecht ausgeführte Handlung umkehrbar sein. Und das ist eine ausführlichere Formulierung des Satzes, daß der menschliche Körper so gebaut ist, daß er der Schwerkraft mühelos widerstehen und sich im Schwerefeld mit einem Maximum an Wirksamkeit bei minimaler Energieausgabe bewegen kann. Solche Bewegung wird umkehrbar sein, solange irgendeine Stelle am Körper mit der Unterlage in Berührung ist.

Handlungen sind ein Komplex von vielerlei Tätigkeiten: Bewegung, Sinnesempfinden, Gefühl und Denken. Ihr Anteil ist in Menge und Qualität von Fall zu Fall verschieden, aber keine davon ist möglich ohne die anderen drei; nur die serielle Natur der Sprache löst sie in ein Nacheinander auf. Daher kann theoretisch jede der vier als Ansatzpunkt für Lernen und Umlernen verwendet, jede durch die drei übrigen unterstützt werden. Aber unter den vieren überwiegt Bewegung so sehr, daß, wenn man ihre Konfigurationen

oder Handlungsbilder in der motorischen Hirnrinde tilgen
würde, die anderen Teile dieser Konfiguration sich auflösen
würden. Die motorische Rinde liegt dicht über den Assoziationsbahnen. Da im Gehirn Erregungen, Impulse dazu neigen, sich auszubreiten und auf benachbarte Gewebe überzugreifen, werden Änderungen im motorischen Kortex entsprechende Änderungen im Denken und Fühlen zeitigen.

Ähnlich wie Bewegung, Sinnesempfinden, Gefühl und
Denken sind auch andere Funktionen ineinander verhäkelt.
Die Entwicklung der Spezies Mensch hat es mit sich gebracht, daß er auf seine Beweglichkeit angewiesen ist, um zu
überleben. Auch darum ist bei ihm und für ihn Bewegung
primär. Dementsprechend wird man finden, daß eine Störung in einer der folgenden vier Gegenden: Augen, Hals,
Kreuz und Hüftgelenken immer begleitet ist von Störungen
in den übrigen dreien und sich auch auf die Atmung auswirken wird. Tatsächlich braucht es nicht viel Übung, um Augenbewegungen bis in die Zehen spüren zu können. Anders
gesagt: die (Dreh-)Beweglichkeit von Kopf und Augen bestimmt die Beweglichkeit sämtlicher Gelenke – und umgekehrt. An jedem Punkt ist der ganze Mensch betroffen. Das
zeigt die Verfahrensweise von Feldenkrais. Hätte unser ana-
lytisches Denken nicht, seiner Gewohnheit entsprechend,
den Stellreflex in eine Mehrzahl zergliedert, es hätte keines
Feldenkrais bedurft, um das Selbstverständliche zu entdek-
ken und es dem praktischen Gebrauch zuzuführen.

In jedem Augenblick bildet das gesamte System ein inte-
griertes Ganzes, das der Körper ausdrückt. Solcher Integration kann man innewerden, weil die Muskulatur an ihr beteiligt ist. Eine Änderung im Muskulärverhalten bringt entsprechende Änderungen in der Hirnrinde mit sich und
strahlt von ihr aus – genauso, wie Furcht das Fallangst-Ver-
halten auslöst (und natürlich zugleich das Angstgefühl) und
umgekehrt. Die Fallangst ist die primäre Reaktion des Menschen, die erste Reaktion, die bei einem Neugeborenen her-
vorgerufen, ausgelöst werden kann. Das hat seinen Grund

in der Entwicklungsgeschichte der Art. An der Fallangst, die stammesgeschichtlich vererbt ist, wird besonders deutlich, daß menschliches Verhalten Reaktion auf die Schwerkraft bedeutet beziehungsweise Aktion im Schwerefeld. An ihr auch wird unsere Münze, die Einheit von Soma und Psyche, zuerst sichtbar.

Sprache verstehen wir, indem wir ihre Zeichen von Fall zu Fall deuten für unseren Gebrauch. Das Verhalten zur Schwerkraft läßt sich ohne Deutung verifizieren. Ändert man die motorischen Verhaltensschemata in der Muskulatur, so werden die entsprechenden Figuren in der Hirnrinde aufgelöst und die dazugehörigen Gedanken und Gefühle mit ihnen. Gewohnheit hat dann ihre stärkste Stütze, die der Muskeln, verloren. Jetzt läßt sie sich ändern. Der Mensch wird sich selbst verfügbar, wird Herr im eigenen Haus. Wie? Davon handelt dieses Buch.

Anmerkung. »Bewußtheit durch Bewegung« wurde siebzehn Jahre nach Feldenkrais' ersten zwei Büchern geschrieben. Während dieser Zeit, wie auch seither, hat die Neurologie große Fortschritte gemacht, dabei etliches, was bei Feldenkrais noch Arbeitshypothese war, nachträglich bestätigt. Das erinnert mich: In den vierziger Jahren, als die Raumfahrt noch zur Utopie, mindestens zur Science-fiction gerechnet werden konnte, hat Feldenkrais zu seiner eigenen Unterhaltung ein Trainings-Programm »für die künftigen Raumfahrer« entworfen. Er hat es zwar für sich behalten, hätte aber später daran nichts ändern müssen.

Vorarbeiten zu den obigen »Nachbemerkungen«, die hier auf etwa die Hälfte gekürzt erscheinen, sind großenteils vom Autor noch gemeinsam mit Feldenkrais durchgesehen worden.

Feldenkrais Institut Zürich   Franz Wurm
im Frühjahr 1995

Die Werke von Moshé Feldenkrais
in deutscher Übersetzung von Franz Wurm

Abenteuer im Dschungel des Gehirns. Der Fall Doris
(Adventures in the Jungle of the Brain: The Case of Nora)
Insel Verlag Frankfurt am Main 1977
(auch als suhrkamp taschenbuch 663)

Der aufrechte Gang. Verhaltensphysiologie oder
Erfahrungen am eigenen Leib mit zwölf exemplarischen
Lektionen
(Awareness through Movement)
Insel Verlag Frankfurt am Main 1968
(auch als suhrkamp taschenbuch 429 unter dem Titel
»Bewußtheit durch Bewegung. Der aufrechte Gang«)

Die Entdeckung des Selbstverständlichen
(The Elusive Obvious)
Insel Verlag Frankfurt am Main 1985
(auch als suhrkamp taschenbuch 1440)

Das starke Selbst
(The Potent Self)
Insel Verlag Frankfurt am Main 1989
(auch als suhrkamp taschenbuch 1957)

Der aufrechte Gang
12 Lektionen (6 Tonbandkassetten)
Feldenkrais Institut Zürich, 1968/1994

Bewußtheit durch Bewegung
12 Lektionen (6 Tonbandkassetten)
Feldenkrais Institut Zürich, 1969/1994